"十二五"职业教育国家规划教材

经全国职业教育教材审定委员会审定

全国食品药品职业教育教学指导委员会推荐教材

全国医药高等职业教育药学类规划教材

U0297528

医药数理统计

第二版

主编　高祖新

中国医药科技出版社

内 容 提 要

　　本书作为全国医药高等职业教育药学类专业规划教材之一，是在教材第一版的基础上全面修订而成。其内容体系更加合理完善，更加突出对高职学生统计理论知识和应用能力的全面培养。

　　教材全面介绍了简明的概率论基础；医药应用领域的数据处理与图表展示；数理统计的基本原理、基本概念和基本知识；常用统计推断和统计分析方法；用 Excel 进行数据处理与统计分析的实际操作应用等。各章新增简明的学习目标、概括性简表的各章提要和统计大师及历史的相关知识链接等，并以医药应用案例导引正文，内容精炼，用例典型实用，同时附有题型齐全的自测和练习题及参考答案、统计软件应用的上机实训指导和实训题等，并配有 PPT 教学课件，以方便教师教学，全面提升学生的学习、实践和应用统计的能力。

　　本书可作为医药高职教育及专科、函授和自学考试等相同层次不同教学形式的教学使用，也可供各类专业人员特别是医药卫生工作者学习参考。

图书在版编目（CIP）数据

医药数理统计/高祖新主编. —2 版. —北京：中国医药科技出版社，2013.1
全国医药高等职业教育药学类规划教材
ISBN 978 – 7 – 5067 – 5776 – 8

Ⅰ. ①医…　Ⅱ. ①高…　Ⅲ. ①医用数学 – 数理统计 – 高等职业教育 – 教材
Ⅳ. ①R311

中国版本图书馆 CIP 数据核字（2012）第 267760 号

美术编辑　陈君杞
版式设计　郭小平

出版　中国医药科技出版社
地址　北京市海淀区文慧园北路甲 22 号
邮编　100082
电话　发行：010 – 62227427　邮购：010 – 62236938
网址　www.cmstp.com
规格　787 × 1092mm $\frac{1}{16}$
印张　12 ¾
字数　249 千字
初版　2008 年 6 月第 1 版
版次　2013 年 1 月第 2 版
印次　2016 年 1 月第 2 版第 4 次印刷
印刷　北京昌平百善印刷厂
经销　全国各地新华书店
书号　ISBN 978 – 7 – 5067 – 5776 – 8
定价　26.00 元
本社图书如存在印装质量问题请与本社联系调换

全国医药高等职业教育药学类
规划教材建设委员会

本书编委会

主　编　高祖新
副主编　张　鸣　于　洁　滕文君
编　者　(以姓氏笔画为序)
　　　　于　洁 (山东药品食品职业学院)
　　　　王小平 (中国药科大学)
　　　　张　鸣 (重庆医药高等专科学校)
　　　　张　星 (福建生物工程职业技术学院)
　　　　高祖新 (中国药科大学)
　　　　滕文君 (山东中医药高等专科学校)

出版说明

全国医药高等职业教育药学类规划教材自 2008 年出版以来，由于其行业特点鲜明、编排设计新颖独到、体现行业发展要求，深受广大教师和学生的欢迎。2012年 2 月，为了适应我国经济社会和职业教育发展的实际需要，在调查和总结上轮教材质量和使用情况的基础上，在全国食品药品职业教育教学指导委员会指导下，由全国医药高等职业教育药学类规划教材建设委员会统一组织规划，启动了第二轮规划教材的编写修订工作。全国医药高等职业教育药学类规划教材建设委员会由国家食品药品监督管理局组织全国数十所医药高职高专院校的院校长、教学分管领导和职业教育专家组建而成。

本套教材的主要编写依据是：①全国教育工作会议精神；②《国家中长期教育改革和发展规划纲要（2010－2020 年)》相关精神；③《医药卫生中长期人才发展规划（2011－2020 年)》相关精神；④《教育部关于"十二五"职业教育教材建设的若干意见》的指导精神；⑤医药行业技能型人才的需求情况。加强教材建设是提高职业教育人才培养质量的关键环节，也是加快推进职业教育教学改革创新的重要抓手。本套教材建设遵循以服务为宗旨，以就业为导向，遵循技能型人才成长规律，在具体编写过程中注意把握以下特色：

1. 把握医药行业发展趋势，汇集了医药行业发展的最新成果、技术要点、操作规范、管理经验和法律法规，进行科学的结构设计和内容安排，符合高职高专教育课程改革要求。

2. 模块式结构教学体系，注重基本理论和基本知识的系统性，注重实践教学内容与理论知识的编排和衔接，便于不同地区教师根据实际教学需求组装教学，为任课老师创新教学模式提供方便，为学生拓展知识和技能创造条件。

3. 突出职业能力培养，教学内容的岗位针对性强，参考职业技能鉴定标准编写，实用性强，具有可操作性，有利于学生考取职业资格证书。

4. 创新教材结构和内容，体现工学结合的特点，应用最新科技成果提升教材的先进性和实用性。

本套教材可作为高职高专院校药学类专业及其相关专业的教学用书，也可供医药行业从业人员继续教育和培训使用。教材建设是一项长期而艰巨的系统工程，它还需要接受教学实践的检验。为此，恳请各院校专家、一线教师和学生及时提出宝贵意见，以便我们进一步的修订。

全国医药高等职业教育药学类规划教材建设委员会
2013 年 1 月

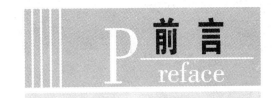

前　言
Preface

　　医药数理统计是应用概率论与数理统计原理，对医药、生物等相关领域的数据资料进行搜集整理、分析和解释，以显示其统计规律性的应用科学。

　　本教材作为全国医药高等职业教育药学类规划教材之一，是在第一版的基础上全面修订而成。其内容体系更加合理完善，更加突出对高职学生统计理论知识和应用能力的全面培养。

　　本书的编写本着"基础理论适度够用、统计应用重点突出、知识能力综合培养、自主学习全面提升"的编写指导原则，在保持第一版特色和优势的基础上，进一步加强统计理论与医药实际的结合，反映与时俱进的时代特征，突出高职学生的统计应用能力的培养，并体现以学生为中心的教材编写理念，全面提升学生的自主学习的能力。

　　按照医药高职学生的培养目标和要求，本教材内容涵盖简明的概率论基础；医药应用领域的数据处理与图表展示；数理统计的基本原理、基本概念和基本知识；常用统计推断和统计分析方法、用 Excel 进行数据处理与统计分析的实际操作应用指导等。本次修订，在各章中新增加了简明的学习目标、概括性简表的各章提要和统计大师及历史的相关知识链接等，并采用以医药应用案例导引正文并贯穿全程的新内容结构，对方差分析和正交试验设计等章节内容进行了精炼调整，使知识内容更加务实合理，更切合当前高职教学的特点和实际需要。同时本书各章还有具体详实的统计软件应用的上机实训指导和实训题、题型齐全的自测和练习题及参考答案等，附有中英文统计专业名词索引、统计用表等，并编制了配套的 PPT 教学课件，从而既方便教师教学，又有效帮助学生消化、巩固所学内容，全面提升其学习、实践和应用统计的能力，达到"学以致用"的目的。

　　本书的编著结合了我们多年的教学实践和教材编写经验以及国内外优秀统计教材的成果，参考了多种教材和参考文献，同时还得到中国医药科技出版社、编委所在单位、有关高职院校教师等的大力支持和帮助，在此一并表示衷心感谢。

　　由于编写时间和学识水平所限，本书虽经反复认真修订，但书中疏漏和不妥之处在所难免，恳请各位专家、读者批评指正，以便今后修正完善。

编　者
2012 年 10 月

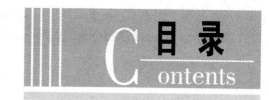

目 录
Contents

绪　　论

随着社会的发展，21世纪的今天，我们已进入了信息经济时代，数据资料作为信息的主要载体，在我们社会生产和科学研究的各个领域中正起着越来越重要的作用。而在我们所从事的医药研究和生产中，无论是疾病防治、药物研发、临床试验、公共卫生等各领域，还是新药研制、药物鉴定、药理分析、试验设计、药政管理、处方筛选、医药信息等医药领域的各个方面，都需要进行大量的数据资料的整理和分析。

医药数理统计是应用概率论与数理统计的原理和方法，关于医药、生物等相关领域研究对象的数据资料信息进行搜集、整理、分析和解释，以显示其总体特征和统计规律性的应用科学。其中概率论（probability）是从数量侧面来研究随机现象统计规律性的数学学科，而**数理统计**（mathematical statistics）则是以概率论为基础，通过对随机现象观察数据的收集整理和分析推断来研究其统计规律的学科。

一、统计学及其发展史

在日常生活中，统计既可以指统计数据的搜集活动，即统计工作；也可以指统计活动的结果，即统计数据；还可指分析统计数据的方法和技术，即统计学。**统计学**（statistics）是关于研究对象的数据资料进行搜集、整理、分析和解释，以显示其总体特征和统计规律性的科学。

统计实践作为一种社会实践活动已有四五千年的历史，早在人类社会的初期——还没有文字的原始社会，就有了"结绳记事"等统计计数活动；在我国公元前二千多年的夏朝就有了人口和土地的统计数字记载了。此后，随着社会生产力的发展，统计实践的内容、规模和范围越来越大。但是，将统计实践上升到理论，使之成为一门系统科学——统计学，距今只有300多年的历史。

最初的统计方法是随着社会政治和经济的需要而逐步得到发展的，直到18世纪概率论被引进之后，统计才逐渐形成一门成熟的科学。17世纪中叶，法国数学家帕斯卡（B. Pascal，1623~1662）和费马（P. Fermat，1601~1665）等对赌徒Méré提出的赌局问题的解决，开创了概率论研究的新纪元。1662年格朗特（J. Graunt，1620~1674）基于伦敦死亡人数资料的研究所进行的死亡率推算，是历史上最早出现的统计推断。他在其代表作《关于死亡表的自然的和政治的观察》（1662年）一书中，还通过大量观察的方法，研究并发现了一系列人口统计规律，如男性的死亡率高于女性，男婴和女婴的出生性别比大约为14：13等，并运用各种方法对统计数据进行间接的推算和印证。而最早将古典概率论引进统计学领域的是法国天文学家、数学家拉普拉斯（P. S. Laplace，1749~1827），他提出了研究随机现象的分析方法，完善了古典概率论的结构，并阐明了统计学大数法则，进行了大样本推断的尝试。德国数学家高斯

（F. Gauss，1777～1855）发现了正态分布方程，他还成功地将正态分布理论用于描述观察误差的分布，并用于行星轨迹的预测。比利时统计学家凯特勒（A. Quetelet，1796～1874）发现了大量随机现象的统计规律性，并开创性地应用了许多统计方法，完成了统计学和概率论的结合，出版了《概率论书简》、《统计学的研究》、《社会物理学》等一系列统计学重要著作，被认为是数理统计学的创始人。此后，以概率论为基础的统计理论和方法被称为数理统计。

　　从 19 世纪中叶到 20 世纪中叶，数理统计和应用统计得到蓬勃发展并达到成熟。德国的大地测量学者赫尔梅特（F. Helmert，1843～1917）在 1876 年研究正态总体的样本方差时，发现了 χ^2 分布（卡方分布）；英国生物学家、人类学家高尔顿（F. Galton，1822～1911）将正态分布理论用于社会学方面的研究，并在生物遗传学中提出了著名的回归、相关等概念，创立了回归分析法。法国医生路易斯（P. C. A. Louis，1787～1872）研究了当时流行的用"放血"疗法治疗伤寒和肺炎效果，1835 年提出了医学观察中的抽样误差和混杂概念、临床疗效对比的前瞻性原则和疗效比较的"数量化"方法，被誉为"临床统计之父"。他的学生盖瓦勒特（J. Gavarret，1808～1890）1840 年在巴黎出版了世界上第一部医药统计教科书——《医学统计学》。数理统计学的奠基人之一、英国数学家、统计学家皮尔逊（K. Pearson，1857～1936）进一步发展了回归与相关的理论，提出了总体、标准差、正态曲线等重要术语和矩估计法、χ^2 拟合优度检验法，并创建了生物统计学，为 20 世纪数理统计和生物统计学的发展奠定了基础；英国统计学家戈塞特（W. S. Gosset，1876～1937）在 1908 年以 "Student" 为笔名在《生物计量学》杂志上发表了论文"平均数的规律误差"，首先提出了 t 统计量的精确分布——t 分布，开创了小样本统计理论的先河，使统计学进入了以推断统计学为主流的现代统计学时期。而英国统计学派的代表人物费歇尔（R. Fisher，1890～1962）系统地发展了抽样分布理论，建立了以最大似然估计法为中心的点估计理论，首创了试验设计法并提出方差分析法，所发表的论文《理论统计学的数学基础》（1921 年）和《点估计理论》（1925 年），奠定了统计学沿用至今的数学框架，被誉为现代数理统计学的奠基人之一。其后美国统计学家奈曼（J. Neyman，1894～1981）和小皮尔逊（E. Pearson，1895～1980，K. Pearson 之子）合作，20 世纪 30 年代提出了似然比检验，并建立了置信区间理论，在数学上完善了假设检验和区间估计的理论体系。美国统计学家沃尔德（A. Wald，1902～1950）所建立的序贯分析和统计决策理论，美国统计学家威尔克斯（S. Wilks，1906～1964）所创立的多元方差分析、多项式分布、多变量容许区间等一系列多元分析方法，开创了数理统计学的新局面。

　　随着自然科学和社会经济的进步和发展，数理统计在理论上不断成熟与完善，应用上日益广泛和深入。数理统计也成为研究自然现象和社会经济现象数量方面的极为用力的工具，并逐步渗透到各个学科领域，形成了许多边缘学科，如：信息论、决策论、排队论、可靠性理论、自动控制、统计质量管理、生物统计、医药统计、社会统计、水文统计、统计物理学、计量经济学、计量心理学等，成为现代科学发展的一个重要标志。

二、常用统计软件的应用

随着电子计算机的应用和普及，特别是计算机统计软件的深入发展，人们的数据处理能力大为增强，以往受计算能力限制的数理统计有关理论和方法，其处理实际问题的能力也得到了空前提高。统计软件是利用计算机软件技术呈现统计数据，进行数据分析，模拟和实现统计过程的一类专业应用软件，是统计方法应用的重要载体，在医药统计数据处理和统计分析中具有日益重要的地位。

在实际处理时，尤其是对于数据量较大的实际问题，一般通过计算机利用有关统计软件进行有关数据整理、统计图表显示和统计分析等工作。目前常用的统计软件主要有 SAS（统计分析系统）、SPSS（社会科学统计软件）以及 Excel（电子表格）等。

（一）SAS（统计分析系统）

SAS 系统，全称 Statistical Analysis System（统计分析系统），是模块化、集成化的应用软件系统，具有完备的数据管理、数据分析、数据存取、数据显示等功能，除统计分析外还有制图、矩阵运算、运筹规划、质量控制和医药临床研究等功能，为医药研究、经济管理、社会科学、自然科学等各领域的众多用户所采用，是当前最流行的国际标准通用的统计分析软件，但其操作略为繁琐。

（二）SPSS（社会科学统计软件）

SPSS，全称 Statistical Package for Social Science（社会科学统计软件），是集数据整理、分析功能于一身的组合式软件包，以其强大的统计分析功能、方便易用的用户操作方式、灵活的表格分析报告和精美的图形展现形式，与 SAS 同为当前世界上最为流行的应用最广泛的专业统计分析软件，不仅应用于社会科学领域，而且广泛应用于商务经济、医药卫生、政府部门、教学科研和自然科学研究等各个领域。

（三）Excel（电子表格软件）

Excel 作为 Microsoft Office 办公软件包的最重要的组件之一，是一个功能强大且使用简便的电子表格软件。它不仅具有强大的制表和绘图功能，而且内置了数学、统计、财务等十类 300 多种函数，同时还提供数据分析、规划求解、方案管理器等多种分析方法和工具，可进行各种数据处理、基本统计分析、数学计算和辅助决策操作等。

由于 Excel 软件普及程度高，操作运算也较为简便，本书主要介绍 Excel 软件的统计分析与运算处理操作，以提高和拓展数据处理和统计分析的应用能力。

目前，医药数理统计的理论方法及应用已广泛渗透到医药研究与实践的各个领域，成为进行医药科学研究的重要前提和手段。有关医药数理统计的知识、方法和必要的统计软件应用技能训练，也已成为每个医药科技工作者必不可少的专门知识和技能，其学习和掌握对于有效而正确地利用数据资料进行医药领域的研究和实践具有极为重要的意义。

知识链接

"统计"名词的来历

统计语源最早出现于中世纪拉丁语的"status",意思指各种现象的状态和状况。由这一语根组成意大利语"stato",表示国家结构和国情知识的意思。德国政治学教授亨瓦尔(G. Achenwall)在1749年所著的《近代欧洲各国国家学纲要》绪言中首次将"Statistika"(统计)作为国家学名使用,原意是指"国家显著事项的比较和记述",此后,各国相继沿用这个词,并把这个词译成各国的文字。日本最初译为"政表"、"政算"、"国势"、"形势"等,直到1880年在太政官中设立了统计院,才确定以"统计"二字正名。

1903年由钮永建等翻译了4本日本横山雅南所著的《统计讲义录》,把"统计"这个词从日本传到我国。1907年彭祖植编写的《统计学》是我国最早的一本"统计学"书籍。"统计"一词就成了记述国家和社会状况的数量关系的总称。

第一章 | 概率与分布

学习目标

1. 理解事件等的基本概念及运算关系，统计概率、主观概率和概率的基本性质。

2. 了解随机变量及其分布函数的概念。

3. 掌握古典概率及计算，概率的加法公式、乘法公式及计算，条件概率与事件独立性的概念及计算，离散型、连续型随机变量的分布及性质，数学期望和方差等常用数字特征及其性质，二项分布、泊松分布、正态分布等分布的性质及概率计算。

4. （技能培养）学会用 Excel 计算二项分布、泊松分布、正态分布等常用分布的概率。

自然界和人类社会各种现象千姿百态，但总可以归为两大类。一类是在一定条件下必然发生或不发生的**确定性现象**，我们可事先预知它是否发生。例如：在正常状况下，水在 0℃时结成冰。还有一类现象是一定的条件下可能发生，也可能不发生，其结果具有不确定性的**随机现象**（random phenomena）。例如用某种新药来治疗患者的疾病，其结果可能是有效或无效；抛掷一枚硬币，既可能出现正面朝上，也可能出现反面朝上。虽然随机现象在个别观察或试验中，其结果具有不确定性，但在多次重复试验或观察中却会表现出某种规律性。例如，多次重复抛掷同一枚质地均匀的硬币，就会发现，正面朝上和反面朝上的次数大致各占一半。这种随机现象在多次重复试验或观察中所出现的规律性称为**统计规律性**（statistical law）。

概率论就是从数量侧面来研究随机现象统计规律性的数学学科。在本章中，我们将考察研究与随机现象有关的问题，诸如下列案例所示：

案例 1-1 某种彩票每周开奖一次，每次中大奖的可能性是十万分之一（10^{-5}），若你每周买一张彩票，尽管你坚持了十年（每年 52 周），但是从未中过大奖。

问题：买彩票十年从未中过大奖，该现象是否正常？

案例 1-2 某地区流行某种传染病，患者约占 3%，为此该地区的某高校决定对全校 5000 名师生进行抽血化验。现有两个方案：①逐个化验；②按 5 人一组分组，并将血液混在一起化验，若发现有问题再对 5 人逐个化验。

问题：试比较哪种方案更好？

下面我们就学习如何用概率来度量随机现象的不确定性，并介绍概率、随机变量及其分布、数字特征等概率论的基本知识，而利用这些概率论知识就可以解决上述案例问题，同时也为以后学习数理统计基本理论和统计分析方法奠定基础。

第一节　随机事件和概率

一、随机事件

为了研究随机现象的统计规律性，我们把各种科学实验或观测等统称为**试验**（experiment）。如果试验具有下列特点：

（1）试验可以在相同的条件下重复进行；

（2）每次试验的可能结果不止一个，并且能事先明确试验的所有可能结果；

（3）进行一次试验之前不能确定哪一个结果会出现。

称这种试验为**随机试验**（random experiment），简称试验。

随机试验的所有可能结果组成的集合称为**样本空间**（sample space），记为 Ω。样本空间的元素，即随机试验的每个可能结果，称为**基本事件**（elemental event）或**样本点**（sample point），记为 ω。

样本空间 Ω 的子集称为**随机事件**（random event），简称**事件**（event），通常用大写字母 A、B、C…表示。设 A 是一个随机事件，一般 A 由一个或多个基本事件组成，当 A 中的一个基本事件出现时，就称**事件 A 发生**（如图 1 - 1 所示）。

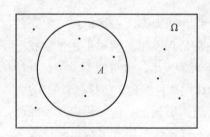

图 1 - 1　样本空间和事件 A

样本空间 Ω 包含所有的样本点，它是 Ω 自身的子集，在每次试验中它总是发生的，称为**必然事件**（certain event）。空集 $\varnothing$ 不包含任何样本点，也是 Ω 的子集，它在每次试验中都不发生，称为**不可能事件**（impossible event）。

例 1 - 1　考察随机事件："掷一枚硬币，观察向上的面"。令

$$\omega_1 = \{出现正面\}, \omega_2 = \{出现反面\},$$

则其样本空间 $\Omega = \{\omega_1, \omega_2\}$。

例 1 - 2　我们考察随机试验："掷一枚骰子，观察其出现的点数"。

如果用 $\{i\}$ 表示 $\{出现 i 点\}$，则该试验共有六个基本事件：

$$\{1\}, \{2\}, \{3\}, \{4\}, \{5\}, \{6\}$$

其样本空间 $\Omega = \{1, 2, 3, 4, 5, 6\}$。"出现奇数点"这一随机事件是由 1、3、5 这三个基本事件组成，可表示为 $\{1, 3, 5\}$。在该试验中"点数不超过 6"就是必然事件，"出现 7 点"就是不可能事件。

二、事件间的关系和运算

（一）事件的包含与相等

若事件 A 发生必然导致事件 B 发生，则称**事件 B 包含事件 A** 或称**事件 A 包含于事件 B**，记为 $B \supset A$ 或 $A \subset B$。

例如，掷一枚骰子，若记 $A = \{3\}$，$B = \{1, 3, 5\}$，则 $A \subset B$。

若 $A \subset B$ 且 $B \subset A$，则称**事件 A 与事件 B 相等**，记为 $A = B$。

对任一事件 A，有 $\varnothing \subset A \subset \Omega$。在概率论中常用一个长方形表示样本空间 Ω，用其中的圆（或其它几何图形）表示事件，这类图形称为 **Venn 图**（Venn graph）。如图 $1-2$ 表示 $A \subset B$ 的 Venn 图。

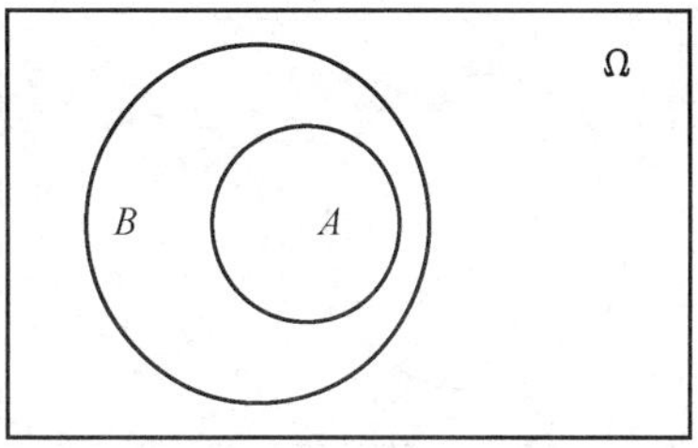

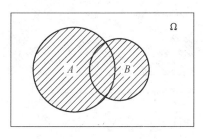

图 $1-2$　$A \subset B$

（二）事件的和（或并）

事件 A 与事件 B 中至少有一个发生的事件称为**事件 A 与事件 B 的和（或并）**，记为 $A + B$（或 $A \cup B$），它为事件 A 与事件 B 中所有基本事件所构成的集合（如图 $1-3$ 中阴影部分所示）。

例如，若记 $A = \{患糖尿病\}$，$B = \{患高血压\}$，则 $A + B = \{患糖尿病或高血压\}$。

事件的和的定义可推广到多个事件，如：

$A_1 + A_2 + \cdots + A_n = \sum\limits_{i=1}^{n} A_i$ 表示事件 A_1、A_2、$\cdots$、A_n 中至少有一个发生。

图 $1-3$　$A + B$（或 $A \cup B$）

（三）事件的积（或交）

事件 A 与事件 B 同时发生的事件称为**事件 A 与事件 B 的积（或交）**，记为 AB（或 $A \cap B$）（如图 $1-4$ 中阴影部分所示）。

例如，若记 $A = \{患糖尿病\}$，$B = \{患高血压\}$，则 $AB = \{同时患糖尿病和高血压\}$。

事件的交的定义可推广到多个事件，如：

$A_1 A_2 \cdots A_n = \prod\limits_{i=1}^{n} A_i$ 表示事件 A_1、A_2、$\cdots$、A_n 同时发生。

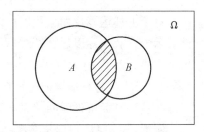

图 $1-4$　AB（或 $A \cap B$）

（四）事件的差

如果事件 A 发生而事件 B 不发生，则称这样的事件为**事件 A 与事件 B 的差**，记为 $A - B$（如图 $1-5$ 中阴影部分所示）。

例如，掷一枚骰子，设 $A = \{点数大于 3\}$，$B = \{点数为奇数点\}$，则 $A - B = \{点数为 4 或 6\}$，$B - A = \{点数为 1 或 3\}$。

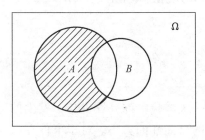

图 $1-5$　$A - B$

（五）互不相容事件

若 $AB = \varnothing$，则称事件 A 与 B 是**互不相容或互斥**的（mutually exclusive），即事件 A 与事件 B 不能同时发生（如图 $1-6$）。

例如在药品质量检验中，$A = \{重量过重\}$，$B = \{重量过轻\}$，A 和 B 不可能同时发生，即 A 和 B 是互不相容的。

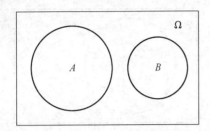

图 1-6　A 与 B 互不相容

（六）对立事件

称"事件 A 不发生"的事件为 A 的**对立事件**（complementary event 或**逆事件**），记为 $\bar{A}$，它由样本空间中所有不属于 A 的基本事件所构成（如图 1-7 中阴影部分所示）。此时有：

$$A\bar{A} = \varnothing, \quad A + \bar{A} = \Omega。$$

例如，掷一枚骰子，事件 $A = \{1, 2, 3\}$，事件 $B = \{4, 5, 6\}$，则事件 A 和 B 互为对立事件，即 $A = \bar{B}$，$B = \bar{A}$。

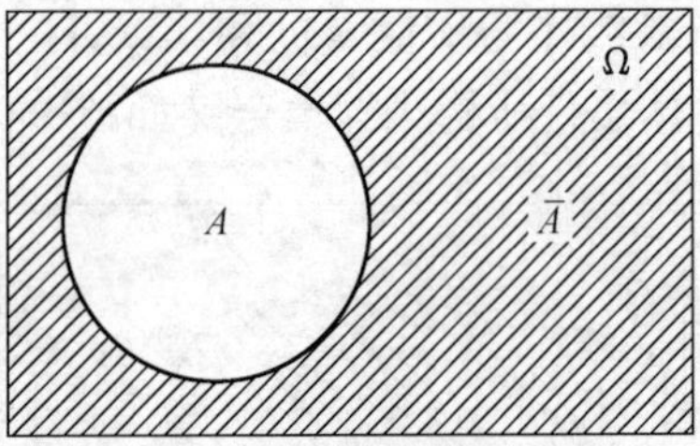

（七）事件的运算律

(1) **交换律**：$A + B = B + A$；$AB = BA$。

(2) **结合律**：$(A + B) + C = A + (B + C)$；
$\qquad\qquad (AB)C = A(BC)$。

(3) **分配律**：$(A + B)C = AC + BC$；
$\qquad\qquad A + (BC) = (A + B)(A + C)$。

(4) **差积转换律**：$A - B = A\bar{B} = A - AB$

(5) **德·摩根（De Morgan）对偶律**：$\overline{A + B} = \bar{A}\bar{B}$；$\overline{AB} = \bar{A} + \bar{B}$。

图 1-7　A 的对立事件 $\bar{A}$

对更一般的情形，有

$$\overline{A_1 + A_2 + \cdots + A_n} = \bar{A}_1\bar{A}_2\cdots\bar{A}_n;$$

$$\overline{A_1 A_2 \cdots A_n} = \bar{A}_1 + \bar{A}_2 + \cdots + \bar{A}_n。$$

对于上述运算规律，我们可以利用 Venn 图和事件间的关系来验证其正确性。在事件表示中，我们称以运算符号联结起来的事件表示式为**事件式**（event expression）。在事件式中，事件的运算还应遵循下列运算顺序：先求"对立"，再求"积"，最后求"和"、"差"，遇有括号，先算括号内的。

在熟练掌握事件间的关系与运算的基础上，可用已知的简单事件来表示复杂事件。

例 1-3　现从一批含有次品的药品中连续抽取 3 件，设 A、B、C 分别表示抽取的第一件、第二件、第三件为合格品，试用 A、B、C 分别表示下列事件。

(1) "只有一件合格" $= A\bar{B}\bar{C} + \bar{A}B\bar{C} + \bar{A}\bar{B}C$；

(2) "至少一件合格" $= A\bar{B}\bar{C} + \bar{A}B\bar{C} + \bar{A}\bar{B}C + AB\bar{C} + \bar{A}BC + A\bar{B}C + ABC = A + B + C$；

(3) "3 件都合格" $= ABC$；

(4) "3 件全不合格" $= \bar{A}\bar{B}\bar{C} = \overline{A + B + C}$。

三、概率的定义

除了必然事件和不可能事件外，任一随机事件在一次试验中都有发生与不发生的可能性，人们往往通过实际分析来估计某个事件发生的可能性的大小。对于事件在试验中发生可能性的大小就用概率来刻画。

定义 1-1　事件 A 发生的**概率**（probability）是事件 A 在试验中出现的可能性大小的数值度量，用 $P(A)$ 表示。

基于对概率的不同情形的应用和不同解释，概率的定义有所不同，主要有统计概率、古典概率和主观概率等定义。

（一）统计概率

定义 1-2 在相同的条件下重复进行 n 次试验，若事件 A 发生了 m 次，则称 m 为事件 A 在这 n 次试验中发生的**频数**（frequence），称比值 $\dfrac{m}{n}$ 为事件 A 在这 n 次试验中发生的**频率**（frequency 或 relative frequency），记为 $f_n(A) = \dfrac{m}{n}$。

人们通过大量实践，发现随机事件的一个极其重要的特性：在充分多次重复的试验中，事件 A 的频率 $f_n(A)$ 总在某定值 p 附近波动，且随着试验次数的增加，它逐渐趋向于 p，这就是**频率的稳定性**（stability of relative frequency）。许多统计学家如 K. Pearson 曾做过大量的抛硬币试验，发现正面向上的频率都逐渐接近于 0.5。我国历次普查中男性占的比例大致接近于 0.515（见表 1-1）。

表 1-1 我国历次普查中男性占总人口的比例 单位：万人

普查年份	总人口	男性	女性	男性占总人口的比例
1953	59435	30799	28636	0.5182
1964	69458	35652	33806	0.5133
1982	100818	51944	48874	0.5152
1990	113368	58495	54873	0.5160
2000	126583	65355	61228	0.5163

它表明数 p 是事件 A 本身客观存在的一种固有属性，因此，数 p 可以对事件 A 发生的可能性大小进行度量。

定义 1-3 当试验次数 n 充分大时，事件 A 的频率 $f_n(A)$ 总在区间 $[0, 1]$ 上的某个数值 p 附近波动，且随着试验次数 n 的增加，其波动的幅度越来越小，则称 p 为事件 A 的**统计概率**（statistical probability），记为 $P(A)$，即 $P(A) = p$。

实际应用中，利用统计概率的定义，即可将试验次数充分大时事件 A 出现的频率值作为事件的概率的近似值，即 $P(A) \approx \dfrac{m}{n}$，这在概率不易求出时很有效。

例 1-4 （关于抽烟和肺癌的关系调查）在某城市随机抽取 10 万个 40 岁以上从不抽烟的男性和 10 万个 40 岁以上抽烟的人，根据随访结果表明，前一组最后因肺癌死亡的是 30 个，而后一组是 600 个。因此我们得到：

一般人致癌的概率：$p_1 \approx \dfrac{m}{n} = \dfrac{30}{100000} = 0.03\%$，

抽烟致癌的概率：$p_2 \approx \dfrac{m}{n} = \dfrac{600}{100000} = 0.6\%$，

抽烟致癌的概率是一般人致癌的概率的 20 倍。

（二）古典概率

根据上述概率的定义，要计算某事件的概率，就得做大量的重复试验，然而在某些情况下根据事件本身所具有的对称性，可以直接计算事件的概率，这就是古典概率。

定义 1-4 设随机试验具有如下两个特征

（1）样本空间所含的基本事件只有有限个，即 $\Omega = \{\omega_1,\ \omega_2,\ \cdots,\ \omega_n\}$；

（2）每一个基本事件发生的可能性相等，即 $P(\omega_1) = P(\omega_2) = \cdots = P(\omega_n)$。

则称试验所对应的概率模型为**古典概型**（classical probability model）或**有限等可能概型**。

定义 1-5 对于给定的古典概型，若样本空间中基本事件总数为 n，而事件 A 包含其中的 m 个基本事件，则称比值 $\dfrac{m}{n}$ 为事件 A 的**古典概率**（classical probability），记为 $P(A)$，即

$$P(A) = \frac{m}{n} = \frac{A\ 所包含的基本事件个数}{基本事件的总数}$$

由上述定义可知

$$0 \leqslant P(A) \leqslant 1$$

且对于对立事件 A 和 $\bar{A}$，有

$$P(A) = 1 - P(\bar{A}),\ P(\bar{A}) = 1 - P(A)。$$

实际求解古典概率问题时，往往需要用排列组合知识及概率性质。

例 1-5 同时掷两枚硬币，求下落后恰有一枚正面向上的概率。

解：设 A 表示恰有一枚正面向上的事件。

抛掷两枚硬币，等可能的基本事件有 4 个，即（正，正），（正，反），（反，正），（反，反），而事件 A 由其中的 2 个基本事件（正，反），（反，正）组成，故 $P(A) = \dfrac{1}{2}$。

例 1-6 已知 10 件药品中有 2 件为次品。无放回的任取 3 件进行检验，求取出的 3 件中恰有 1 件次品的概率。

解：设 $A = \{恰有 1 件次品\}$，利用排列组合公式，有

$$n = C_{10}^3 = \frac{10 \times 9 \times 8}{3 \times 2} = 120, m = C_2^1 C_8^2 = 2 \times \frac{8 \times 7}{2 \times 1} = 56,$$

则

$$P(A) = \frac{m}{n} = \frac{C_2^1 C_8^2}{C_{10}^3} = \frac{56}{120} = \frac{7}{15}$$

（三）主观概率

在现实生活中，许多现象并不能进行统计概率所需要的大量重复试验，也不满足古典概型的特点。例如估计明天下雨的可能性有多大；某种新药上市后能够畅销的概率有多大等等。这些事件显然不能用古典概率或统计概率的定义来解释，而需要根据人们的经验和所掌握的资料，以个人信念为基础去估计其概率，即需要应用主观概率对不确定的现象作出判断。

定义 1-6 人们根据自己的经验和所掌握的多方面信息，对事件发生的可能性大小加以主观的估计，由此确定的概率称为**主观概率**（subjective probability）。

例如一位外科医生认为下一个外科手术成功的概率是 0.9，这是他根据多年的手术经验和该手术的难易程度加以综合估计的结果，是主观概率。

主观概率比前两种概率方法更具灵活性，实用中，决策者应依据个人的判断和更

新更完全的信息对概率进行调整。这里我们只给出主观概率的概念，而不作深入的讨论。

（四）概率的基本性质

以上几种概率的定义，是确定概率的不同方法。由上述概率的定义，可得出概率的下列基本性质，它概括了概率各种定义的共性，也是概率定义的基础。

1.（非负性） 对任一事件 A，有
$$0 \leqslant P(A) \leqslant 1;$$

2.（规范性） 必然事件 Ω 的概率为 1，不可能事件 $\varnothing$ 的概率为 0，即
$$P(\Omega) = 1, \quad P(\varnothing) = 0;$$

3.（可列可加性） 对于两两互不相容事件 A_1，A_2，$\cdots$，A_n，$\cdots$，（$A_i A_j = \varnothing$，$i \neq j$），有
$$P(A_1 + A_2 + \cdots + A_n + \cdots) = P(A_1) + P(A_2) + \cdots + P(A_n) + \cdots。$$

四、概率的加法公式

由上述概率的基本公式，结合 Venn 图，我们就可以推得下列概率的重要公式，也即概率的运算法则。

定理 1-1（一般加法公式） 对于任意两个事件 A、B，有
$$P(A + B) = P(A) + P(B) - P(AB)$$

推论 1-1（互不相容事件加法公式）

（1）如果事件 A 与 B 互不相容，即 $AB = \varnothing$，则有
$$P(A + B) = P(A) + P(B)$$

（2）如果 A_1，A_2，$\cdots$，A_n 是两两互不相容的事件，则有
$$P(A_1 + A_2 + \cdots + A_n) = P(A_1) + P(A_2) + \cdots + P(A_n)。$$

推论 1-2（对立事件公式） 对任一事件 A 及其对立事件 $\bar{A}$，有
$$P(A) = 1 - P(\bar{A}), \quad P(\bar{A}) = 1 - P(A)。$$

推论 1-3（事件之差公式） 对于任意两个事件 A、B，有
$$P(A - B) = P(A) - P(AB)$$

特别地，当 $B \subset A$ 时，有
$$P(A - B) = P(A) - P(B)$$

例 1-7 在某一特定的人群中研究患糖尿病和高血压两种疾病的关系，已知有 5% 的人患糖尿病，4% 的人患高血压，其中有 1% 的人既患糖尿病又患高血压。现从中任取一人，试求：（1）被抽查到的人患糖尿病或高血压的概率；（2）被抽查到的人既非糖尿病又非高血压的概率。

解： 设 $A = \{患糖尿病\}$，$B = \{患高血压\}$，则
$$P(A) = 0.05, P(B) = 0.04, P(AB) = 0.01$$
由事件间的关系有：
$$A + B = \{患糖尿病或高血压\}, \bar{A}\bar{B} = \{既非糖尿病又非高血压\}$$
（1）根据一般加法公式，所求概率为
$$P(A + B) = P(A) + P(B) - P(AB) = 0.05 + 0.04 - 0.01 = 0.08$$

（2）利用对立事件公式和（1）的结果，所求概率为

$$P(\overline{AB}) = P(\overline{A + B}) = 1 - P(A + B) = 1 - 0.08 = 0.92$$

例 1 – 8 已知设 $P(A) = 0.4$，$P(A + B) = 0.6$，试求：（1）A 与 B 互不相容；（2）$A \subset B$；（3）$P(AB) = 0.1$ 时，分别求 $P(B)$ 的值。

解： 由题设知 $P(A) = 0.4$，$P(A + B) = 0.6$，则

（1）因 A 与 B 互不相容，则有 $P(A + B) = P(A) + P(B)$，故

$$P(B) = P(A + B) - P(A) = 0.6 - 0.4 = 0.2$$

（2）因 $A \subset B$，则 $B = A + B$，故 $P(B) = P(A + B) = 0.6$

（3）已知 $P(AB) = 0.1$，则由一般加法公式得

$$P(B) = P(A + B) - P(A) + P(AB) = 0.6 - 0.4 + 0.1 = 0.3$$

五、条件概率与事件的独立性

（一）条件概率

在实际应用中，有时我们还需要考虑事件 B 在"某一事件 A 已发生"这一条件下的概率，此时事件 B 发生的概率是否受到"A 事件已发生"这一特定条件的影响呢？这正是我们将要讨论的条件概率。

定义 1 – 7 设 A、B 是两个事件，且 $P(A) > 0$，称

$$P(B \mid A) = \frac{P(AB)}{P(A)}$$

为在事件 A 发生的条件下，事件 B 发生的**条件概率**（conditional probability）。

例 1 – 9 某药厂生产一批药品共 20 件，其中有 18 件是合格药品，从这些药品中不放回地连续取两次，每次取一件药品，求在第一次取得合格药品的条件下，第二次取得合格药品的概率。

解： 设 $A = \{$第一次取得合格药品$\}$，$B = \{$第二次取得合格药品$\}$，则有

$$P(A) = \frac{18}{20}, \quad P(AB) = \frac{18 \times 17}{20 \times 19},$$

由条件概率定义得

$$P(B \mid A) = \frac{P(AB)}{P(A)} = \frac{18 \times 17}{20 \times 19} \Big/ \frac{18}{20} = 0.895。$$

（二）概率的乘法公式

由条件概率的定义，我们可得 $P(AB) = P(A)P(B \mid A)$，一般地，我们有

定理 1 – 2（乘法公式） 对于任意两个事件 A、B，若 $P(A) > 0$，则

$$P(AB) = P(A)P(A \mid B)$$

同样，若 $P(B) > 0$，则

$$P(AB) = P(B)P(B \mid A)。$$

推论 1 – 4 设 A_1，A_2，$\cdots$，A_n 为 $n(n \geq 2)$ 个事件，且 $P(A_1 A_2 \cdots A_{n-1}) > 0$，则

$$P(A_1 A_2 \cdots A_n) = P(A_1)P(A_2 \mid A_1)P(A_3 \mid A_1 A_2)\cdots P(A_n \mid A_1 A_2 \cdots A_{n-1})。$$

（三）事件的独立性

一般来说，条件概率 $P(A \mid B)$ 与概率 $P(A)$ 是不相等的。然而，在某些情况下，

它们也可能相等。如果 $P(A|B) = P(A)$，说明 B 事件的发生与否不影响 A 事件发生的的概率。

定义 1-8　设 A、B 是两个随机事件，如果 $P(A|B) = P(A)$，则称事件 A 与 B 是**相互独立的**（independence），简称为**独立的**。

定理 1-3　（1）如果 $P(A) > 0$（或 $P(B) > 0$），则事件 A 与 B 独立的充要条件是 $P(B|A) = P(B)$（或 $P(A|B) = P(A)$）；

（2）若 A 与 B 相互独立，则 A 与 $\bar{B}$，$\bar{A}$ 与 B，$\bar{A}$ 与 $\bar{B}$ 也相互独立。

上述定理表明：我们也可以用 $P(B|A) = P(B)$ 来判断事件的独立性。事件的独立性是统计中的一个非常重要的概念，表明事件间不相互影响，如 n 次独立射击等。

定理 1-4　（1）A、B 事件相互独立的充要条件是
$$P(AB) = P(A)P(B);$$
（2）如果 A_1，A_2，$\cdots$，A_n 相互独立，则
$$P(A_1 A_2 \cdots A_n) = P(A_1)P(A_2)P(A_3)\cdots P(A_n)。$$

具体应用时，通常先由实际意义判断事件 A 与 B 的相互独立性，再利用上述独立事件公式 $P(AB) = P(A)P(B)$ 来计算事件 A、B 同时发生的概率。

例 1-10　甲乙两人独立射击同一目标，已知甲击中目标的概率是 0.7，乙击中目标的概率是 0.6，求（1）甲、乙两人都击中目标的概率；（2）甲、乙两人中至少一人击中目标的概率。

解：设事件 $A = \{$甲击中目标$\}$，事件 $B = \{$乙击中目标$\}$，则有
$$P(A) = 0.7, \quad P(B) = 0.6$$
显然，事件 A 和事件 B 是相互独立的，由此得

（1）甲、乙两人都击中目标的概率
$$P(AB) = P(A)P(B) = 0.7 \times 0.6 = 0.42$$

（2）甲、乙两人中至少一人击中目标的概率
$$P(A + B) = P(A) + P(B) - P(AB) = 0.7 + 0.6 - 0.42 = 0.88$$
现在利用事件的独立性来考察案例 1-1 的问题。

案例 1-1　**解：**该现象是否正常，可通过计算十年来从未中过大奖的概率来解决。每周买一张彩票买了十年，每年 52 周，则共买了 520 张，设
$$A_i = \{$第 i 次买彩票中大奖$\}, \quad i = 1,2,\cdots,520$$
由题意有　　$P(A_i) = 10^{-5}, P(\bar{A}_i) = 1 - 10^{-5}, \quad i = 1,2,\cdots,520$
由于每周开奖是相互独立的，故你十年从未中过大奖的概率为
$$P(\bar{A}_1 \bar{A}_2 \cdots \bar{A}_{520}) = P(\bar{A}_1)P(\bar{A}_2)\cdots P(\bar{A}_{520}) = (1 - 10^{-5})^{520} = 0.9948$$
该概率依然很大，说明你十年从未中过大奖的可能性很大，该现象的出现是很正常的。

第二节　随机变量及其分布

上节我们研究了事件及事件的概率，为了更好地研究随机事件，本节将引入随机变量的概念，讨论其分布情况，并介绍常见的分布模型。实际应用中，只要了解对应的分布模型，就可以求出相应的概率。

一、随机变量

通过对随机事件及其概率的研究，我们发现许多随机现象的试验结果即随机事件可直接用数量来描述。例如我们在例题 1-1 中讨论了"抛掷硬币这个试验，观察其中出现正面和反面"的随机试验，如果用变量 X 来表示掷出反面，则事件"正面向上"可简记为 $\{X=0\}$，"反面向上"可简记为 $\{X=1\}$，这样事件的表述就变得简单了。

定义 1-9   对于随机试验，若其试验结果可用一个取值带有随机性的变量来表示，且变量取这些值的概率是确定的，则称这种变量为**随机变量**（random variable），常用大写字母 X、Y 等表示。

如果随机变量的所有可能取值可以一一列举，即所有可能取值为有限个或无限可列个，则称为**离散型随机变量**（discrete random variable），一般的分类变量为离散型随机变量。例如，抛掷一枚硬币试验中表示掷出反面数的随机变量 X，$\{X=0\}$ 表示"出现正面"，$\{X=1\}$ 表示"出现反面"，其全部取值为 0，1；在药品随机抽检试验中表示抽得的次品数的随机变量 X，其所有可能取值也是有限个值，这些随机变量均为离散型随机变量。

如果随机变量 X 的所有可能取值充满某一区间，则称 X 为**连续型随机变量**（continuous random variable），一般的定量变量都是连续型随机变量，如某药厂生产的葡萄糖重量，某药品中主成分的含量等都是连续型随机变量。

定义 1-10   设 X 是任意随机变量，对任意实数 x，称函数
$$F(x) = P\{X \leqslant x\}, \quad -\infty < x < +\infty$$
为随机变量 X 的**分布函数**（distribution function），记为 $X \sim F(x)$。

显然，分布函数 $F(x)$ 在 x 处的取值即为随机变量 X 落在 $(-\infty, x]$ 区间内的概率，故 $F(x)$ 是定义在整个实数轴上且取值在 $[0, 1]$ 区间上的普通函数。

本节我们将主要就常用的离散型和连续型随机变量这两大类来讨论考察随机变量的概率分布、常用的数字特征等。

二、离散型随机变量及其分布

定义 1-11   设离散型随机变量 X 的所有可能取值为 x_1，x_2，$\cdots$，x_k，$\cdots$ 及取这些值的概率为 p_1，p_2，$\cdots$，p_k，$\cdots$，我们把
$$P\{X = x_k\} = p_k, \quad k = 1, 2, \cdots$$
称为离散型随机变量 X 的**概率分布律**或**分布律**（distribution law）。

离散型随机变量概率分布律的表示方法有两种：

（1）公式法：$P\{X = x_k\} = p_k$，$k = 1$，2，$\cdots$

（2）列表法：

X	x_1	x_2	$\cdots$	x_k	$\cdots$
P	p_1	p_2	$\cdots$	p_k	$\cdots$

离散型随机变量概率分布律的基本性质：

(1) $p_k \geqslant 0$，$k = 1$，2，$\cdots$；   (2) $\sum\limits_{k=1}^{+\infty} p_k = 1$。

例 1 - 11 考察"掷一颗均匀骰子"的随机现象，用随机变量 X 表示掷骰子出现的点数。试求：（1）X 的取值范围；（2）写出 X 的分布律；（3）求 $P\{X \leqslant 3\}$、$P\{2 \leqslant X < 4\}$。

解：（1）X 的可能值为 1，2，3，4，5，6。

（2）X 的分布律为：$P(X = k) = 1/6$，（$k = 1$，2，$\cdots$，6）

或表示为分布列为

X	1	2	3	4	5	6
P	$\frac{1}{6}$	$\frac{1}{6}$	$\frac{1}{6}$	$\frac{1}{6}$	$\frac{1}{6}$	$\frac{1}{6}$

（3）$P\{X \leqslant 3\} = P\{X = 1\} + P\{X = 2\} + P\{X = 3\} = \dfrac{1}{2}$；

$P\{2 \leqslant X < 4\} = P\{X = 2\} + P\{X = 3\} = \dfrac{1}{3}$。

例 1 - 12 一批药品共 10 件，其中有两件不合格，现在接连进行不放回抽样，每次抽一个，直到抽到合格药品为止，求抽取次数的概率分布。

解：设 X 表示抽取次数，由于是不放回抽取，所以 X 可能值为 1，2，3。容易计算事件 $X = k$（$k = 1$，2，3）的概率为

$$P(X = 1) = \frac{C_8^1}{10} = \frac{4}{5}, \quad P(X = 2) = \frac{C_2^1 C_8^1}{10 \ 9} = \frac{8}{45}, \quad P(X = 3) = \frac{C_2^1 C_1^1 C_8^1}{10 \ 9 \ 8} = \frac{1}{45}。$$

所以随机变量 X 的概率分布为

X	1	2	3
P	$\frac{4}{5}$	$\frac{8}{45}$	$\frac{1}{45}$

三、连续型随机变量及其分布

定义 1 - 12 对于连续型随机变量 X，如果存在一个非负可积函数 $f(x)$，使得对任意实数 a、$b(a < b)$ 都有

$$P\{a < X \leqslant b\} = \int_a^b f(x) \mathrm{d}x$$

则称 $f(x)$ 为 X 的**概率密度函数**（probability density function），简称**密度**（density）。相应地，其分布函数为

$$F(x) = P\{X \leqslant x\} = \int_{-\infty}^x f(t) \mathrm{d}t。$$

根据定积分的几何意义，概率 $P\{a < X \leqslant b\}$ 就是区间 $[a，b]$ 上密度曲线下的曲边梯形的面积。

注意：概率密度函数 $f(x)$ 不是 $X = x$ 时的概率，对于连续型随机变量，只能求落在区间上的概率。

由定义知，连续型随机变量的密度函数 $f(x)$ 有下列基本性质：

（1）对任意实数 x，$f(x) \geqslant 0$；

（2）$\int_{-\infty}^{+\infty} f(x) \mathrm{d}x = 1$。

事实上，对于（2），有

$$\int_{-\infty}^{+\infty} f(x) \mathrm{d}x = P\{-\infty < X < +\infty\} = 1$$

由定积分几何意义知，这两条性质表明曲线 $y = f(x)$ 位于 x 轴上方，且与 x 轴之间所夹区域的面积为 1。

连续型随机变量 X 的分布函数 $F(x)$ 和密度 $f(x)$ 还具有下性质：

（1）分布函数 $F(x)$ 为连续函数，且 $0 \leqslant F(x) \leqslant 1$；

（2）$P\{a < X \leqslant b\} = \int_a^b f(x) \mathrm{d}x = F(b) - F(a)$；

（3）X 的密度是其分布函数的导数，即 $f(x) = F'(x)$；

（4）对任意确定的实数点 a，$P(x = a) = 0$。

上述性质（4）表明连续型随机变量取个别值的概率为零。于是对于连续型随机变量，下列等式成立：

$$P\{a < X \leqslant b\} = P\{a \leqslant X \leqslant b\} = P\{a \leqslant X < b\} = P\{a < X < b\} = \int_a^b f(x) \mathrm{d}x。$$

例 1 - 13　设 X 的概率密度函数为 $f(x) = \begin{cases} Ax^2, & 0 < x < 1 \\ 0, & \text{其他} \end{cases}$，

（1）试确定常数 A；　　（2）求 $P\{-1 < X < 0.5\}$。

解：（1）因为 $\int_{-\infty}^{+\infty} f(x) \mathrm{d}x = 1$，故 $\int_0^1 Ax^2 \mathrm{d}x = 1$，解之得 $A = 3$；

（2）$P\{-1 < X < 0.5\} = \int_{-1}^{0.5} f(x) \mathrm{d}x = \int_0^{0.5} 3x^2 \mathrm{d}x = 0.125$。

例 1 - 14　设某种电器元件的使用寿命 X（单位：年）的密度函数为

$$f(x) = \begin{cases} Ae^{-\frac{x}{5}} & x \geqslant 0 \\ 0 & x < 0 \end{cases}$$

（1）试确定常数 A；　　（2）求 $P\{0 < X \leqslant 1\}$。

解：（1）因为 $\int_{-\infty}^{+\infty} f(x) \mathrm{d}x = 1$，故 $\int_0^{+\infty} Ae^{-\frac{x}{5}} \mathrm{d}x = 1$，解之得 $A = \dfrac{1}{5}$；

（2）$P\{0 < X \leqslant 1\} = \dfrac{1}{5} \int_0^1 e^{-\frac{x}{5}} \mathrm{d}x = 1 - e^{-\frac{1}{5}}$。

一般地，若连续型随机变量 X 的密度为

$$f(x) = \begin{cases} \lambda e^{-\lambda x}, & x \geqslant 0 \\ 0, & x < 0 \end{cases}$$

其中 $\lambda > 0$ 为常数，则称 X 服从参数为 λ 的**指数分布**（exponential distribution），记为 $X \sim E(\lambda)$。指数分布常用来作为"寿命"的分布，如动物寿命，电子元件的寿命等的概率分布模型。

四、随机变量的数字特征

在许多实际问题中，有时人们并不着眼于研究随机变量的整个概率分布，而关注的是随机变量的某些特征值，通常称表示随机变量的某些概率特征的数字为随机变量的**数字特征**（numerical characteristic），随机变量的数字特征在理论上和实践上都具有重要意义。下面讨论两个常用的重要数字特征：数学期望和方差。

（一）数学期望

定义 1 – 13　设离散型随机变量 X 的概率分布为

$$P\{X = x_k\} = p_k, \quad k = 1, 2, \cdots,$$

且级数 $\sum_{k=1}^{+\infty} |x_k| p_k$ 收敛，则称级数 $\sum_{k=1}^{\infty} x_k p_k$ 为离散型随机变量 X 的**数学期望**（mathematical expectation）或**均值**（mean），记为 $E(X)$，即

$$E(X) = \sum_{k=1}^{\infty} x_k p_k。$$

数学期望是随机变量取值关于其概率的加权平均值，它反映了随机变量 X 取值的真正"平均"，故也称为均值。

例 1 – 15　现发行彩票 10 万张，每张 1 元。奖金设置如表 1 – 2 所示，试计算每张彩票的平均获奖金额。

表 1 – 2　奖金等级设置与概率

获奖等级	一等奖	二等奖	三等奖	四等奖	五等奖	无　奖
奖金（元）	10000	5000	1000	100	10	0
个数	1	2	10	100	1000	98887
概率	$1/10^5$	$2/10^5$	$10/10^5$	$100/10^5$	$1000/10^5$	$98887/10^5$

解：设获奖金额为随机变量 X，根据题意既要计算 X 的均值。

$$E(X) = \sum_{k=1}^{6} x_k p_k$$

$$= 10000 \times \frac{1}{10^5} + 5000 \times \frac{2}{10^5} + 1000 \times \frac{10}{10^5} + 100 \times \frac{100}{10^5} + 10 \times \frac{1000}{10^5} + 0 \times \frac{98887}{10^5} = 0.5$$

故平均获奖金额是 0.5 元。即你花 1 元的代价，平均获得 0.5 元的回报。

定义 1 – 14　设连续型随机变量 X 的概率密度为 $f(x)$，且积分 $\int_{-\infty}^{+\infty} |x| f(x) \mathrm{d}x$ 收敛，则称积分 $\int_{-\infty}^{+\infty} x f(x) \mathrm{d}x$ 为连续型随机变量 X 的数学期望或均值，记为 $E(X)$，即

$$E(X) = \int_{-\infty}^{+\infty} x f(x) \mathrm{d}x。$$

例 1 – 16　设随机变量 X 服从的概率密度为

$$f(x) = \begin{cases} \dfrac{1}{b-a}, & a \leqslant x \leqslant b \\ 0, & \text{其他}, \end{cases}$$

则称 X 在区间 $[a, b]$ 上服从**均匀分布**（uniform distribution），试求其数学期望 $E(X)$。

解： $E(X) = \int_{-\infty}^{+\infty} xf(x)\mathrm{d}x = \int_{-\infty}^{a} x \cdot 0\mathrm{d}x + \int_{a}^{b} x \cdot \frac{1}{b-a}\mathrm{d}x + \int_{b}^{+\infty} x \cdot 0\mathrm{d}x = \frac{1}{b-a}\int_{a}^{b} x\mathrm{d}x$

$$= \frac{1}{b-a}\left[\frac{x^2}{2}\right]_{a}^{b} = \frac{1}{2}\frac{b^2-a^2}{b-a} = \frac{1}{2}(b+a)$$

即 $E(X)$ 恰为区间 $[a, b]$ 的中点。

可以证明，数学期望具有以下重要性质：

（1）设 C 为常数，则 $E(C) = C$；

（2）设 X 是随机变量，C 为常数，则 $E(CX) = C \cdot E(X)$；

（3）对任意随机变量 X、Y，$E(X+Y) = E(X) + E(Y)$，

一般地，对任意 n 个随机变量 $X_1, X_2, \cdots, X_n$，有

$$E(X_1 + X_2 + \cdots + X_n) = E(X_1) + E(X_2) + \cdots + E(X_n)$$

利用数学期望的概念和性质就可解决案例 1-2 的问题。

案例 1-2　解： 第（1）种方案要化验 5000 次。

对第（2）种方案，用 X_i 表示第 i 组化验的次数（$i = 1, 2, \cdots, 1000$），则 X_i 是一个随机变量，且 $X_i(i = 1, 2, \cdots, 1000)$ 均服从相同的分布，其分布律为

X_i	1	6
P	$(1-0.03)^5$	$1-(1-0.03)^5$

各组化验次数 X_i 的数学期望（即平均化验次数）为

$$E(X_i) = 1 \times (1-0.03)^5 + 6 \times [1-(1-0.03)^5]$$
$$= 1 \times 0.859 + 6 \times 0.141 = 1.705$$

所以，对于方案（2），化验总次数 X 的数学期望（平均化验次数）为

$$E(X) = E(X_1 + X_2 + \cdots + X_{1000}) = E(X_1) + E(X_2) + \cdots + E(X_{1000})$$
$$= 1000 \times 1.705 = 1705$$

可见方案（2）显著优于方案（1），平均而言仅需化验 1705 次，与方案（1）相比，大致可以减少 2/3 的工作量。

（二）方差

定义 1-15　设 X 是一个随机变量，其数学期望 $E(X)$ 存在，如果 $E[X-E(X)]^2$ 存在，则称 $E[X-E(X)]^2$ 为 X 的**方差**（variance），记为 $D(X)$，即

$$D(X) = E[X-E(X)]^2。$$

而称

$$\sigma(X) = \sqrt{D(X)}$$

为 X 的**标准差**（standard deviation）或均方差。

（1）若 X 是离散型随机变量，其概率分布为 $P\{X=x_i\} = p_i$，$i = 1, 2, \cdots$，则

$$D(X) = \sum_{i=1}^{\infty}[x_i-E(X)]^2 \cdot p_i$$

（2）若 X 是连续型随机变量，其密度为 $f(x)$，则

$$D(X) = \int_{-\infty}^{+\infty}[x-E(X)]^2f(x)\mathrm{d}x。$$

显然，方差是一个非负常数，其大小刻画了随机变量 X 的取值偏离其均值的分散

程度。方差越大，X 的取值越分散；方差越小，则 X 的取值越集中。但方差的量纲与 X 的量纲不同，如果希望量纲一致，则可用标准差来反映 X 取值的分散程度。

例 1-17 某药厂甲、乙两工人在一天中生产的次品数分别是两个随机变量 X、Y，其概率分布表如下所示

表 1-3 X 的概率分布

X	0	1	2	3
P	0.4	0.3	0.2	0.1

表 1-4 Y 的概率分布

Y	0	1	2
P	0.3	0.5	0.2

假定两人日产量相等，试评价甲、乙两人的技术好坏。

解： 问题归结为比较他们生产的次品数的均值和方差。

由 $E(X) = \sum_{k=1}^{\infty} x_k p_k$，有

$$E(X) = 0 \times 0.4 + 1 \times 0.3 + 2 \times 0.2 + 3 \times 0.1 = 1,$$
$$E(Y) = 0 \times 0.3 + 1 \times 0.5 + 2 \times 0.2 = 0.9。$$

由 $D(X) = \sum_{i=1}^{\infty} [x_i - E(X)]^2 \cdot p_i$，有

$$D(X) = (0-1)^2 \times 0.4 + (1-1)^2 \times 0.3 + (2-1)^2 \times 0.2 + (3-1)^2 \times 0.1 = 1,$$
$$D(Y) = (0-0.9)^2 \times 0.3 + (1-0.9)^2 \times 0.5 + (2-0.9)^2 \times 0.2 = 0.49。$$

计算结果说明：甲平均每天的次品数高，且稳定性差；乙平均每天的次品数低，且稳定性好。显然，工人乙的技术较好。

在计算方差 $D(X)$ 时，还常常利用下列方差重要公式。

定理 1-5（方差重要公式） 对于任意随机变量 X，有

$$D(X) = E(X^2) - [E(X)]^2$$

证明： 利用数学期望的性质可得

$$D(X) = E[(X - E(X))^2] = E[X^2 - 2X \cdot E(X) + (E(X))^2]$$
$$= E(X^2) - 2E(X) \cdot E(X) + [E(X)]^2 = E(X^2) - [E(X)]^2。$$

例 1-18 设随机变量 X 服从 $[a, b]$ 上的均匀分布：

$$f(x) = \begin{cases} \dfrac{1}{b-a} & a \leqslant x \leqslant b \\ 0, & 其它, \end{cases}$$

试求 X 的方差 $D(X)$。

解： 由例 1-16 知，$E(X) = \dfrac{a+b}{2}$，而

$$E(X^2) = \int_{-\infty}^{+\infty} x^2 f(x) \mathrm{d}x = \int_a^b x^2 \frac{1}{b-a} \mathrm{d}x = \frac{1}{b-a} \left[\frac{x^3}{3} \right]_a^b$$

$$= \frac{1}{b-a} \frac{b^3 - a^3}{3} = \frac{1}{3}(b^2 + ab + a^2)$$

再由方差的重要公式得

$$D(X) = E(X^2) - [E(X)]^2 = \frac{1}{3}(b^2 + ab + a^2) - \left(\frac{a+b}{2}\right)^2 = \frac{1}{12}(b-a)^2 \text{。}$$

方差具有以下重要性质（设下列等式右边的方差均存在）。

（1）对任意常数 C，$D(C) = 0$；

（2）设 X 是随机变量，C 为常数，则 $D(CX) = C^2 D(X)$；

（3）若随机变量 X 与 Y 相互独立，则 $D(X \pm Y) = D(X) + D(Y)$。

例 1-19 设随机变量 X 存在数学期望 $E(X)$ 和方差 $D(X)$，称

$$Y = \frac{X - E(X)}{\sqrt{D(X)}}$$

为 X 的**标准化随机变量**（standard random variable），试求 $E(Y)$ 和 $D(Y)$。

解： 由数学期望和方差的性质，得

$$E(Y) = E\left[\frac{X - E(X)}{\sqrt{D(X)}}\right] = \frac{1}{\sqrt{D(X)}}E[X - E(X)] = \frac{1}{\sqrt{D(X)}}[E(X) - E(X)] = 0$$

$$D(Y) = D\left[\frac{X - E(X)}{\sqrt{D(X)}}\right] = \frac{1}{D(X)}D[X - E(X)]$$

$$= \frac{1}{D(X)}[D(X) + D(-E(X))] = \frac{D(X)}{D(X)} = 1$$

即对于标准化随机变量，其数学期望等于 0，其方差总为 1。

第三节 常见随机变量的分布

一、二项分布

定义 1-16 若随机试验在相同条件下重复进行 n 次，而且各次试验结果互不影响，则称这 n 次试验是 **n 重独立试验**。在 n 重独立试验中，如果仅关心随机事件 A 是否发生，即只考虑 A 和 $\bar{A}$ 两个试验结果，称这种试验为 **n 重贝努里试验**（n – Bernoulli trial）。

贝努里试验模型是历史上研究最早、应用最广泛的概率试验模型之一，只要我们在独立重复试验中仅对某事件是否发生感兴趣，就可用贝努里概型来处理。例如，多次重复掷同一枚硬币，观察是否正面向上；用某种药物对多个同类病人进行治疗，观察各个病人的治疗是否有效；在一批产品中进行有放回抽样，观察抽到的是否为次品；等等，都属于贝努里试验的模型。

定义 1-17 在 n 重贝努里试验中，如果每次试验中 A 事件发生的概率为 p，则 $\bar{A}$ 的概率为 $1 - p = q$，设 X 为 n 重贝努里试验中 A 事件发生的次数，则随机变量 X 的概率分布为

$$P\{X = k\} = C_n^k p^k q^{n-k}, \quad k = 0, 1, \cdots, n$$

称 X 所服从的分布为**二项分布**（Binomial distribution），记为 $X \sim B(n, p)$。这里 n、p 为参数，$q = 1 - p$，C_n^k 是组合数。其中 $p_k = C_n^k p^k q^{n-k}$ 恰好是二项式 $(p + q)^n$ 的通项，这也是二项分布名称的来历。

二项分布的分布还可表示为下列分布列：

表 1 - 5 二项分布的分布列

X	0, 1 , $\cdots$, k, $\cdots$, n
P	q^n, $C_n^1 p q^{n-1}$, $\cdots$, $C_n^k p^k q^{n-k}$, $\cdots$, p^n

二项分布 $B(n, p)$ 的数学期望和方差分别为：$E(X) = np$，$D(X) = npq$。

特别地，当 $n = 1$ 时，二项分布称为**两点分布**（two - point distribution）或 **0 - 1 分布**（0 - 1 distribution）。这时

$$P\{X = k\} = p^k q^{1-k}, \quad k = 0, 1$$

或

表 1 - 6 0 - 1 分布的分布列

X	0	1
P	q	p

两点分布虽然简单，但它是二项分布的基础。如检查药品质量合格或不合格，动物毒性试验死亡或不死亡，化验结果为阳性或阴性等。

计算二项分布的概率时，还可利用书后二项分布累积概率 $P\{X \geq k\}$ 表（见附表1）来查表进行。

例 1 - 20 已知某种药物的治愈率为40%，现有 5 个病人服用该药物，试求：(1) 恰有 1 人治愈的概率；(2) 全部没有治愈的概率；(3) 至多有 1 人治愈的概率。

解：设 X 表示 5 人中服用该药物后治愈的人数，显然 $X \sim$ 二项分布 $B(5, 0.4)$。

(1) $P\{X = 1\} = C_5^1 \times 0.4^1 \times 0.6^4 = 0.2592$；

(2) $P\{X = 0\} = 0.6^5 = 0.0778$；

(3) $P\{X \leq 1\} = P\{X = 0\} + P\{X = 1\} = 0.2592 + 0.0778 = 0.3370$。

或查附表 1（$n = 5$，$p = 0.4$）计算得

(1) $P\{X = 1\} = P\{X \geq 1\} - P\{X \geq 2\} = 0.92224 - 0.66304 = 0.2592$；

(2) $P\{X = 0\} = 1 - P\{X \geq 1\} = 1 - 0.92224 = 0.07776$；

(3) $P\{X \leq 1\} = 1 - P\{X \geq 2\} = 1 - 0.66304 = 0.33696$。

例 1 - 21 据以往资料分析，某些动物感染某病的概率为 0.3，为评价一种血清的预防效果，现对 20 只健康的该种动物注射这种血清，结果只有 1 只动物受感染，问：能否认为这种血清有一定的预防效果？

解：假设这种血清毫无预防效果，则注射后的动物感染某病的概率仍为 0.3。20 只动物只有 1 只动物受感染或全部未受感染（即最多 1 只感染）的概率为

$$P\{X \leq 1\} = C_{20}^1 \times 0.3 \times 0.7^{19} + 0.70^{20} = 0.0068 + 0.0008 = 0.0076$$

这个概率相当小，换句话说，在上述假设下出现这种情况的可能性很小，而现在这种情况确实发生了，说明假设不合理，我们不能认为这种血清毫无预防作用，即认为这种血清有一定的预防效果。

药学上利用这种原理进行药物筛选，在预试或以往经验的基础上，用少量动物对多种药物进行实验，从多种药物中筛选出合格的药物。

二、泊松分布

泊松分布也是一种重要的离散型分布，由法国数学家泊松（S. D. Poisson）于1837年首次提出。人们发现许多稀疏现象：某地区三胞胎的出生数；某种少见病（如食管癌、胃癌）的发病例数；用显微镜观察片子上每一格子内的细菌或血细胞数；用 X 线照射一种细胞或细菌，细胞发生某种变化或细菌死亡的数目等，都服从或近似服从泊松分布。

定义1-18   如果随机变量 X 的概率分布为

$$P\{X = k\} = \frac{\lambda^k}{k!}e^{-\lambda}, \quad k = 0, 1, 2, \cdots;$$

则称 X 服从参数为 λ 的**泊松分布**（Poisson distribution），记作 $X \sim P(\lambda)$，其中 $\lambda > 0$ 为常数，$e = 2.71827\cdots$ 是自然对数的底。

泊松分布的数学期望和方差分别为：$E(X) = \lambda$，$D(X) = \lambda$。

泊松分布的另一重要用途是作为二项分布概率的近似计算，即

$$C_n^k p^k q^{n-k} \approx \frac{\lambda^k}{k!}e^{-\lambda}, (\lambda = np)$$

并且已经证明，当 $p \leq 0.1$ 而 $n \geq 20$ 时这一近似效果很好。

计算泊松分布的概率问题时，一般利用泊松分布累积概率 $P\{X \geq k\}$ 表（见附表2）进行。

例1-22   400毫升某微生物溶液中含微生物的浓度为 0.5 只/毫升。现从中抽出1毫升溶液来检验，问：含3只及以上微生物的概率是多少？

解：400毫升溶液中共有微生物 $0.5 \times 400 = 200$ 只，如把这400毫升看成400个1毫升，则每一只微生物落入抽检的1毫升溶液中的概率 $p = 1/400$，不落入其中的概率 $q = 399/400$。

依次考察这200只微生物，看有几只落入抽检的1毫升溶液中，这就相当于 $n = 200$ 的贝努里试验，所以含有3只及3只以上的概率为

$$P\{X \geq 3\} = \sum_{k=3}^{200} C_{200}^k p^k q^{200-k} = \sum_{k=3}^{200} C_{200}^k \left(\frac{1}{400}\right)^k \left(\frac{399}{400}\right)^{200-k}$$

由于 n 足够大，p 足够小，所以用泊松分布近似，这里 $\lambda = np = 0.5$，从而查附表2有

$$P\{X \geq 3\} \approx \sum_{k=3}^{+\infty} \frac{0.5^k}{k!}e^{-\lambda} = 0.01439。$$

可见，在浓度为 0.5 只/毫升的条件下，抽检1毫升溶液，多于3只微生物的可能性很小，可认为是实际不可能事件。倘若所抽检的1毫升中确实多于3只微生物，则我们就有根据认为微生物溶液的浓度可能大大超过 0.5 只/毫升。

三、正态分布

（一）正态分布的定义

无论从理论或应用上说，正态分布都是极其重要的。许多统计分析方法都是以正

态分布理沦为基础的，许多医药实际问题中的随机变量，如：人的身高、体重、红细胞数、胆固醇含量等等都相当好地服从正态分布。另外虽然有些随机变量本身不服从正态分布，但经过适当的变换就可当作正态分布处理。

定义 1-19　若随机变量 X 有概率密度

$$f(x) = \frac{1}{\sqrt{2\pi}\sigma}e^{-\frac{(x-\mu)^2}{2\sigma^2}}, \quad -\infty < x < +\infty$$

称 X 服从参数为 μ，σ^2 的**正态分布**（normal distribution），记为 $X \sim N(\mu, \sigma^2)$。

正态分布的分布函数为

$$F(x) = P\{X \leqslant x\} = \frac{1}{\sqrt{2\pi}\sigma}\int_{-\infty}^{x} e^{-\frac{(t-\mu)^2}{2\sigma^2}}dt$$

可以证明：正态分布的数学期望 $E(X) = \mu$，方差 $D(X) = \sigma^2$，从而正态分布由它的两个数字特征决定。

（二）正态曲线

正态分布的概率密度函数 $f(x)$ 对应的图形称为**正态曲线**（curve of normal density），如下列图 1-8、图 1-9 所示，其重要特征为：

（1）正态曲线为 x 轴上方的"钟形"光滑曲线，关于 $x = \mu$ 对称，其中心位置由均值 μ 确定，并在 $x = \mu$ 达到最大值；

（2）标准差 σ 值决定了曲线的陡缓程度，即 σ 越大曲线越平坦，σ 越小曲线越陡峭；

（3）当 x 趋于无穷时，曲线以 x 轴为其渐近线，且在 $x = \mu \pm \sigma$ 处有拐点；

（4）正态曲线下的总面积等于 1。

即

$$\int_{-\infty}^{+\infty} \frac{1}{\sqrt{2\pi}\sigma}e^{-\frac{(x-\mu)^2}{2\sigma^2}}dx = 1$$

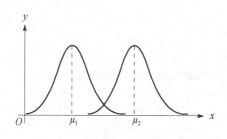
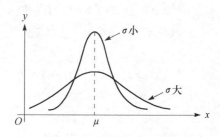

图 1-8　正态分布不同 μ 的密度曲线图　　　图 1-9 正态分布不同 σ 的的密度曲线图

由上面的分析不难得出正态分布的分布函数 $F(x)$ 的下面三个性质：

（1）$F(-\infty) = 0$；　　（2）$F(\mu) = 0.5$；　　（3）$F(+\infty) = 1$。

（三）标准正态分布

我们把 $\mu = 0$、$\sigma = 1$ 时的正态分布称为**标准正态分布**（standard normal distribution），记为 $X \sim N(0, 1)$。

对标准正态分布，通常用 $\varphi(x)$ 表示其密度，用 $\Phi(x)$ 表示分布函数，即

$$\varphi(x) = \frac{1}{\sqrt{2\pi}}e^{-\frac{x^2}{2}}, \quad -\infty < x < +\infty$$

$$\Phi(x) = \int_{-\infty}^{x} \frac{1}{\sqrt{2\pi}}e^{-\frac{t^2}{2}}dt, \quad -\infty < x < +\infty$$

标准正态分布的密度曲线是关于 y 轴对称、形态适中的对称"钟形"曲线，图 1-10、图 1-11 分别给出了标准正态分布的密度曲线图和分布函数曲线图，易知 $\Phi(0) = 0.5$。

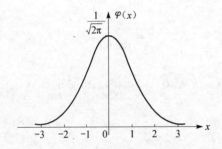
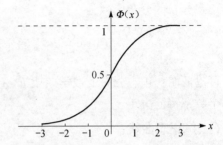

图 1-10 标准正态分布的密度曲线 $\varphi(x)$ 图 1-11 标准正态分布的分布函数 $\Phi(x)$

实际应用中，经常需要计算正态分布的概率。由于积分计算上的困难，我们一般将非标准正态分布 $N(\mu, \sigma^2)$ 转化为标准正态分布 $N(0, 1)$，然后借助于附表 3 查表计算事件的概率，下面给出利用标准正态分布表计算概率的公式，即

若 $X \sim N(0, 1)$，则有

(1) $P\{a \leqslant X \leqslant b\} = P\{a < X \leqslant b\} = P\{a \leqslant X < b\} = P\{a < X < b\}$

$$= \int_a^b \varphi(t)dt = \Phi(b) - \Phi(a);$$

(2) $P\{X \leqslant b\} = P\{X < b\} = \int_{-\infty}^{b} \varphi(t)dt = \Phi(b);$

(3) $P\{X \geqslant a\} = P\{X > a\} = 1 - \Phi(a);$

(4) $\Phi(-x) = 1 - \Phi(x)$ （参见图 1-12）；

(5) $P\{|X| \leqslant b\} = P\{|X| < b\} = P\{-b \leqslant X \leqslant b\} = \Phi(b) - \Phi(-b) = 2\Phi(b) - 1;$

(6) $P\{|X| \geqslant a\} = P\{|X| > a\} = P\{X \geqslant a\} + P\{X \leqslant -a\} = 1 - \Phi(a) + \Phi(-a)$

$$= 2 - 2\Phi(a)。$$

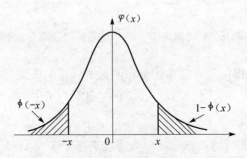

图 1-12 $\Phi(-x) = 1 - \Phi(x)$ 的图示

例 1-23　设 $X \sim N(0,1)$，求：(1) $P\{1 < X < 2\}$；(2) $P\{|X| < 1\}$；(3) $P\{X \le -1\}$；(4) $P\{|X| > 2\}$。

解：由分布函数的定义可知

(1)　$P\{1 < X < 2\} = \Phi(2) - \Phi(1) = 0.9972 - 0.8413 = 0.1359$；

(2)　$P\{|X| < 1\} = P\{-1 < X < 1\} = \Phi(1) - \Phi(-1) = 2\Phi(1) - 1$
$$= 2 \times 0.8413 - 1 = 0.6826;$$

(3)　$P\{X \le -1\} = \Phi(-1) = 1 - \Phi(1) = 1 - 0.8413 = 0.1587$；

(4)　$P\{|X| > 2\} = P\{X < -2\} + P\{X > 2\} = \Phi(-2) + 1 - \Phi(2) = 2 - 2\Phi(2)$
$$= 2 - 2 \times 0.9772 = 0.0456。$$

（四）正态分布的概率计算

若随机变量 X 服从一般正态分布，即 $X \sim N(\mu, \sigma^2)$，对于给定的 μ 和 σ，只要将 X 转化为其标准化随机变量 U，就有

$$U = \frac{X - \mu}{\sigma} \sim N(0,1)$$

就可化为服从标准正态分布 $N(0,1)$ 的随机变量问题。对应地，我们有下列重要结果。

定理 1-6　若 $X \sim N(\mu, \sigma^2)$，$F(x)$ 为其分布函数，则有

$$F(x) = \Phi\left(\frac{x - \mu}{\sigma}\right)$$

其中 $\Phi(x)$ 为标准正态分布 $N(0,1)$ 的分布函数。

由该公式，对 $X \sim N(\mu, \sigma^2)$，我们有

$$P\{X \le x\} = F(x) = \Phi\left(\frac{x - \mu}{\sigma}\right)$$

$$P\{X > x\} = 1 - F(x) = 1 - \Phi\left(\frac{x - \mu}{\sigma}\right)$$

$$P\{a < X \le b\} = F(b) - F(a) = \Phi\left(\frac{b - \mu}{\sigma}\right) - \Phi\left(\frac{a - \mu}{\sigma}\right)$$

这样，有关一般正态分布 $N(\mu, \sigma^2)$ 的概率计算问题就可化为服从标准正态分布 $N(0,1)$ 的概率问题，查书后标准正态分布表（附表 3）即可解决。

例 1-24　设 $X \sim N(-1, 16)$，求 (1) $P\{-5 < X \le 2\}$；(2) $P\{|X+1| \le 8\}$。

解：因为 $X \sim N(-1, 16)$，所以 $\mu = -1$，$\sigma = 4$，于是

(1)　$P\{-5 < X \le 2\} = \Phi\left(\frac{2+1}{4}\right) - \Phi\left(\frac{-5+1}{4}\right) = \Phi(0.75) - \Phi(-1)$
$$= 0.7734 - 0.1587 = 0.6147;$$

(2)　$P\{|X+1| \le 8\} = P\{-8 \le X+1 \le 8\} = P\{-9 \le X \le 7\} = \Phi\left(\frac{7+1}{4}\right) - \Phi\left(\frac{-9+1}{4}\right)$
$$= \Phi(2) - \Phi(-2) = 2\Phi(2) - 1 = 2 \times 0.9772 - 1 = 0.9544。$$

例 1-25　设 $X \sim N(\mu, \sigma^2)$ 求 $P\{\mu - k\sigma \le X \le \mu + k\sigma\}$，$k = 1, 2, 3$。

解： $P\{\mu - k\sigma \leqslant X \leqslant \mu + k\sigma\} = \Phi\left(\dfrac{\mu + k\sigma - \mu}{\sigma}\right) - \Phi\left(\dfrac{\mu - k\sigma - \mu}{\sigma}\right) = \Phi(k) - \Phi(-k)$

$$= \Phi(k) - \Phi(-k) = \Phi(k) - (1 - \Phi(k)) = 2\Phi(k) - 1$$

$k = 1$ 时，$P\{\mu - \sigma \leqslant X \leqslant \mu + \sigma\} = 2\Phi(1) - 1 = 0.6827 = 68.27\%$；

$k = 2$ 时，$P\{\mu - 2\sigma \leqslant X \leqslant \mu + 2\sigma\} = 2\Phi(2) - 1 = 0.9545 = 95.45\%$；

$k = 3$ 时，$P\{\mu - 3\sigma \leqslant X \leqslant \mu + 3\sigma\} = 2\Phi(3) - 1 = 0.9973 = 99.73\%$。

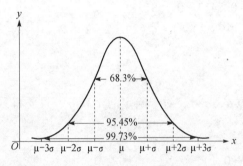

图 1 – 13　正态分布"3σ – 原则"的示意图

这表明，当 $X \sim N(\mu,\ \sigma^2)$ 时，随机变量 X 基本上只在区间 $[\mu - 2\sigma,\ \mu + 2\sigma]$ 内取值，而 X 的值落在 $[\mu - 3\sigma,\ \mu + 3\sigma]$ 之外的概率很小，不到 0.3%，即 X 的值几乎全部落在区间 $[\mu - 3\sigma,\ \mu + 3\sigma]$ 内（参见图 1 – 13），这称为"3σ – 原则"。在质量检测中应用该原理，将 $\bar{x} \pm 2S$ 作为上下警戒值，$\bar{x} \pm 3S$ 作为上下控制值，其中 S 是 σ 的估计值——样本标准差。

我们还可以计算出 $P\{\mu - 1.96\sigma \leqslant X \leqslant \mu + 1.96\sigma\} = 95\%$，医学上把 95% 对应的区间称为正常范围，从而对一些身体指标如血压、胆固醇等确定其正常值范围。

第四节　常用分布概率计算的 Excel 应用

在本书中，我们将应用非常普及的 Microsoft Excel 来进行相应的数据处理、统计作图与统计分析工作。

为了正确有效地应用 Excel 电子数据表软件，必须了解 Excel 的基本功能。这里我们假定读者已熟悉 Excel 的基本概念和操作等，诸如：打开、保存、打印文件；键入和编辑文本、数值型数据和公式；在表格中移动数据；选择区域；插入/删除行和列；进行基本的数学运算；复制公式和单元格引用；调用函数；自动填充序列等等。

一、Excel 数据分析程序的安装

运用 Excel 进行数据处理和统计分析时，Excel 中必须首先安装"分析工具库"，即在 Excel 的"工具"菜单中应出现"数据分析"的命令选项。

Excel 提供了一个"加载宏"的分析工具库，它包括可用于统计计算、规划求解等各种较为专业的应用工具模块。当进入 Microsoft Excel 时，如果在"工具"菜单中没有"数据分析"命令，必须首先安装"分析工具库"。其步骤为：

（1）点击"工具"→"加载宏"（见图 1 – 14）；

（2）在"加载宏"对话框中勾选"分析工具库"（见图 1 – 15），再点击"确定"。

如果 Excel 软件是"完全安装"的，此时即完成了"分析工具库"的安装，在 Excel 的"工具"菜单中就有"数据分析"选项。

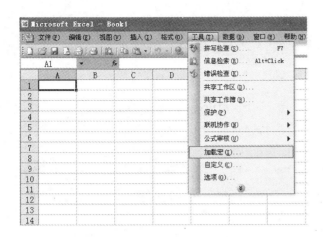

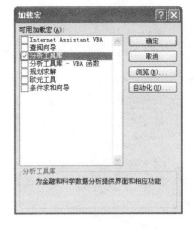

图 1-14　"工具→加载宏"选项　　　　图 1-15　"加载宏"对话框

如果上述步骤未能完成"分析工具库"的安装，则应根据计算机的提示，需要用最初的安装盘运行 Excel 安装程序来完成安装"分析工具库"。这是由于原来安装 Excel 时如果采用"典型安装"模式，则 Excel 中不具有分析工具库。故安装 Excel 应该选择"完全安装"而不是"典型安装"模式。

二、用 Excel 计算二项分布

利用 Excel 中的统计函数工具，可以计算二项分布、正态分布等各常用分布的概率（或密度函数）值、累积概率（分布函数）值等。下面我们分别加以介绍。

在 Excel 中我们用统计函数 BINOMDIST 来计算二项分布的 $B(n, p)$ 概率值 $P_n(k)$ 和累积概率分布值 $F_n(k)$：

$$P_n(k) = P\{X = k\} = C_n^k p^k q^{n-k}, \quad k = 0, 1, \cdots, n$$

$$F_n(k) = P\{X(k)\} = \sum_{i=0}^{k} C_n^i p^i q^{n-i}, \quad k = 0, 1, \cdots, n$$

而 BINOMDIST 格式为：

BINOMDIST(Number_ s, Trials, Probability_ s, Cumulative)

其中　Number_ s：　　　事件 A 发生（即试验成功）的次数 k；

Trials：　　　　试验总次数 n；

Probability_ s：　每次试验中事件 A 发生的概率 p；

Cumulative：　　若取 0 或 FALSE 时，计算概率值 $P_n(k)$；若取 1 或 TRUE 时，则计算累积概率 $F_n(k)$。

即对二项分布 $B(n, p)$ 的概率值 $P_n(k)$ 和累积概率（分布函数）$F_n(k)$，有

$$P_n(k) = \text{BINOMDIST}(k, n, p, 0); \quad F_n(k) = \text{BINOMDIST}(k, n, p, 1)$$

例 1-26　设某地区流行某种传染病，人们受感染的概率为 20%，在该地区某单位共有 30 人，试求：

（1）该单位有 6 人受到感染的概率；　　（2）该单位多有 1 人被传染的概率。

解：令 $X = \{30$ 人中被传染的人数$\}$，则 X 服从 $n = 30$、$p = 0.2$ 的二项分布，即 $X \sim B(30, 0.2)$。

（1）应求概率为

$$P\{X = 6\} = P_{30}(6)$$

则利用 Excel 进行计算的步骤为：

A. 函数法

在单元格中或工作表上方编辑栏中输入"= BINOMDIST（6，30，0.2，0）"后回车，选定单元格即出现 $P_{30}(6)$ 的概率为 0.179457（图 1－16）。

B. 菜单法

第 1 步：选择"插入"→"函数"，进入"插入函数"对话框；再在"插入函数"对话框中，"选择类别"中选择"统计"，"选择函数"中选定"BINOMDIST"，再单击"确定"（图 1－17）。

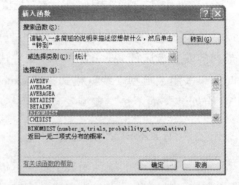

图 1－16　函数法应用的结果　　　　图 1－17　"插入函数"对话框

第 2 步：进入"BINOMDIST"对话框（图 1－18），对选项输入适当的值：

在 Number_ s 窗口输入：6（事件 A 发生的次数 k）；

在 Trials 窗口输入：30（试验总次数 n）；

在 Probability_ s 窗口输入：0.2（每次试验中事件 A 发生的概率 p）；

在 Cumulative 窗口输入：0（或 FALSE，表明选定概率值 $P_n(k)$）。

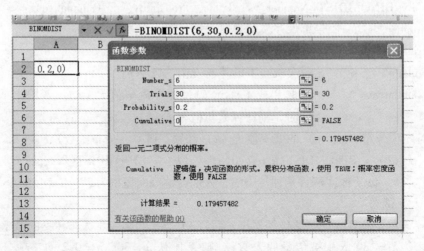

图 1－18　BINOMDIST 函数对话框

第3步：最后单击"确定"，选定单元格中就出现 $P_{30}(6)$ 的概率为 0.179457。故

$$P_{30}(6) = P\{X = 6\} = 0.179457$$

对于（2），需求概率为 $P\{X \leqslant 1\}$ 即累积概率 $F_{30}(1)$。

则在 Excel 中只需在单元格上直接输入" = BINOMDIST（1，30，0.2，1）"回车即可；或利用上述菜单法的第2步选项中，在 Number_ s 窗口输入1；Cumulative 窗口输入1，其它不变，即得到累积概率 $F_{30}(1)$ 的值 0.010522，故所求概率为

$$P\{X \leqslant 1\} = F_{30}(1) = 0.010522$$

对于泊松分布、正态分布等的概率计算步骤与上述二项分布的概率计算过程类似，只需利用"函数法"正确输入相应分布的函数表达式即得结果；或在"菜单法"的第2步选择 POISSON、NORMDIST 等函数名，根据第3步对话框的要求输入相应的值即可。

三、用 Excel 计算正态分布

正态分布 $N(\mu, \sigma^2)$ 是统计学中最重要的概率分布，其应用极为广泛。

（一）NORMDIST 函数

在 Excel 中，用函数 NORMDIST 计算给定均值 μ 和标准差 σ 的正态分布 $N(\mu, \sigma^2)$ 的分布函数值 $F(x) = P\{X \leqslant x\}$ 和概率密度函数值 $f(x)$。其格式为：

$$\text{NORMDIST}(X, Mean, Standard\_ dev, Cumulative)$$

其中　X：　　　　　　为需要计算其分布的数值 x；

　　　Mean：　　　　正态分布的均值 μ；

　　　Standard_ dev：　正态分布的标准差 σ；

　　　Cumulative：　　为一逻辑值。若取1或 TRUE，计算分布函数 $F(x)$；若取0或 FALSE，计算密度函数 $f(x)$。

即对正态分布 $N(\mu, \sigma^2)$ 的分布函数值 $F(x)$ 和密度函数值 $f(x)$，有

$$F(x) = \text{NORMDIST}(x, \mu, \sigma, 1); \quad f(x) = \text{NORMDIST}(x, \mu, \sigma, 0)$$

例如已知 $X \sim N(3, 2^2)$，即均值 $\mu = 3$，标准差 $\sigma = 2$，应求概率为

$$P\{-2 < X < 4\} = F(4) - F(-2)$$

在 Excel 中，在单元格上直接输入" = NORMDIST（4，3，2，1）"或用菜单法（图1-19）就可得到分布函数 $F(4)$ 值为 0.69146，同样由" = NORMDIST（-2，3，2，1）"或用菜单法得到 $F(-2)$ 的值等于 0.00621，故

$$P\{-2 < X < 4\} = F(4) - F(-2) = 0.69146 - 0.00621 = 0.68525$$

（二）NORMSDIST 函数

函数 NORMSDIST 是用于计算标准正态分布 $N(0, 1)$ 的分布函数 $\Phi(x)$ 的值，该分布的均值为0，标准差为1，该函数的计算可代替书后附表3所附的标准正态分布表。其格式为

$$\text{NORMSDIST}(Z)$$

其中　Z：为需要计算其分布的数值。

即对标准正态分布 $N(0, 1)$ 的分布函数 $\Phi(x)$，有

$$\Phi(x) = \text{NORMSDIST}(x)。$$

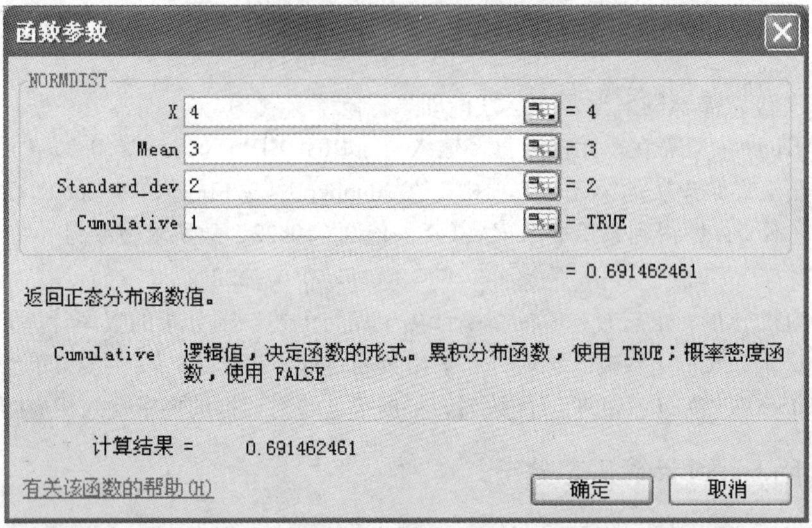

图 1 – 19   NORMDIST 函数对话框

例如已知 $X \sim N(0, 1)$，需求

$$P\{|X| > 2\} = 1 - P\{|X| \leqslant 2\} = 1 - P\{-2 \leqslant X \leqslant 2\} = 1 - [\Phi(2) - \Phi(-2)]$$

则在 Excel 中的单元格上直接输入" = NORMSDIST(2)"回车或用菜单法（图 1 – 20）就可得到分布函数 $\Phi(2) = 0.97724994$，由" = NORMSDIST(– 2)"可得 $\Phi(-2) = 0.02275006$，故

$$P\{|X| > 2\} = 1 - [\Phi(2) - \Phi(-2)] = 1 - (0.97725 - 0.02275) = 0.0455$$

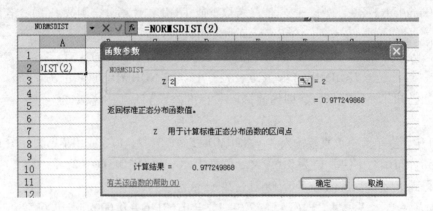

图 1 – 20   NORMSDIST 函数对话框

（三）NORMSINV 函数

函数 NORMSINV 用于计算标准正态分布 $N(0, 1)$ 的分布函数逆函数即临界值 $u_\alpha(\Phi^{-1}(p))$。即已知概率值 $\Phi(x) = p$，由 NORMSINV(p) 就可以得到 $x(= \Phi^{-1}(p))$ 的值，该 x 就是对应 $p = 1 - \alpha$ 的标准正态分布上侧 α 临界值 u_α，可以代替书后的附表 4。函数 NORMSINV 的格式为

NORMSINV(Probability)

其中   Probability：标准正态分布的概率值 p。

则对标准正态分布 $N(0, 1)$ 的临界值 u_α，有

$$u_\alpha = \mathbf{NORMSINV}(1 - \alpha)。$$

例如若需求临界值 $u_{0.85}$，只要在单元格上直接输入"$= \mathrm{NORMSINV}(0.15)$"或用菜单法就可得临界值 $u_{0.85} = -1.036433$。

知识链接

贝努里——数学统计学家的显赫家族

贝努里（Bernoulli）是 17 世纪瑞士巴塞尔的堪称盛产数学家和自然科学家的大家族。祖孙三代，在欧洲历史上曾留下 11 位著名的数学家，雅可布、丹尼尔是其中最为杰出的代表人物。

雅科布·贝努里（Jacob Bernoulli，1654～1705）创立了最早的贝努里大数定理，建立了描述独立重复试验序列的"贝努里概型"，并撰写了最早的概率论专著——《猜度术》，从而将概率理论系统化。他在数学上的重要贡献涉及微积分、解析几何、概率论以及变分法等多个领域。

丹尼尔·贝努里（Daniel Bernoulli，1700～1782），雅科布的侄子，他在代数学、概率论和微分方程等方面都有重要成果，在概率论中引入正态分布误差理论，发表了第一个正态分布表。曾十次获得法兰西科学院的嘉奖。

贝努里家族在欧洲享有盛誉，传说年轻的丹尼尔·贝努里在一次穿越欧洲的旅行中与一个陌生人聊天，他自我介绍道："我是丹尼尔·贝努里"。那个人当时就怒了，讽刺说："我还是艾萨克·牛顿呢！"丹尼尔认为这是他听过的最衷心的赞扬。

本 章 小 结

（一）随机事件及关系

名　目	内　容
事件间关系	包含 $B \supset A$、相等 $A = B$ 对立事件 $\bar{A}$：$A\bar{A} = \varnothing$，$A + \bar{A} = \Omega$ 互不相容：$AB = \varnothing$ 相互独立：$P(AB) = P(A)P(B)$
事件间运算	和（或并）：$A + B$（或 $A \cup B$） 积（或交）：AB（或 $A \cap B$） 差：$A - B$
运算规则	交换律：$A + B = B + A$；$AB = BA$ 结合律：$(A + B) + C = A + (B + C)$；$(AB)C = A(BC)$ 分配律：$(A + B)C = AB + BC$；$A + (BC) = (A + B)(A + C)$ 德·摩根对偶律：$\overline{A + B} = \bar{A}\bar{B}$，$\overline{AB} = \bar{A} + \bar{B}$ 差积转换律：$A - B = A\bar{B} = A - AB$

（二）概率的定义

类　型	定义公式
古典概率	$P(A) = \dfrac{m}{n} = \dfrac{A\text{ 所含的基本事件数}}{\text{基本事件总数}}$
统计概率	$P(A) = p\left(\approx f_n(A) = \dfrac{n_A}{n} \right)$
概率的基本性质	对任意随机事件 A 的概率 $P(A)$，有 1.（非负性）：$0 \leqslant P(A) \leqslant 1$ 2.（规范性）：$P(\Omega) = 1$，$P(\Phi) = 0$ 3.（可加性）：若 A_1，A_2，$\cdots$，A_n，$\cdots$，两两互不相容，则 　　$P(A_1 + A_2 + \cdots + A_n + \cdots) = P(A_1) + P(A_2) + \cdots + P(A_n) + \cdots$

（三）概率的计算公式

名　称	计算公式
加法公式	$P(A+B) = P(A) + P(B) - P(AB)$
	若 A、B 互不相容（$AB = \varnothing$）：$P(A+B) = P(A) + P(B)$
对立事件公式	$P(A) = 1 - P(\overline{A})$；$P(\overline{A}) = 1 - P(A)$
事件之差公式	$P(A-B) = P(A) - P(AB)$
	若 $B \subset A$：$P(A-B) = P(A) - P(B)$
条件概率公式	$P(B|A) = \dfrac{P(AB)}{P(A)}$，$(P(A) > 0)$
乘法公式	若 $P(A) > 0$，$P(AB) = P(A)P(B|A)$ 若 $P(B) > 0$，$P(AB) = P(B)P(A|B)$
独立事件公式	A、B 相互独立：$P(AB) = P(A)P(B)$
	A_1，A_2，$\cdots$，A_n 相互独立：$P(A_1 A_2 \cdots A_n) = P(A_1)P(A_2)\cdots P(A_n)$

（四）随机变量及分布

名　称	定　义	性　质
分布函数	$F(x) = P(X \leqslant x)$，$-\infty < x < +\infty$	1. $0 \leqslant F(x) \leqslant 1$； 2. $P(a < X \leqslant b) = F(b) - F(a)$
离散型： 分布律	$P(X = x_k) = p_k$，$k = 1$，2，$\cdots$ 或 $\begin{array}{c\|cccc} X & x_1 & x_2 & \cdots & x_k & \cdots \\ \hline P & p_1 & p_2 & \cdots & p_k & \cdots \end{array}$	1. $p_k \geqslant 0$，$k = 1$，2，$\cdots$ 2. $\displaystyle\sum_{k=1}^{\infty} p_k = 1$
连续型： 密度函数 $f(x)$	对任意 $a < b$ 有 $\quad P(a < X \leqslant b) = \displaystyle\int_a^b f(x)\,\mathrm{d}x$ 或：对 X 的分布函数 $\quad F(x) = \displaystyle\int_{-\infty}^x f(t)\,\mathrm{d}t$，$-\infty < x < +\infty$	1. $f(x) \geqslant 0$ 2. $\displaystyle\int_{-\infty}^{+\infty} f(x)\,\mathrm{d}x = 1$ 3. X 的分布函数 $F(x)$ 连续 4. X 的密度：$f(x) = F'(x)$ 5. 对常数 a，$P(X = a) = 0$

（五）随机变量的数字特征

类　型	定　义	性　质	备　注
数学期望 $E(X)$	离散型 $E(X) = \sum_{k=1}^{+\infty} x_k p_k$ 连续型 $E(X) = \int_{-\infty}^{+\infty} x f(X)\,\mathrm{d}x$	1. $E(C) = C$（C 为常数） 2. $E(CX) = C \cdot E(X)$ 3. $E(X \pm Y) = E(X) \pm E(Y)$	描述随机变量所有可能取值的平均水平
方差 $D(X)$	$D(X) = E\left[(X - E(X))^2\right]$	1. $D(C) = 0$（C 为常数） 2. $D(CX) = C^2 \cdot D(X)$ 3. 若 X、Y 相互独立，则 　$D(X \pm Y) = D(X) + D(Y)$ 4. $D(X) = E(X^2) - (E(X))^2$	描述随机变量取值相对于均值的平均离散程度
标准差 $\sigma(X)$	$\sigma(X) = \sqrt{D(X)} = \sqrt{E\left[(X - E(X))^2\right]}$		

（六）常用分布及其数字特征

分布名称	概率分布（或密度函数）	数学期望	方　差
二项分布 $B(n, p)$	$P(X = k) = C_n^k p^k q^{n-k}, \; k = 0, 1, \cdots, n$	np	npq
泊松分布 $P(\lambda)$	$P(X = k) = \dfrac{\lambda^k}{k!} e^{-\lambda}, \; k = 0, 1, 2, \cdots$	λ	λ
均匀分布 $U(a, b)$	$f(X) = \begin{cases} \dfrac{1}{b-a} & a \le x \le b \\ 0, & \text{其它,} \end{cases}$	$\dfrac{a+b}{2}$	$\dfrac{(b-a)^2}{12}$
正态分布 $N(\mu, \sigma^2)$	$f(x) = \dfrac{1}{\sqrt{2\pi}\,\sigma} e^{-\frac{(x-\mu)^2}{2\sigma^2}}, \; -\infty < x < +\infty$	μ	σ^2
标准正态分布 $N(0, 1)$	$\varphi(x) = \dfrac{1}{\sqrt{2\pi}} e^{-\frac{x^2}{2}}, \; -\infty < x < +\infty$	0	1
指数分布 $E(\lambda)$	$f(x) = \begin{cases} \lambda e^{-\lambda x}, & x \ge 0 \\ 0, & x < 0 \end{cases} \quad (\lambda > 0)$	$\dfrac{1}{\lambda}$	$\dfrac{1}{\lambda^2}$

目标检测

【自测思考题】

1. 设 A 和 B 独立，若已知 $P(A+B) = 0.6$，$P(A) = 0.4$，则 $P(B) = $ _____。

2. 已知随机变量 $X \sim B(n, p)$，且 $E(X) = 3$，$p = \dfrac{1}{7}$，则 $n = $ _____。

3. 设随机变量 $X \sim N(2, \sigma^2)$，且 $P\{2 < X < 4\} = 0.3$，则 $P\{X < 0\} = $ _____。

4. 设 X、Y 相互独立，且 $D(X) = 6$，$D(Y) = 3$，则 $D(2X - Y) = $ _____。

5. 甲乙两人进行射击，A，B 分别表示甲、乙射中目标，则 $\overline{A} + \overline{B}$ 表示_____。

　　A. 两人都没有射中目标　　　　　　B. 两人都射中目标

　　C. 至少有一人未射中目标　　　　　D. 至少有一人射中目标

6. 设事件 A 与 B 相互独立，则_____。

　　A. A 与 B 不能同时发生　　　　　B. A 与 B 一定能同时发生

　　C. A 与 $\overline{B}$ 相互独立　　　　　　D. $\overline{A}$ 与 $\overline{B}$ 不独立

7. 从分别标有 1，2，3，4，5 的五张卡片中仅取两张组成一个两位数，则组成偶数的概率是_____。

A. 2/5　　　　　B. 1/2　　　　　C. 3/5　　　　　D. 4/25

8. 甲、乙两人独立地向目标射击，射中目标的概率分别为：0.7、0.8，两人中恰好有一人射中目标的概率为_____。

A. 0.56　　　　　B. 0.44　　　　　C. 0.38　　　　　D. 0.5

9. 某人打靶的命中率为 0.8，现独立地射击 5 次，则 5 次中有 2 次命中的概率为_____。

A. $0.8^2 \times 0.2^3$　　　B. 0.8^2　　　C. $\dfrac{2}{5} \times 0.8^2$　　　D. $C_5^2 \times 0.8^2 \times 0.2^3$

10. 设 $X \sim N(0, 1)$，$\varPhi(x)$ 为 X 的分布函数，则 $P\{|X| \leqslant 3\} = $_____。

A. $\varPhi(3)$　　　B. $2\varPhi(3)$　　　C. $\varPhi(3) + \varPhi(-3)$　　　D. $2\varPhi(3) - 1$

【习题】

1. 已知 A、B、C 三个事件，试用它们表示下列事件

（1）A 发生，而 B 与 C 都不发生；

（2）A、B、C 中至少有一个发生；

（3）A、B、C 中恰有一个发生；

（4）A、B、C 中恰有两个发生；

（5）A、B、C 中至多有两个发生。

2. 五个身高不同的人随机站成一排，问恰好按身高顺序排列的概率是多少？

3. 已知 10 块集成电路中混有 3 块次品。任取 2 块检测，问至多发现一块次品的概率为多大？

4. 在某地供应的某药品中，甲、乙两厂的药品各占 65%、35%，且甲、乙两厂的该药品合格率分别为 90%、80%，现用 A_1、A_2 分别表示甲、乙两厂的药品，B 表示合格品，试求：$P(A_1)$、$P(A_2)$、$P(B \mid A_1)$、$P(B \mid A_2)$、$P(A_1B)$。

5. 甲、乙、丙三个独立地解答一道题，他们能解答出的概率分别为 $\dfrac{1}{5}$、$\dfrac{1}{3}$、$\dfrac{1}{4}$。求这道题能解出的概率。

6. 设随机变量 X 的分布律为

X	-4	-1	0	2	4
P	$\dfrac{7}{20}$	a	$2a$	$\dfrac{1}{20}$	$\dfrac{3}{20}$

试求（1）a 的值；（2）$E(X)$。

7. 设随机变量 X 的概率密度为

$$f(x) = \begin{cases} Cx, & 0 < x < 1 \\ 0, & \text{其他} \end{cases}$$

试求：（1）常数 C；（2）X 落在 $(0.3, 0.7)$ 内的概率；（3）$E(X)$；（4）$D(X)$。

8. 据统计，服用某药的人中 5% 有胃肠道反应，为考察某批次药的质量，现任选

20 人服用此药，试求：

    （1）20 人中有胃肠道反应的人数 X 的概率分布；

    （2）有人有胃肠道反应的概率；

    （3）20 人中有胃肠道反应的平均人数。

    9. 已知 $X \sim N(1.5, 2^2)$，试求：（1）$P\{2 < X \leqslant 2.5\}$；（2）$P\{X < 5\}$；

（3）$P\{|X - 1.5| > 2\}$；（4）$E(X^2)$；（5）$D(3X + 6)$。

    10. 某高校男生身高（cm）X 服从正态分布 $N(173, 5^2)$，现任选一名男生，试求

（1）该男生身高在 170 ~ 178（cm）之间的概率；

（2）该男生身高超过 182（cm）的概率；

（3）该高校男生的平均身高值。

【上机实训题】

1. 对习题第 8 题的（2）问题用 Excel 中的统计函数来求解。

2. 对习题第 10 题（1）、（2）的概率计算问题用 Excel 中的统计函数来求解。

第二章 │ 数据的整理与统计描述

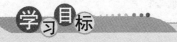

1. 理解数据的类型和特点。
2. 了解统计图形和统计表的表示及意义。
3. 掌握定性数据和定量数据的整理步骤和图表显示方法，描述数据分布的集中趋势、离散程度的常用统计量，样本均值、样本方差、样本标准差的计算。
4. （技能培养）学会用 Excel 软件进行统计作图、频数分布表与直方图生成、统计量的计算。

在学习了概率论的基础知识后，本章起我们将学习统计的基本知识和方法等。**统计学**（Statistics）是关于研究对象的数据资料进行搜集、整理、分析和解释的科学，在英文中，"Statistics" 以单数名词出现时表示统计学，而以复数名词出现时则表示统计数据或资料，可见，统计学是与统计数据是密不可分的。

案例 2 – 1（受教育程度资料） 根据《中国 2010 年人口普查资料》（国务院人口普查办公室、国家统计局编）提供的 2010 年第六次全国人口普查数据资料，人口的受教育程度分为未上过学、小学、初中、高中、大学专科、大学本科和研究生共 7 类，在我国 6 岁及以上共计 12.4254 亿人口中，0.6213 亿人的受教育程度是未上过学；3.5721 亿人是小学；5.1817 亿人是初中；1.8664 亿人是高中；0.6861 亿人是大学专科，0.4562 亿人是大学本科，0.0413 亿人是研究生。

问题： 如何对上述受教育程度资料进行统计整理，并用统计图表显示？

本章就讨论如上述案例所示的有关数据资料的统计整理、图表显示和统计概括等问题。

第一节　数据的分类和整理

一、数据的分类

数据（data）也称**资料**，是对客观现象计量的结果。例如，对药品质量的计量可得到药品是正品或次品的数据；对药物在试验对象血液中含量的计量可得到血液浓度数据等等。统计数据是利用统计方法进行分析的基础，不同的统计数据应采用不同的统计分析方法。

（一）数据的类型

数据根据观察或实验结果的表现形式是否能用数值表示大体上分为两大类：定量数据和定性数据。

1. 定性数据

定性数据（qualitative data）也称**品质数据**，是观察或实验结果不可以用数值大小表示只能用文字描述的数据资料，一般不带有度量衡单位。这类数据资料说明的是事物的品质特征，它的特点是每个观察结果或实验结果之间没有量的大小区别，表现为互不相容的类别或属性。根据观察结果是否有等级或顺序，定性数据又可进一步分为定类数据和定序数据两类。

（1）**定类数据**（categorical data 或**名义数据** nominal data、**计数数据** count data）：是对事物按照其属性进行分类或分组的计量结果，其数据表现为文字型的无序类别，可以进行每一类别出现频数的计算，但不能进行排序和加减乘除的数学运算。例如：人口的性别分为男、女两类；人体血型分为 O 型、A 型、B 型和 AB 型四类等，这些均属于定类数据。定类数据用相对数（率、构成比）、众数作为其统计描述指标，用 χ^2 检验等作为假设检验的分析方法。

（2）**定序数据**（ordinal data 或**有序数据**、**等级数据** rank data）：是对事物之间等级或顺序差别的计量结果，其数据表现为有序类别，可以进行类别的频数计算和排序，但不能进行加减乘除的数学运算。例如：某种药物的疗效可分为无效、有效、显效、痊愈等；新药的等级可分为一类、二类、三类、四类、五类，等等，均属于定序数据。定序数据用相对数（率、构成比）、众数、中位数等作为其统计描述指标，用 χ^2 检验、秩和检验等作为假设检验的分析方法。

2. 定量数据

定量数据（quantitative data），也称**数值数据**（numerical data）或**计量数据**（measurement data），是观察或实验结果可以用数值大小表示的数据资料，一般带有度量衡单位。这类数据资料是用自然或度量衡单位对事物进行计量的结果，其特点是每个观察值或实验值之间有量的大小的区别，既可进行频数计算和排序，又可进行加减乘除的数学运算。例如：百分制的考试成绩（分）、人的体重（kg）、血压（kPa）、红细胞数（个/L）等等，均为定量数据。定量数据的统计描述指标有均值、方差、变异系数等，统计分析方法有 t 检验、方差分析、相关与回归分析等。

（二）变量及其类型

在统计中，将说明现象的某种属性或标志称为**变量**（variable），对变量进行测量或观察的值称为**观察值**（observation）或**变量值**（variable value）。统计数据就是统计变量的观察值。根据变量的记录形式分别为定类数据、定序数据和数值数据，相应地变量可以分为**定类变量**（categorical variable 或**名义变量** nominal variable）、**定序变量**（ordinal variable 或**等级变量** rank variable）和**数值变量**（numerical variable 或 metric variable）。

数值变量中，如果变量的取值仅为有限个或可列无穷多个数值，即可以一一列举，称为**离散变量**（discrete variable），如制药公司数、仪器个数等。如果数值变量可以取无穷多个值，其取值是连续不断的，不能一一列举，就称为**连续变量**（continuous variable），如时间、温度、血药浓度等。实际应用时，当离散变量的取值很多时，也可以当作连续变量来处理。

由于在实际中，应用最多的是数值变量，大多数统计方法所处理的也都是数值变量，故我们一般将数值变量简称为变量，即通常所说的变量主要是数值变量。

（三）两类数据的转换

根据统计分析的需要，定量数据与定性数据之间经常要做数据类型的转换。

1. 定量数据的定性化转换

例如，作为定量数据的成年男子的血清胆固醇值，按是否小于 6（mmol/L）划分成血脂正常和异常两类，就转化为定性数据。若将血红蛋白按含量（g/L）的多少分为五级：<60（重度贫血）、60～<90（中度贫血）、90～<120（轻度贫血）、120～160（血红蛋白正常）、>160（血红蛋白增高），这时定量数据就化成了定性数据。

2. 定性数据的数量化转换

为了便于统计处理，我们有时需要对定性数据赋值进行数量化转换。例如，对定性变量性别中的定性数据"男""女"可以分别取值为"1"和"0"，此时取值 1 和 0 之间没有量的差别，只是一种"数据代码"。又如对文化程度，如果是按文盲半文盲、小学、初中、高中、大学及以上这 5 组进行分类，则文化程度变量属于定序变量，对这 5 类数据赋值时我们可分别取值为 1、2、3、4、5，此时取值 1、2、3、4、5 之间不仅是一种"数据代码"，也有量的区别。

二、数据资料的统计整理

统计工作一般分为统计设计、收集资料、整理资料和分析资料四个阶段，其中数据资料的统计整理就是根据统计研究的任务，对搜集到的数据资料进行科学的汇总和处理，使数据资料系统化，以反映研究总体的特征、规律和趋势。

数据资料整理和图示通常包括下列步骤：

（1）对数据资料进行审核和订正；

（2）对数据资料进行统计分组（分类）；

（3）进行统计汇总，计算各组频数，编制频数分布表；

（4）给出统计图表或报告。

在对数据进行统计整理时，应根据不同的数据类型进行处理，对定性数据（定类数据和定序数据）主要作分类整理，对定量数据（数值数据）主要作分组整理。

（一）定性数据的整理和图示

对于定性数据（品质数据）主要作分类整理。定性数据包括定类和定序数据，其数据本身就是对事物的一种分类或类别排序，进行数据整理时，只需按不同数据（类别）进行分组，算出各组的频数或频率、百分比（对于定序数据，还可以算出各组的累积频数或累积频率、累积百分比），列出频数分布表，再用条形图或圆形图等统计图形显示其整理结果。所谓**频数**（frequence 或 frequency）是指统计分组中落在各组（或类别）中的数据个数；**频率**（frequency 或 relative frequency）则是指各组（或类别）的数据个数占数据总个数的比例值。我们将各组观察值（或类别）及其相应的频数（或频率、百分比）用表格形式按顺序全部列出来的就是**频数分布表**（frequency table）。

下面首先来考察本章开始时提出的案例 2－1 的问题。

案例 2－1　解：根据案例 2－1 提供的 2010 年全国人口普查中我国 6 岁及以上人口的受教育程度数据资料，可整理成频数分布表，见表 2－1。

表 2－1　2010 年我国 6 岁及以上各种受教育程度的人口数

受教育程度	未上过学	小　学	初　中	高　中	大学专科	大学本科	研究生	合　计
人数（亿）	0.621	3.572	5.182	1.866	0.686	0.456	0.0413	12.424
百分比（%）	5.00	28.75	41.71	15.02	5.52	3.67	0.33	100.00

＊数据来源：国务院人口普查办公室、国家统计局编《中国 2010 年人口普查资料》2012

利用表 2－1 的数据，就可作出 2010 年人口普查中我国各种受教育程度人口数的（垂直）条形图，见图 2－1，它直观反映了我国各种受教育程度人口分布状态。

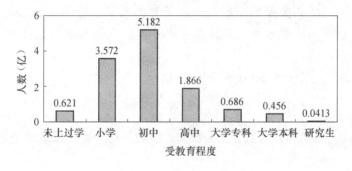

图 2－1　2010 年我国 6 岁及以上人口受教育程度的垂直条形图

对定性数据或离散变量数据，条形图和圆形图是反映数据分布特征和构成比的常用统计图形，在统计图表显示中起着很好的作用，这两种统计图形将在本章第三节作简要介绍。

（二）定量数据的整理和图示

对于定量数据（数值数据）主要作分组整理。定量数据资料统计整理的目的是了解定量数据的分布规律和类型，并根据分布类型选用适当的统计指标描述其集中趋势、离散程度等统计特征。其整理和图示主要包括按数量标志进行分组，编制频数分布表，并采用直方图及频数折线图等统计图形来表示其整理结果，以更直观清晰地表示其频数分布状态。

定量数据统计分组方法有单变量值分组和组距分组两种。单变量值分组是按每个变量值作为一组，主要用于离散变量且变量值较少情形。对于连续变量或变量值较多情形，通常采用组距分组，即将全部变量值依次划分为若干个区间，每个区间作为一组。在组距分组中，一个组的最小值称为该组的**下限**（lower limit）、最大值称为该组的**上限**（upper limit）。

这里我们结合具体例子介绍组距分组法编制频数分布表的方法。

例 2 -1 现有某地区 90 名 7 岁男童的坐高（cm）数据资料如下：

64.4	63.8	64.5	66.8	66.5	66.3	68.3	67.2	68.0	67.9
63.2	64.6	64.8	66.2	68.0	66.7	67.4	68.6	66.8	66.9
63.2	61.1	65.0	65.0	66.4	69.1	66.8	66.4	67.5	68.1
69.7	62.5	64.3	66.3	66.6	67.8	65.9	67.9	65.9	69.8
71.1	70.1	64.9	66.1	67.3	66.8	65.0	65.7	68.4	67.6
69.5	67.5	62.4	62.6	66.5	67.2	64.5	65.7	67.0	65.1
70.0	69.6	64.7	65.8	64.2	67.3	65.0	65.0	67.2	70.2
68.0	68.2	63.2	64.6	64.2	64.5	65.9	66.6	69.2	71.2
68.3	70.8	65.3	64.2	68.0	66.7	65.6	66.8	67.9	67.6

试编制频数分布表并制作直方图等来进行数据的统计整理和图示。

解： 以该例数据整理和图示为例，给出定量数据组距分组法编制频数分布表步骤。

1. 确定组数

组数 k 的确定应以能够显示数据的分布特征和规律为目的，一般设 5 ~ 15 组，可根据数据本身的特征和数据的个数来定。通常当数据个数小于 50 时，可分为 5 ~ 6 组；当数据个数为 100 左右时，可分为 6 ~ 10 组；当数据个数超过 500 时，可分为 10 ~ 15 组。

实际分组时，也可参考 **Sturges 经验公式**

$$k = 1 + \frac{\ln N}{\ln 2}$$

来定组数 k，其中 $\ln$ 为自然对数，N 为数据总个数，对计算结果取成整数后即是组数。例如本例中，$N = 90$，则

$$k = 1 + \frac{\ln 90}{\ln 2} = 7.49 \approx 8$$

即大致可分为 8 组。

2. 确定组距

在分组中，**组距**（class width）d 是指该组上限与下限之差，一般多采用等组距分组。此时，组距 d 可以由全部数据的最大值、最小值和组数 k 来定：

$$d = \frac{最大值 - 最小值}{组数}（取整）$$

取整是为了便于数据整理。本例中，最大值 = 71.2，最小值 = 61.1，故组距

$$d = \frac{71.2 - 61.1}{8} = 1.26 \approx 1$$

为便于计算，组距有时还取 5 或 10 的倍数，而且第一组的下限应低于数据的最小值，最后一组的上限应该不低于数据的最大值。因此，本例中组距 d 取整为 1，首组下限为 61，实际分组数是 11 组。

3. 计算频数，形成频数分布表

对上面数据进行分组，采用手工划记法或计算机汇总（如用 Excel，参见本章第四节），计算各组频数，列出频数分布表，见表 2 - 2。

表2-2 男童坐高数据频数分布表

坐高分组	频　数	频　率	百分比（%）	累积频数	累积频率
61 ~	1	0.011	1.1	1	0.011
62 ~	3	0.033	3.3	4	0.044
63 ~	4	0.044	4.4	8	0.089
64 ~	13	0.144	14.4	21	0.233
65 ~	14	0.156	15.6	35	0.389
66 ~	18	0.200	20.0	53	0.589
67 ~	15	0.167	16.7	68	0.756
68 ~	10	0.111	11.1	78	0.867
69 ~	6	0.067	6.7	84	0.933
70 ~	4	0.044	4.4	88	0.978
71 ~ 72	2	0.022	2.2	90	1.000
合　计	90	1.000	100.0	—	—

组距分组时，应该遵循"不重不漏"的原则。即数据在计入分组频数时，不重复不遗漏。对连续变量采用相邻两组组限重叠时，一般规定"组上限不在内"，只有最后一组包括上限。如在上表分组中，"61 ~ "表示［61，62），即上限62在分组时不计入该组，而应该计入下一组。另外为避免出现空白组（数据频数为0）或个别极端值被漏掉，第一组和最后一组可以采用开口组"××以下"及"××以上"，开口组通常以相邻组的组距作为其组距。

为了统计分析需要，有时还需要观察某一数值以下（或以上）的频数或频率之和，这称为**累积频数**（cumulative frequence）或**累积频率**（cumulative frequency），如上列表2-2就列出相应的累积频数和累积频率。

上面的分组是组距相等的**等距分组**，主要在数据的变量值变动均匀时选用。当数据的变量值变动不均匀，有极端大或小的变量值，或为了特定研究的需要，也可采用组距不相等的**不等距分组**。例如，对人口年龄的分组，可根据人口成长的生理特点，分为0~14岁（少儿人口）、15~59岁（劳动年龄人口）、60岁以上（老年人口）的不等距分组。

此外，为反映各组数据的一般水平，通常用**组中值**（middle point value）作为该组数据的代表值，即

$$组中值 = \frac{下限值 + 上限值}{2}$$

组中值在利用频数分布表数据进行均值、方差等计算或制作频数折线图时将起重要作用。

4. 整理结果的统计图示

为了展示定量数据的整理结果，一般绘制直方图或频数折线图等专用于展示分组数据频数分布特征的统计图，以便直观全面地认识和分析定量数据的分布特征和规律。这里仅列出根据频数分布表2-2用Excel制作的直方图（图2-2）。在直方图中，用横轴代表变量值"坐高"，纵轴代表各组男童人数即频数，用矩形面积大小表示频数多少即为频数分布直方图，如图2-2所示，它比频数表能更直观、更形象地描述频数分

布的情况。从图 2 - 2 可看到横坐标约为 66.5cm 处直方最高，表示变量值围绕在 66.5 左右的最多。

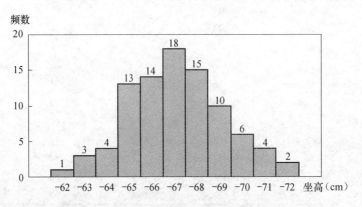

图 2 - 2　男童坐高数据的频数分布直方图

第二节　数据分布的统计特征描述

前面我们通过数据整理得到的频数分布表或直方图等，可以大致了解数据分布的形状和特征，而对于数据分布的特征和规律的全面掌握和定量刻画，则需要了解反映数据分布特征不同侧面的统计指标即统计量。这里我们介绍描述数据分布的集中趋势和离散程度的常用统计量。

一、数据分布集中趋势的描述

针对不同类型的统计数据，描述数据分布集中趋势的统计量主要有均值、众数和中位数等，它们又被称为数据分布的位置度量，其中应用最多的是均值。

（一）均值

均值（mean）也称为**均数**或**算术平均值**（arithmetric mean），是全部数据的算术平均，记为 $\bar{x}$。均值是数据分布集中趋势的最主要统计量，在统计学中具有重要的地位。它适用于数值数据，不能用于定类和定序数据。均值的计算公式将根据数据形式的不同而不同。

对原始数据，设数据为 x_1，x_2，$\cdots$，x_n，均值的计算公式：

$$\bar{x} = \frac{x_1 + x_2 + \cdots + x_n}{n} = \frac{1}{n} \sum_{i=1}^{n} x_i$$

例如，对例 2 - 1 中的原始数据，计算 90 名 7 岁男童坐高的均值为

$$x = \frac{64.4 + 63.8 + \cdots + 67.6}{90} = 66.544$$

在 Excel 中，计算均值用其函数公式 "= AVERAGE（A1：J9）" 即可得结果（见图 2 - 3）

对分组整理的数据，设原始数据被分为 k 组，各组的组中值为 m_1，m_2，$\cdots$，m_k，

	B12	▼	*fx*	=AVERAGE(A1:J9)					
	A	B	C	D	E	F	G	H	I	J
1	64.4	63.8	64.5	66.8	66.5	66.3	68.3	67.2	68	67.9
2	63.2	64.6	64.8	66.2	68	66.7	67.4	68.6	66.8	66.9
3	63.2	61.1	65	65	66.4	69.1	66.6	66.4	67.5	68.1
4	69.7	62.5	64.3	66.3	66.6	67.8	65.9	67.9	65.9	69.8
5	71.1	70.1	64.9	66.1	67.3	66.8	65	65.7	68.4	67.6
6	69.5	67.5	62.4	62.6	66.5	67.2	64.5	65.7	67	65.1
7	70	69.6	64.7	65.8	64.2	67.3	65	65	67.2	70.2
8	68	68.2	63.2	64.6	64.2	64.5	65.9	66.6	69.2	71.2
9	68.3	70.8	65.3	64.2	68	66.7	65.6	66.8	67.9	67.6
10										
11										
12	均值	66.54444								
13	标准差	2.089412								
14										

图 2 - 3　用函数公式"= AVERAGE(A1：J9)"计算均值

各组观察值出现的频数分别为 f_1，f_2，$\cdots$，f_k，其中 $\sum\limits_{i=1}^{k} f_i = n$，均值的计算公式

$$\bar{x} \approx \frac{m_1 f_1 + m_2 f_2 + \cdots + m_k f_k}{f_1 + f_2 + \cdots + f_k} \approx \frac{1}{n} \sum_{i=1}^{k} m_i f_i$$

例 2 - 1（续）　根据前面表 2 - 2 中男童坐高的频数分布数据，试计算这 90 名男童坐高的均值。

解： 计算过程如下所示

表 2 - 3　男童坐高数据计算表

坐高分组	组中值 m_i	频 数 f_i	$m_i f_i$
61 ~	61.5	1	61.5
62 ~	62.5	3	187.5
63 ~	63.5	4	254
64 ~	64.5	13	838.5
65 ~	65.5	14	917
66 ~	66.5	18	1197
67 ~	67.5	15	1012.5
68 ~	68.5	10	685
69 ~	69.5	6	417
70 ~	70.5	4	282
71 ~72	71.5	2	143
合 计	—	90	5995

则　　$\bar{x} \approx \dfrac{1}{n} \sum\limits_{i=1}^{k} m_i f_i = \dfrac{61.5 \times 1 + 62.5 \times 3 + \cdots + 71.5 \times 2}{90} = \dfrac{5995}{90} = 66.611$

显然，该结果是前面根据原始数据计算所得均值精确值 66.544 的近似。当各组数据在组中均匀分布时，以组中值代表各组的实际观察值进行计算所得的近似结果是较为准确的（如本例），而计算量却可减少。

均值是我们进行统计分析和统计推断的基础，因为均值是一组数据的重心所在，是数据误差相互抵消的结果，同时，它还具有以下良好的数学性质：

（1）各数据与均值的离差之和为零，即 $\sum\limits_{i=1}^{n} (x_i - \bar{x}) = 0$；

（2）各数据与其均值离差的平方和为最小值。即对任意实数 a，有

$$\sum\limits_{i=1}^{n} (x_i - \bar{x})^2 \leqslant \sum\limits_{i=1}^{n} (x_i - a)^2。$$

上述性质表明，均值是误差最小的全体数据的代表值，因此当数据分布为对称或近似对称时，均值是集中趋势的最好代表值。但是当数据分布的偏斜程度较大时，均值易受数据极端值的影响，不能很好地反映数据的集中趋势，此时宜考虑使用下面将介绍的中位数等。

（二）中位数

中位数（median）是将一组数据排序后处于中间位置的值，记为 M_e。显然，中位数将全部数据等分成两部分，上下各有一半的数据值。中位数可用于定序数据和数值数据，但不能用于定类数据。

设一组数据为 x_1，x_2，…，x_n，按从小到大顺序排列后记为 $x_{(1)}$，$x_{(2)}$，…，$x_{(n)}$，则中位数为

$$M_e = \begin{cases} x_{(\frac{n+1}{2})}, & \text{当 } n \text{ 为奇数} \\ \dfrac{1}{2}(x_{(\frac{n}{2})} + x_{(\frac{n}{2}+1)}), & \text{当 } n \text{ 为偶数} \end{cases}$$

即中位数的位置 $= (n+1)/2$，当 n 为奇数时，数据的中间值取作中位数；当 n 为偶数时，两个中间值的平均值取作中位数。

例如，对例 2－1 男童坐高数据，$n = 90$ 为偶数，中位数的位置 $= (n+1)/2 = 45.5$，将男童坐高数据按大小排序后，两个中间值第 45、46 个数据观察值分别为 66.6、66.7，故中位数

$$M_e = \frac{66.6 + 66.7}{2} = 66.65$$

在 Excel 中，对例 2－1 男童坐高数据（见图 2－3），计算中位数的函数公式为 "= MEDIAN（A1：J9）"。

对于已分组的频数分布，一般只求中位数所在组，即累积频数超过 $n/2$（或累积频率超过 0.5）的那个最低组。例如，对于表 2－2 给出的频数分布，由表中累积频数超过 $90/2 = 45$ 的最低组为 66～组，则中位数所在组为 66～组。

中位数是典型的位置平均数，其特点是不受极端值的影响，因此，当数据分布为不对称或不平衡，特别是开口组数据或存在极端值时，中位数作为集中趋势的描述其效果比均值更切合实际，例如在描述收入的平均程度时就很合适。其不足是灵敏度和计算功能较差。

（三）众数

众数（mode）是数据中出现次数最多的观察值，用 M_o 表示。主要用于描述定性数据集中趋势，对于定量数据，有时可能有多个众数或没有众数，意义不大。

例如，根据表 2－1 频数分布表所列出的 2010 年我国 6 岁及以上各种受教育程度的

人口数据中，初中教育程度的人口数最大，则 2010 年我国 6 岁及以上各种受教育程度的众数是初中。而对例 2 - 1 的男童坐高数据，观察值 66.8 出现次数最多，为 5 次，故男童坐高数据的众数为 66.8。

在 Excel 中，例如对例 2 - 1 男童坐高数据（见图 2 - 3），计算众数的函数公式为"= MODE(A1：J9)"。

对于分组且等距的频数分布，一般只求众数所在组，即频数最大的组。例如，对于表 2 - 2 给出的例 2 - 1 的男童坐高数据频数分布表中，频数最大的组为 66 ~ 组，故众数所在组为 66 ~ 组。

众数的特点是易理解，不受数据极端值的影响。但其灵敏度、计算功能和稳定性差，具有不惟一性，故当数据集中趋势不明显或有两个以上分布中心时不宜使用。

二、数据分布离散程度的描述

作为数据分布的另一重要特征，数据的离散程度反映了各数据观察值偏离其中心值的程度。描述数据离散程度的常用统计量有极差、方差、标准差、变异系数等，其中最重要的是方差、标准差。

（一）极差

极差（range）又称**全距**，是一组数据的最大值与最小值之差，用 R 来表示，即极差

$$R = 最大值 - 最小值$$

例如，对例 2 - 1 的男童坐高原始数据，最大值 = 71.2，最小值 = 61.1，故极差

$$R = 71.2 - 61.1 = 10.1。$$

在 Excel 中，例如对例 2 - 1 数据，计算极差的函数公式为"= MAX(A1：J9) - MIN(A1：J9)"。

极差的特点是简单易算，但只利用了数据的两个极端值信息，不能反映中间数据的离散性，故难以准确描述数据的分散状况。

（二）方差和标准差

方差（variance）是各数据观测值与均值间离差的平方和的平均，是关于定量数据离散程度的最重要的统计量，方差的平方根就是**标准差**（standard deviation）。

在统计学中，如果观察数据是研究对象的全体数据，称为**总体数据**（population data）；如果观察数据是研究对象的部分个体的数据，称为**样本数据**（sample data）。由于通常医药应用领域中进行研究的观察数据一般为样本数据，故我们给出有关样本数据的方差和标准差的定义公式。

设给定的样本数据为 $x_1, x_2, \cdots, x_n$，则其方差计算公式为

$$S^2 = \frac{1}{n-1} \sum_{i=1}^{n} (x_i - \bar{x})^2$$

标准差是相应方差的平方根，其计算公式为

$$S = \sqrt{S^2} = \sqrt{\frac{1}{n-1} \sum_{i=1}^{n} (x_i - \bar{x})^2}$$

这里的方差、标准差都反映了每个数据偏离其均值的平均程度，其中标准差具有与实际观察值相同的量纲，其意义较方差更明确，故比方差更常用。

例如，对例 2 - 1 的男童坐高原始数据，已知 $n = 90$，均值 $\bar{x} = 66.544$，故方差和标准差分别为

$$S^2 = \frac{1}{n-1} \sum_{i=1}^{n} (x_i - \bar{x})^2 = \frac{1}{89} \left[(64.4 - 66.544)^2 + \cdots + (67.6 - 66.544)^2 \right] = 4.366$$

$$S = \sqrt{S^2} = \sqrt{4.366} = 2.089$$

该结果表明，每个男童的坐高与男童的平均坐高 66.544cm 相比，平均相差约 2cm。

在 Excel 中，对例 2 - 1 的数据，计算其方差、标准差的函数公式分别为 " = VARA (A1：J9)"、" = STDEV(A1：J9)"，其计算标准差结果见图 2 - 3。

对于已分组的频数分布表数据，设组数为 k，而 $m_1, m_2, \cdots, m_k$ 为各组的组中值，$f_1, f_2, \cdots, f_k$ 为各组频数，且 $\sum_{i=1}^{k} f_i = n$，则其方差 S^2 和标准差 S 的计算公式分别为

$$S^2 = \frac{\sum_{i=1}^{k} (m_i - \bar{x})^2 f_i}{\sum_{i=1}^{k} f_i - 1} = \frac{1}{n-1} \sum_{i=1}^{k} (m_i - \bar{x})^2 f_i$$

和

$$S = \sqrt{S^2} = \sqrt{\frac{1}{n-1} \sum_{i=1}^{k} (m_i - \bar{x})^2 f_i}$$

例如，根据前面表 2 - 3 中的频数分布数据，我们可通过下表来计算男童坐高的方差 S^2 和标准差 S，由前面例 2 - 1（续）知，均值 $\bar{x} = 66.61$，则

表 2 - 4　男童坐高数据计算表

男童坐高分组	组中值 m_i	频 数 f_i	$(m_i - \bar{x})^2 f_i$
61 ~	61.5	1	27.1441
62 ~	62.5	3	53.1723
63 ~	63.5	4	41.2164
64 ~	64.5	13	63.4933
65 ~	65.5	14	20.4974
66 ~	66.5	18	0.7938
67 ~	67.5	15	9.3615
68 ~	68.5	10	32.041
69 ~	69.5	6	46.7046
70 ~	70.5	4	57.4564
71 ~ 72	71.5	2	45.8882
合 计	—	90	397.769

$$S^2 = \frac{1}{n-1} \sum_{i=1}^{k} (m_i - \bar{x})^2 f_i = \frac{1}{89} \left[(61.5 - 66.71)^2 \times 1 + \cdots + (71.5 - 66.71)^2 \times 2 \right]$$

$$= \frac{397.769}{89} = 4.469$$

$$S = \sqrt{S^2} = \sqrt{4.469} = 2.114$$

上述结果与前面根据原始数据计算所得的精确值 $S^2 = 4.366$、$S = 2.089$ 相比相差不大，而计算量却大为减少。

为化简方差等的计算，通常还可采用下列等价的简化公式

$$S^2 = \frac{1}{n-1}\left(\sum_{i=1}^{n} x_i^2 - n\,\bar{x}^2\right);$$

对于已分组的频数分布数据，有

$$S^2 = \frac{1}{n-1}\left(\sum_{i=1}^{k} x_i^2 f_i - n\,\bar{x}^2\right);$$

其中 m_i 为各组的组中值，$n = \sum\limits_{i=1}^{k} f_i$。

实际计算时，通常可用计算器上的统计功能来帮助计算。对于较大数据集，往往利用电子计算机由统计软件（如 SPSS、Excel 软件等）来进行处理。

（三）标准误

标准误（standard error）也是描述离散程度的统计量，其计算公式为：

$$S_{\bar{x}} = \frac{S}{\sqrt{n}}$$

其中 S 是数据的标准差。当我们用均值来推断估计总体均值时，标准误反映了均值偏离总体均值的平均程度，故又称为**均值的标准差**（standard deviation for mean）。

例如，对例 2 - 1 的男童坐高原始数据，其标准误为

$$S_{\bar{x}} = \frac{S}{\sqrt{n}} = \frac{2.089}{\sqrt{90}} = 0.220。$$

在 Excel 中，例如对例 2 - 1 的原始数据（见图 2 - 3），计算标准误的函数公式为“ = STDEV(A1:J9)／COUNT(A1:J9)^0.5”。

（四）变异系数

前面介绍的方差、标准差和极差等都反映了数据分布离散程度的绝对水平，其大小与原数据的均值水平和计量单位有关。而**变异系数**（coefficient of variation）则是描述数据离散程度的相对指标，是标准差与均值之比，常用百分比表示，其计算公式为：

$$CV = \frac{S}{|\bar{x}|} \times 100\%$$

例如，对例 2 - 1 的男童坐高原始数据，其变异系数为

$$CV = \frac{S}{|\bar{x}|} \times 100\% = \frac{2.089}{66.544} \times 100\% = 3.14\%$$

在 Excel 中，例如对例 2 - 1 的原始数据（见图 2 - 3），计算变异系数的函数公式为“ = STDEV(A1：J9)／AVERAGE(A1：J9)”。

变异系数是无量纲的相对变异性的统计量，其大小反映了数据偏离其均值的相对偏差。在比较不同总体，特别是不同量纲的两组数据的离散程度时，通常不能用方差、标准差和极差等变异性统计量，而应该用变异系数。

例 2 - 2 现有某高职学院刚入学的男大学生 100 人，测得其身高的均值为 171.5cm，标准差为 8.68cm；体重的均值为 65.34kg，标准差为 5.62kg，试比较身高与

体重的变异程度。

解：由于身高和体重的量纲不同，故不能直接由标准差比较，而应比较其变异系数。则

$$CV(身高) = \frac{S}{|\bar{x}|} \times 100\% = \frac{8.68}{171.5} \times 100\% = 5.06\%$$

$$CV(体重) = \frac{S}{|\bar{x}|} \times 100\% = \frac{5.62}{65.34} \times 100\% = 8.60\%$$

可见，该高职学院男生体重的变异较大，或说身高比体重更稳定。

第三节 统 计 图 表

统计图表是对统计资料进行描述的重要工具，它能使分组统计结果的对比关系和数据分布规律比用文字更加简洁清晰。统计图表的合理采用可以使统计数据资料得以准确表达，使人一目了然，容易理解，更便于数据资料的对比、分析和全面了解。

一、统计表

统计表（statistical table）是以表格的形式列出统计分析的事物及指标，用于统计结果的精确表达和对比分析。统计表结构要求简洁，一般一张表只包括一个中心内容，使数据资料具有条理性，一目了然。

统计表的基本结构一般由标题、标目、线条、数字四部分组成（有时附有备注），如表2-5所示。

表2-5 2011年末我国各年龄段的人口数

各年龄段	人口数（万）	百分比（%）
少年儿童（0-14岁）	22164	16.5
劳动年龄（15-59岁）	94072	69.8
老年（60岁及以上）	18499	13.7
合计	134735	100.0

* 数据来源：国家统计局《2011年国民经济和社会发展统计公报》，中国统计网

统计表的标题位于表的上方，简要说明表的内容。标目用以指明表内数字的含义，分为横标目与纵标目。横标目用以表示被研究的事物，位于表的左侧；纵标目用以表示横标目的统计指标，通常位于表的右上方；横、纵标目连读可以组成一句完整而通顺的话，有时横标目下方与纵标目右边可以设合计栏。统计表的线条不宜过多，除必须绘制的顶线、底线、标目线与合计上面的分隔线外，其余线条一般均省略，以突出表中数字。统计表内不宜留空格，暂缺或无记录的可用"…"表示，无数字的用"—"表示，数字为零时则填明"0"。

统计表按其横标目的分类标志的多少，可以分为简单表和复合表两类。

（1）**简单表**（simple table）：只按单一变量分组，即横标目只有一个分类标志，如表2-5是按不同年龄段分组的简单表。

（2）**复合表**（combinative table）：按两个及两个以上变量分组，即横标目的分类标志不止一个，通常对纵标目分层列示。如表2-6是2010年我国各高等教育类型本、专

科招生数与在校学生数的比较，它有两个分类标志：高等教育类型和学历，这样结合分组的统计表称为复合表。

表 2 - 6 2010 年我国各高等教育类型的本、专科学生数

高等教育类型	招生数（万人）		在校生数（万人）	
	本科	专科	本科	专科
普通高等教育	351. 25	310. 49	1265. 61	966. 18
成人高等教育	85. 33	123. 09	225. 04	310. 99
网络高等教育	55. 58	110. 78	164. 04	289. 10

* 资料来源：国家统计局编《中国统计年鉴 2011》，中国统计出版社，2011。

二、统计图

统计图（statistical graph）是利用点、线、面等各种直观和形象的几何图形将复杂的统计数据表现出来的一种形式，其特点是简单明了、形象全面，可以直观地看出数量变化的统计特征和规律。

统计图的种类很多，其制作均可以由计算机利用统计软件（如 SAS、SPSS、Excel 等）来完成。这里我们介绍几种常用的统计图：条形图、圆形图、直方图、频数折线图、线图和时间序列图等，本节的统计图形均用 Excel 软件来制作。

（一）条形图

对定性数据或离散变量数据，通常用条形图、圆形图来反映数据的分布特征和构成比。

条形图（bar chart）是用相互间隔的等宽直条来表示各指标数值大小的图形，主要用于定性数据及离散型数值变量分布的图示。在表示定性数据的分布时，条形的长短表示各类别数据的频数或频率，图中各直条可以纵列，也可以横排，纵列时又称为垂直条形图或柱形图；横排时又叫水平条形图或带形图。前面图 2 - 1 即为 2010 年我国 6 岁及以上各种受教育程度的人口数据的垂直条形图。

（二）圆形图

圆形图（pie chart）也称**饼图**，是用整个圆的面积表示研究对象总体，圆内各扇形面积来表示组成总体的各构成部分所占比例的一种统计图形，主要用来表示定性数据的构成比。

例如，利用表 2 - 5 中的 2011 年我国各年龄段人口数据，我们就可以得到反映 2011 年底我国人口各年龄段构成比的圆形图（图 2 - 4）。

（三）直方图

对于已分组的连续变量数据，我们通常用直方图和频数折线图来直观表示其数据分布特征。

直方图（histogram）是用一组无间隔的直条图来表示连续变量数据频数分布特征的统计图，又称**频数分布图**。直方图中，

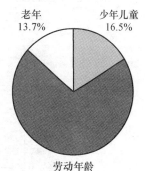

图 2 - 4 2011 年我国人口各年龄段的圆形图

每一直条的高度表示相应组别的频数或频率（百分比），宽度则表示各组的组距。注意：直方图的各直条是连续排列，形成一密闭图形；而条形图的各直条则是分开排列。

例如，根据前面表 2 - 2 的男童坐高数据频数分布表，即可得到前面图 2 - 2 所示的男童坐高的频数分布直方图。

（四）频数折线图

频数折线图（frequency polygon）是在直方图的基础上，把直方图各组的顶部中点（即组中值与频数的对应点）用直线连接起来的统计图，为保证图形的封闭性，折线向左右两边各延伸一组，并取频数为 0。如下列图 2 - 5 就是例 2 - 1 的男童坐高的频数折线图。

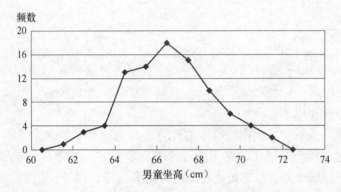

图 2 - 5　男童坐高数据的频数折线图

如果数据量很大且整理数据时分组组数越来越多，则组距会越来越小，此时所得的频数折线图将越来越光滑，逐渐形成一条平滑的**频数分布曲线**（frequency distribution curve）。分布曲线是反映统计量和分布规律的重要方法，在统计中起着重要作用。

（五）累积频数（频率）折线图

累积频数（或频率）折线图（cumulative frequency polygon）是利用由频数分布表得到的组中值和累积频数（或累积频率）来绘制的折线图。下列图 2 - 6 就是根据例 2 - 1 男童坐高的频数分布表中的组中值和累积频数绘制的累积频数折线图。当数据分组的组数很多时，所得的累积频数折线图将逐渐形成一条连续的**累积分布函数曲线**（cumulative distribution function curve）。

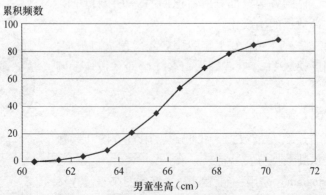

图 2 - 6　男童坐高的累积频数折线图

（六）线图和时间序列图

线图（ling plot）又称**折线图**，是在平面坐标上用折线反映数量变化特征和规律的统计图。当横轴指标为时间变量时，又称为**时间序列图**（time sequence plot）。线图形式简单易懂，尤其在同一图上进行多组现象比较时应用更广。

下列表 2 - 7 是根据国家统计局编《中国统计年鉴 2011》的统计数据所得的 2000 ~ 2010 年我国人口出生率和死亡率表，根据该表数据就可制作自 2000 年以来反映我国人口出生率和死亡率变化趋势和差异的时间序列图，如图 2 - 7 所示。

表 2 - 7　2000 ~ 2010 年我国人口出生率和死亡率

年　份	出生率（‰）	死亡率（‰）
2000	14.03	6.45
2001	13.38	6.43
2002	12.86	6.41
2003	12.41	6.40
2004	12.29	6.42
2005	12.40	6.51
2006	12.09	6.81
2007	12.10	6.93
2008	12.14	7.06
2009	11.95	7.08
2010	11.90	7.11

数据来源：《中国统计年鉴 2011》中华人民共和国国家统计局网站

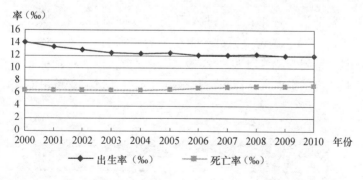

图 2 - 7　2000 ~ 2010 年我国人口出生率和死亡率的时间序列图

统计图还有多种，其中散点图将在第六章介绍，其他还有环形图、雷达图、统计地图、人口金字塔图、股价走势图等，这里就不一一介绍，需要时可参阅有关参考书。

第四节　数据整理与统计作图的 Excel 应用

一、用 Excel 进行统计作图

这里我们以案例 2 - 1 的数据制作条形图为例，介绍用 Excel 软件进行统计作图的主要步骤。

案例 2 – 1（续）　对于由案例 2 – 1 所得的 2010 年我国 6 岁及以上人口各种受教育程度人口的频数分布表（表 2 – 1），试建立 Excel 数据集，并制作相应的垂直条形图。

解：利用表 2 – 1 的数据制作条形图的主要步骤：

1. 输入上表中的数据，建立如图 2 – 8 所示的数据集；再单击"插入"→"图表"（见图 2 – 8），进入图表向导；

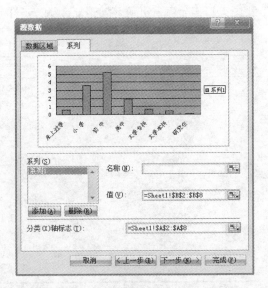

图 2 – 8　建立 Excel 数据集　　　　图 2 – 9"图表源数据"中"系列"框

2. 选定图表类型为"柱形图"，进入图表源数据窗口，在"数据区域"中选定"人数"数据（B1：B8），选定"系列产生在"为"列"；

3. 单击顶端"系列"标签（见图 2 – 9），在"分类（X）轴标志"空白区域，单击右端的 ⬚，回到数据集中用鼠标选定数据值（A2：A8），再单击右端 ⬚（见图 2 – 10），即回到"图表源数据"对话框；

图 2 – 10　选定数据的数据区域框

4. 单击"下一步"，就可对图表选项如标题、坐标轴等作选择（图 2 – 11）；单击"完成"即可得到图 2 – 12 所示的结果；

5. 在得到该条形图后，一般还需对图中坐标轴的字体大小、图例的取舍、图形的大小等进行编辑调整，其方法是：将光标移向需调整的区域，单击右键，进入编辑窗口，对相关项目进行重新选择，点击"确定"，即可得到如图 2 – 13 所示的条形图。

对于其他统计图形，如饼图（圆形图）、折线图、累积折线图、线图等的制作步骤与上述条形图的制作基本类似。

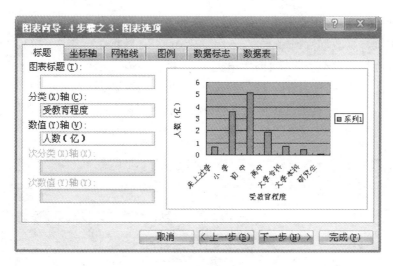

图 2 - 11　图表选项窗口

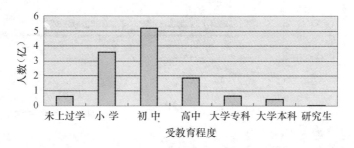

图 2 - 12　单击"完成"后得到的条形图

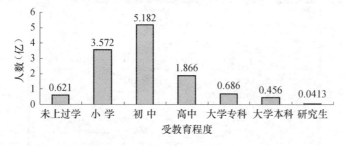

图 2 - 13　经过调整后的垂直条形图

二、用 Excel 生成频数分布表与直方图

这里我们举例说明如何用 Excel 编制定量数据的频数分布表并生成直方图。定性数据频数分布表的生成步骤和方法与此类似。

例 2 - 3　现从某高校中随机抽取 40 名男大学生，测得其身高为（单位：cm）

176　168　176　180　184　167　168　164　167　172　174　173　177　170　168　177　170
172　173　160　171　176　163　175　158　161　172　172　172　179　163　169　178　181
166　178　176　171　172　157

试在 Excel 中输入上列身高数据，并取组距为 5，最小组下限为 155，编制频数分布表和直方图。

解：现列出用 Excel 编制频数分布表并生成直方图的主要步骤：

1. 将上列身高数据按列输入 Excel 中，建立 Excel 数据集（图 2 – 14）；

2. 对成绩按最小组下限为 155，组距 $d = 5$ 进行分组，在数据表的空白列输入分组的边界值（这里是各组的组上限），并按升序排列，作为制作直方图的"接收区域"。注意 Excel 编制频数分布表时各组计算频数将包含组上限，为与通常的数据分组原则一致，故取组上限为 155、159、164、169、174、179、185（图 2 – 14）。

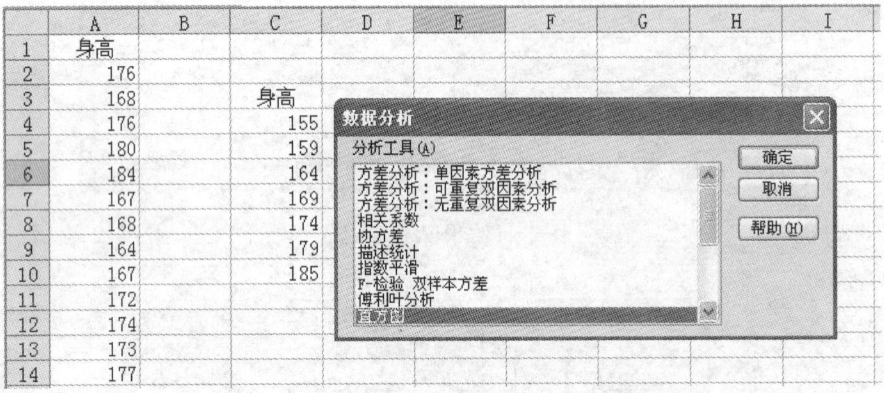

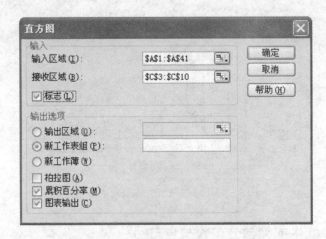

图 2 – 14 "数据分析"对话框

3. 单击"工具"→"数据分析"，选定"直方图"选项（图 2 – 14）；再在"直方图"对话框中进行如下操作（图 2 – 15）：

图 2 – 15 "直方图"对话框中的选项

（1）输入区域：选定要分析处理的身高数据区域范围 A1：A41；

（2）接收区域：选定作为分组边界值（各组上限）的数据范围 C3：C10；

（3）标志：因输入数据区域的第一行是标志项"身高"，故勾选该项；

（4）累积百分比：选定时频数分布表的结果中将有累积百分比数值，并在直方图中出现累积百分比折线图。

（5）图表输出：必须选定，这时将输出频数分布表，并生成初步的直方图。

4. 单击"确定"即得初步结果（图 2 – 16）。

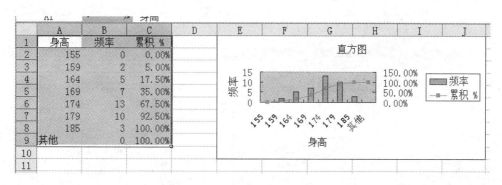

图2-16 频数分布表和直方图的初步结果

5. 在频数分布表的结果中删除"其他"所在行（第9行），则图中"其他"及对应部分也就消失。

6. 在直方图中双击任一直条，即可进入"数据系列格式"，点击"选项"标签，将"分类间距"的值150改为0（图2-17），还可以点击"数据标志"标签选定"显示值"，再单击"确定"即可得到直条间无间隔的直方图。

7. 对直方图的大小和字体大小等作适当调整，就可得到图2-18所示直方图。

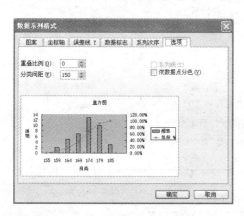

图2-17 "数据系列格式"之"选项"框

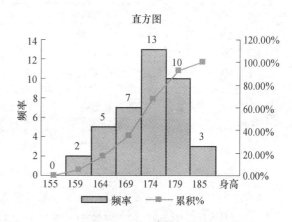

图2-18 调整后的直方图

如果用已有的频数分布表数据来生成直方图，则可以按照本节一统计作图中垂直条形图的制作步骤先生成条形图，再应用上面第6、7步即可得到直方图。

三、用 Excel 计算常用统计量

在第二章第二节中介绍了描述数据集中趋势、离散程度的常用统计量，下面我们对例2-3的40名男大学生身高数据来给出用 Excel 来计算常用统计量的主要步骤：

1. 打开该身高数据集，单击"工具"→"数据分析"，选定"描述统计"（图2-14）；再在"描述统计"对话框中进行如下操作（图2-19）：

其中"输入区域"选定身高数据范围（A1：A41）；而输出选项中"汇总统计"必须选定，该选项将给出全部常用统计量；

2. 最后单击"确定"，即得40名男大学生身高数据的常用统计量计算结果（图2-20）。此时第二章第二节介绍的常用统计量对应结果由下页表2-8给出。注意，

Excel 中部分常用统计量的用词与统计专业术语有所差异。

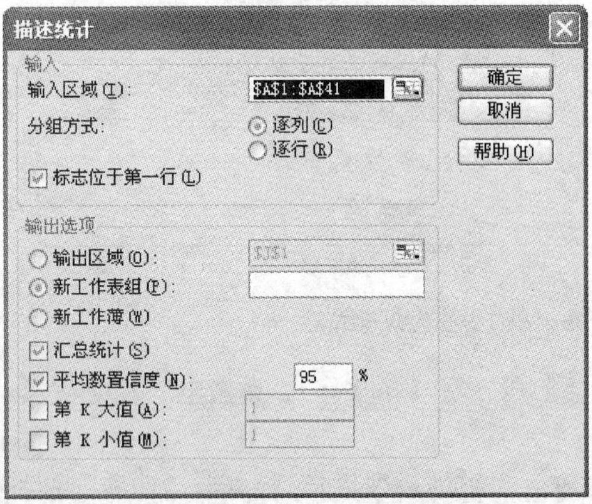

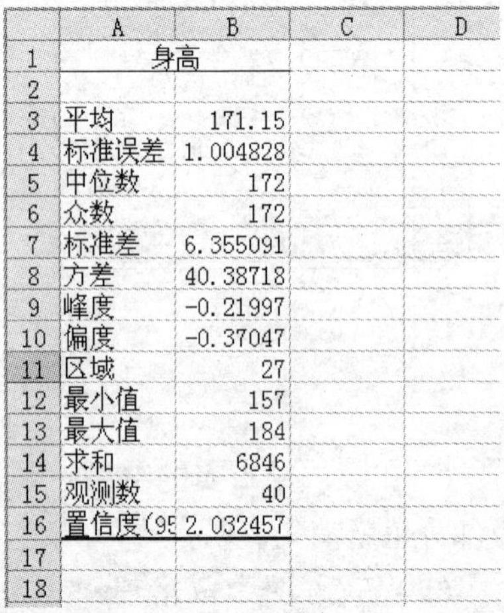

	A	B	C	D
1		身高		
2				
3	平均	171.15		
4	标准误差	1.004828		
5	中位数	172		
6	众数	172		
7	标准差	6.355091		
8	方差	40.38718		
9	峰度	-0.21997		
10	偏度	-0.37047		
11	区域	27		
12	最小值	157		
13	最大值	184		
14	求和	6846		
15	观测数	40		
16	置信度(95	2.032457		
17				
18				

图 2 - 19　"描述统计"对话框　　　　图 2 - 20　"描述统计"的计算结果

表 2 - 8　Excel 计算的常用统计量结果表

统计量	计算结果	统计量	计算结果
平均（样本均值）	171.15	偏度	- 0.37074
标准误差（标准误）	1.004828	区域（极差）	27
中位数	172	最小值	157
众数	172	最大值	184
标准差（样本标准差）	6.355091	求和（样本总和）	6848
方差（样本方差）	40.38718	观测数（样本个数）	40
峰度	- 0.21997	置信度（95.0%） （95%置信区间半径）	2.032457

知识链接

皮尔逊——现代统计学的创立者

　　K. 皮尔逊（Karl Pearson，1857～1936），英国著名统计学家和生物学家，现代统计学的奠基人。

　　K. 皮尔逊首先探求处理数据方法，首创了频数分布表与图；提出了多种概率分布曲线及其表达式，推进了次数分布曲线理论的发展和应用。1900 年他独立地重新发现了卡方 (χ^2) 分布，提出了有名的卡方 (χ^2) 检验法；他还提出和研究了复相关、偏相关、相关比等概念和方法，不仅发展了高尔登的相关和回归理论，并为之建立了数学基础；同时他还提出了似然函数、矩估计方法，推导出概差并编制了各种概差计算表。统计学上的一些术语，如"总体"、"众数"、"标准差"、"变差系数"等都出自 K. 皮尔逊。

　　同时他还不断运用统计方法对生物学、遗传学、优生学做出新的贡献，并把生物统计方法提炼成为一般处理统计资料的通用方法，发展了统计方法论，被誉为"现代统计学之父"。

本　章　小　结

（一）数据的分类

数据类型	定性数据（品质数据）		定量数据
数据类型	定类数据（计数数据）	定序数据（等级数据）	数值数据（计量数据）
表现形式	类别（无序）	类别（有序）	数值（＋－×÷）
对应变量	定类变量	定序变量	数值变量（离散变量、连续变量）
主要统计方法	计算各组频数，进行列联表分析、χ^2 检验等非参数方法		计算各种统计量，进行参数估计和检验、回归分析、方差分析等参数方法
常用统计图形	条形图，圆形图（饼图）		直方图，频数折线图，线图

（二）常用统计量

1. 描述集中趋势的统计量

名　称	公式（原始数据）	公式（分组数据）	意　义
均值 $\bar{x}$	$\bar{x} = \dfrac{1}{n} \sum\limits_{i=1}^{n} x_i$	$\bar{x} \approx \dfrac{1}{n} \sum\limits_{i=1}^{k} m_i f_i$	反映数据取值的平均水平，是描述数据分布集中趋势的最主要统计量
中位数 M_e	将一组数据排序后处于中间位置的值	中位数所在组：累积频数超过 $n/2$ 的那个最低组	是典型的位置平均数，不受极端值的影响
众数 M_o	数据中出现次数最多的观察值	众数所在组：频数最大的组	测度定性数据集中趋势，对于定量数据意义不大

2. 描述离散程度的统计量

名　称	公式（原始数据）	公式（分组数据）	意　义
极差 R	$R =$ 最大值 $-$ 最小值	$R \approx$ 最高组上限值 $-$ 最低组下限值	反映离散程度的最简单统计量，不能反映中间数据的离散性
样本方差 S^2	$S^2 = \dfrac{1}{n-1} \sum\limits_{i=1}^{n} (x_i - \bar{x})^2$	$S^2 = \dfrac{1}{n-1} \sum\limits_{i=1}^{k} (m_i - \bar{x})^2 f_i$	反映每个样本数据偏离其样本均值的平均程度，是离散程度的最重要统计量，其中标准差具有与观察值数据相同的量纲
样本标准差 S	$S = \sqrt{S^2}$ $= \sqrt{\dfrac{1}{n-1} \sum\limits_{i=1}^{n} (x_i - \bar{x})^2}$	$S = \sqrt{S^2}$ $= \sqrt{\dfrac{1}{n-1} \sum\limits_{i=1}^{k} (m_i - \bar{x})^2 f_i}$	
变异系数 CV	$CV = \dfrac{S}{\lvert \bar{x} \rvert} \times 100\%$		反映数据偏离其均值的相对偏差，是无量纲的相对变异性测度
样本标准误 $S_{\bar{x}}$	$S_{\bar{x}} = \dfrac{S}{\sqrt{n}}$		反映样本均值偏离总体均值的平均程度，在用样本均值估计总体均值时测度偏差

目标检测

【自测思考题】

1. 统计数据可以分为_____数据、_____数据、_____数据等三类，其中_____数据、_____数据属于定性数据。

2. 常用于表示定性数据整理结果的统计图有_____、_____；而_____、_____、_____等是专用于表示定量数据的特征和规律的统计图。

3. 描述数据集中趋势的常用测度值主要有_____、_____和_____等，其中最重要的是_____；描述数据离散程度的常用测度值主要有_____、_____、_____、_____等，其中最重要的是_____、_____。

4. 各样本观察值均加同一常数 c 后（   ）

    A. 均值不变，标准差改变   B. 均值改变，标准差不变

    C. 两者均不变   D. 两者均改变

5. 关于标准差，以下哪项是错误的（   ）。

    A. 反映样本观察值的离散程度   B. 度量了数据偏离均值的大小

    C. 反映了均值代表性的好坏   D. 不会小于均值

6. 比较腰围和体重两组数据变异度大小宜采用（   ）

    A. 变异系数（CV）   B. 方差（S^2）

    C. 极差（R）   D. 标准差（S）

【习题】

1. 在某药合成过程中，测得的转化率（%）如下：

94.3　92.8　92.7　92.6　93.3　92.9　91.8　92.4　93.4　92.6

92.2　93.0　92.9　92.2　92.4　92.2　92.8　92.4　93.9　92.0

93.5　93.6　93.0　93.0　93.4　94.2　92.8　93.2　92.2　91.8

92.5　93.6　93.9　92.4　91.8　93.8　93.6　92.1　92.0　90.8

（1）取组距为 0.5，最低组下限为 90.5，试作出频数分布表；

（2）作频数直方图和频率折线图；

（3）根据频数分布表的分组数据，计算均值和标准差。

2. 在某次实验中，用洋地黄溶液分别注入 10 只家鸽内，直至动物死亡，将致死量折算至原来洋地黄叶粉的重量，其数据记录为（单位：mg/kg）

97.3　91.3　102　129　92.8　98.4　96.3　99.0　89.2　90.1

试计算该组数据的均值、中位数、方差、标准差、极差、标准误和变异系数。

3. 已知某城市居民家庭月人均支出分组数据如下表所示

按月人均支出分组（元）	家庭户数占总户数的百分比（%）
200 以下	1.5
200 ~	18.2
500 ~	46.8
800 ~	25.3
1000 以上	8.2
合计	100.0

（1）试计算该市平均每户月人均支出的均值和标准差；

（2）指出其家庭月人均支出的中位数与众数所在组；

（3）制作家庭月人均支出的条形图。

【上机实训题】

1. 在 2010 年我国的国内生产总值中，第一产业为 40533.6 亿元，第二产业为 187581.4 亿元，第三产业为 173087 亿元，试用 Excel 来绘制 2010 年我国的国内生产总值各产业产值的条形图和圆形图（饼图）。

2. 对习题第 1 题的转化率数据

（1）用 Excel 计算其常用描述统计量；

（2）取组距为 0.5，最低组下限为 90.5，用 Excel 作出其频数分布表和直方图。

第三章 | 参数估计

数理统计研究的目在于探索揭示总体的统计规律性。**统计推断**（statistical inference）是数理统计的重要内容，即利用样本数据来估计和推断总体的统计规律性。统计推断包括抽样分布、参数估计和假设检验等内容。

如果知道总体所服从的分布函数，就能够完全描述总体的概率分布状况。但在实际问题中我们很难知道总体所服从的分布函数。一般是知道总体服从的分布类型，但不知道总体分布中的参数，我们可以根据样本信息，构造样本函数即统计量，来估计总体中的未知参数，从而能够确定总体分布的具体形式，这种运用样本对总体参数的估计，我们称之为**参数估计**（parameter estimation）。用来估计总体未知参数的统计量称为**估计量**（estimate）。

案例 3-1（药品有效期） 要检验某药厂生产的一批药品是否符合质量标准，一般是从这批药品中随机抽取一部分样品进行检验，并根据样品的检验数据对该批药品的质量指标做出统计推断。例如已知某批药品的有效期服从正态分布 $N(\mu, \sigma^2)$，其中 μ 和 σ^2 未知。现从该批药品中随机抽取 5 个样品进行储存试验，得到有效期分别为（单位：天）

$$1050 \quad 1100 \quad 1120 \quad 1250 \quad 1280$$

问题：如何由这些样品的有效期的值来估计未知参数 μ 和 σ^2 的值？

案例 3-2（新药有效率） 某公司研制了一种治疗冠心病的新药进行临床试验，现要考察该新药对冠心病人治疗的有效率是多少。显然不可能对所有的冠心病人都用该药进行一一治疗，而是抽取一部分冠心病人作为样本进行临床治疗，然后根据该药对这部分冠心病人治疗有效的比例来推断该药对所有冠心病人治疗的有效率。

上列案例表明，当总体的个体数很多时，或者总体的范围难以确定时，我们只能从中抽取一部分个体进行调查，以此来推断所研究的总体的状况和规律，即进行由样本的部分信息来推断总体的统计规律性的统计推断。本章在讨论参数估计之前，首先介绍总体、样本和统计量等基本概念，以及常用的抽样分布。

第一节　统　计　量

一、总体与样本

我们把统计所要研究对象的全体称为**总体**（population）。总体中的每一个单元称为**个体**（individual）。例如，我们要研究某地 12 岁男孩的健康状况，总体就是该地区全体 12 岁男孩，而每一个 12 岁男孩都是总体中的一个个体。在数理统计中，我们一般是对总体的一个或者几个数量指标进行研究。例如，研究 12 岁男孩的健康状况，可以研究他们的身高、体重、肺活量等等。这些数量指标就是随机变量 X，这样对总体的研究实际上就归结为对总体的数量指标 X 的研究，也就是研究随机变量 X 的分布函数和数字特征。所以我们通常把这些数量指标称为总体 X。而总体 X 的数字特征即总体的特征指标称为总体的**参数**（parameter）。

为了探索总体的统计规律性，需要对总体中的个体进行试验，但由于总体包含的个体数量往往很多，或试验具有破坏性，故我们不可能对总体中的每个个体进行试验。通常的做法是从总体中抽取一部分个体作为样本，构造样本函数，利用样本带来的信息，来对总体的统计规律性进行推断。

我们把从总体 X 中抽取的部分个体 X_1，X_2，…，X_n 称为样本。样本中所含的个体数 n 称为**样本容量**（sample size）。

例如，在研究某地 12 岁男孩的身高时，随机抽取 50 名男孩，测量其身高，这 50 名男孩的身高就构成一个样本，样本容量就是 50。

为了使样本对于总体具有充分的代表性，从总体中抽取样本必须是随机的，每个个体都有相同的概率被抽到，同时，每次抽取个体时必须是独立的，而且样本中的每个个体应与总体具有相同的分布。这样的样本我们称为简单随机样本。

定义 3 – 1　设 X_1，X_2，…，X_n 是来自总体 X 的样本。如果 X_1，X_2，…，X_n 相互独立，而且每一个个体都与总体 X 具有相同的分布，则称样本 X_1，X_2，…，X_n 为总体 X 的**简单随机样本**（simple random sample），简称**样本**（sample）。

由于 X_1，X_2，…，X_n 是从总体 X 中随机抽取的，因此是 n 个随机变量；而在一次具体的抽样后，得到的是 n 个具体的观测值 x_1，x_2，…，x_n，称为一组样本值。

为方便起见，在不致引起混淆的情况下，我们赋予 x_1，x_2，…，x_n 双重含义：在泛指任一次抽取的结果时，x_1，x_2，…，x_n 表示 n 个随机变量（样本）；在具体的一次抽取之后，x_1，x_2，…，x_n 表示 n 个具体的数值（样本值）。我们称之为**样本的两重性**。

简单随机样本 x_1，x_2，…，x_n 应具有：

（1）**代表性**：随机变量 $x_i (i = 1，2，…，n)$ 与总体 X 具有相同的分布。

（2）**独立性**：x_1，x_2，…，x_n 相互独立。

也就是说，简单随机样本 x_1，x_2，…，x_n 作为随机变量是独立同分布的。

二、统计量

样本是总体的代表和反映，是对总体进行统计推断的依据。但我们在抽取样本后，一般不能直接利用样本进行推断，而是对样本进行加工和处理，收集样本带来的信息，也就是根据问题研究的需要，构造样本的函数。这样的样本函数我们称之为统计量。

定义 3 - 2 设 x_1，x_2，$\cdots$，x_n 是来自总体 X 的样本。如果 $f(x_1, x_2, \cdots, x_n)$ 是 x_1，x_2，$\cdots$，x_n 的连续函数，而且不含任何未知参数，则称样本函数 $f(x_1, x_2, \cdots, x_n)$ 为**统计量**（statistics）。

根据定义，统计量完全依赖于样本 x_1，x_2，$\cdots$，x_n，不应含有分布的任何未知参数。例如，对于总体 X 的一个样本 x_1，x_2，$\cdots$，x_n，若总体的均值 μ 未知，方差 σ^2 已知，则 $\dfrac{1}{\sigma^2} \sum\limits_{i=1}^{n} x_i^2$ 是统计量，而 $\sum\limits_{i=1}^{n} (x_i - \mu)^2$ 就不是统计量。

设 x_1，x_2，$\cdots$，x_n 是总体 X 的样本，则常用的样本统计量有

样本均值（mean）：
$$\bar{x} = \frac{1}{n} \sum_{i=1}^{n} x_i$$

样本方差（variance）：
$$S^2 = \frac{1}{n-1} \sum_{i=1}^{n} (x_i - \bar{x})^2$$

样本标准差（standard deviation）：
$$S = \sqrt{\frac{1}{n-1} \sum_{i=1}^{n} (x_i - \bar{x})^2}$$

样本变异系数（coefficient of variation）：
$$CV = \frac{S}{|\bar{x}|} \times 100\%$$

样本标准误（standard error）：
$$S_{\bar{x}} = \frac{S}{\sqrt{n}}$$

以上统计量分别刻画了样本的集中趋势和离散趋势，并可分别用于估计总体的相应参数，即总体的均值 μ、方差 σ^2、标准差 σ、变异系数 CV 和标准误。

第二节 抽 样 分 布

在统计推断中，常利用总体的样本构造出合适的统计量，并使其服从或近似服从已知的分布。除在概率论中提到的分布外，本节再介绍几个在统计学中常用的统计分布：χ^2 分布、t 分布、F 分布。统计学中把统计量服从的分布通称为**抽样分布**（sampling distribution）。

一、常用统计分布

（一）分位数

定义 3 - 3 设随机变量 X 的分布函数为 $F(x)$，对给定的实数 $\alpha(0 < \alpha < 1)$，若实数 F_α 满足

$$P\{X > F_\alpha\} = \alpha$$

则称 F_α 为随机变量 X 分布的**上侧 α 分位数**（upside α quantile）。

若实数 $F_{\alpha/2}$ 满足

$$P\{\,|\,X\,|\,>F_{\alpha/2}\} = \alpha$$

则称 $F_{\alpha/2}$ 为随机变量 X 分布的**双侧 α 分位数（分位数也称为临界值）**。

例如，对于标准正态随机变量 X 和给定的 $\alpha(0<\alpha<1)$，称满足

$$P\{X>u_\alpha\} = \int_{u_\alpha}^{+\infty} \varphi(x)\,\mathrm{d}x = \alpha$$

的数 u_α 为标准正态分布的上侧 α 分位数（或上侧 α 临界值）。

称满足

$$P\{\,|\,X\,|\,>u_{\alpha/2}\} = \int_{-\infty}^{-u_{\alpha/2}} \varphi(x)\,\mathrm{d}x + \int_{u_{\alpha/2}}^{+\infty} \varphi(x)\,\mathrm{d}x = \alpha$$

的数 $u_{\alpha/2}$ 为标准正态分布的双侧 α 分位数（双侧 α 临界值）。

分别如图 3-1 和图 3-2 所示

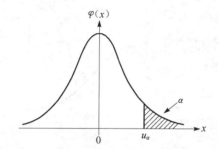
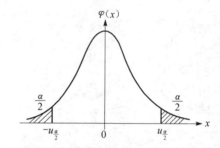

图 3-1　标准正态分布的上侧 α 分位数　　图 3-2　标准正态分布的双侧 α 分位数

通常，直接求解分位数很困难，对常用的统计分布，可利用附录中的常用统计表查得分位数的值。

例如，在标准正态分布中，对于给定的 $\alpha = 0.05$，由

$$P(X>u_{0.05}) = 1 - P(X \leqslant u_{0.05}) = 1 - \Phi(u_{0.05}) = 0.05$$

得 $\qquad\qquad\qquad \Phi(u_{0.05}) = 1 - 0.05 = 0.95$

查标准正态分布表（附表 3）即可得到分位数 $u_{0.05} = 1.645$ 的值。

同理，由 $\Phi(u_{0.025}) = 1 - 0.025 = 0.975$，查表得双侧分位数 $u_{0.025} = 1.96$。

另外，分位数 u_α 和 $u_{\alpha/2}$ 也可以在标准正态分布的双侧分位数表（附表 4）中查得。

（二）χ^2 分布

定义 3-4　设随机变量 X_1，X_2，$\cdots$，X_n 相互独立，且都服从标准正态分布 $N(0,1)$，则称

$$\chi^2 = X_1^2 + X_2^2 + \cdots + X_n^2$$

服从自由度为 n 的 χ^2 **（卡方）分布**（Chi-square distribution），并记为 $\chi^2 \sim \chi^2(n)$。其中 n 称为**自由度**（degrees of freedom，简记为 df），表示上式右端所包含的独立变量的个数。

$\chi^2(n)$ 分布密度函数很复杂，在此从略。其密度曲线的图形如图 3-3 所示，其形状与自由度 n 的取值有关。从图 3-3 中可以看出，$\chi^2(n)$ 分布是不对称的偏态分布，而且只在第一象限取值，随着 n 的增大曲线逐渐趋于对称。实际上，当 $n \to \infty$ 时，$\chi^2(n)$ 分布的极限分布为正态分布。

χ^2 分布的数学期望与方差

$$E(\chi^2) = n, \ D(\chi^2) = 2n$$

设 $\chi^2 \sim \chi^2(n)$，对于给定的 $\alpha(0 < \alpha < 1)$，称满足

$$P\{\chi^2 > \chi^2_\alpha(n)\} = \int_{\chi^2_\alpha(n)}^{+\infty} \chi^2(x)\,\mathrm{d}x = \alpha$$

的数 $\chi^2_\alpha(n)$ 为 χ^2 分布的上侧 α 分位数（或上侧 α 临界值）。如图 3-4 所示

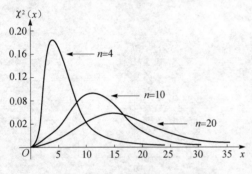

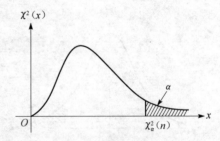

图 3-3 $\chi^2(n)$ 分布的密度曲线图   图 3-4 $\chi^2(n)$ 分布的上侧 α 分位数

对于不同的 n 和 α，分位数 $\chi^2_\alpha(n)$ 的值已经编制成 χ^2 分布表（附表 5）供查用。例如，查表得

$$\chi^2_{0.05}(9) = 16.919, \quad \chi^2_{0.99}(12) = 3.571$$

χ^2 分布表中只列出了 $n \le 45$ 时 $\chi^2_\alpha(n)$ 相应的值。当自由度 n 充分大时，有

$$\sqrt{2\chi^2} \overset{\text{近似}}{\sim} N(\sqrt{2n-1}, 1)$$

因此，对于 $n > 45$，近似地有

$$\chi^2_\alpha(n) \approx \frac{1}{2}(u_\alpha + \sqrt{2n-1})^2$$

其中 u_α 是标准正态分布 $N(0, 1)$ 的上侧 α 临界值。

例如，当 $\alpha = 0.05$，$n = 50$ 时，有

$$\chi^2_{0.05}(50) \approx \frac{1}{2}(u_{0.05} + \sqrt{2 \times 50 - 1})^2 = \frac{1}{2}(1.64 + \sqrt{99})^2 = 67.163$$

（三）t 分布

定义 3-5 设随机变量 $X \sim N(0, 1)$，随机变量 $Y \sim \chi^2(n)$，且 X 与 Y 相互独立，则称随机变量

$$T = \frac{X}{\sqrt{\dfrac{Y}{n}}}$$

服从自由度为 n 的 **t 分布**（t distribution）或**学生分布**（student distribution），记为 $T \sim t(n)$。

t 分布的密度函数比较复杂，此处从略。t 分布的密度曲线图形如图 $3-5$ 所示

从图 $3-5$ 中可以看到，t 分布的密度曲线与标准正态曲线类似，是以纵轴为对称轴的"钟形"曲线，而且随着自由度 n 的逐渐增大，t 分布逐渐接近于标准正态分布 $N(0, 1)$。

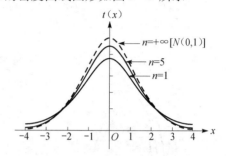

图 $3-5$　t 分布的密度曲线图

实际上可以证明，当 $n \to \infty$ 时，t 分布的极限分布就是标准正态分布。因此，对于大样本（$n \geqslant 30$）情形，t 分布可用标准正态分布近似。

对于给定的 $\alpha(0 < \alpha < 1)$，称满足

$$P\{T > t_\alpha(n)\} = \int_{t_\alpha(n)}^{+\infty} t(x)\,\mathrm{d}x = \alpha$$

的数 $t_\alpha(n)$ 为 $t(n)$ 分布的上侧 α 分位数（或上侧 α 临界值）。

称满足

$$P\{|T| > t_{\alpha/2}(n)\} = \int_{-\infty}^{-t_{\alpha/2}(n)} t(x)\,\mathrm{d}x + \int_{t_{\alpha/2}(n)}^{+\infty} t(x)\,\mathrm{d}x = \alpha$$

的数 $t_{\alpha/2}(n)$ 为 $t(n)$ 分布的双侧 α 分位数（或双侧 α 临界值）。

对不同的 α 与 n，t 分布的上侧 α 分位数可从 t 分布表（附表6）中查得。

例如，查表可得 $t_{0.05}(8) = 1.8595$，$t_{0.05/2}(8) = t_{0.025}(8) = 2.3060$。

对于较大的 α 值，可由 t 分布的对称性得到

$$t_\alpha(n) = -t_{1-\alpha}(n)$$

当 $n > 45$ 时，就用标准正态分布 $N(0, 1)$ 的分位数 u_α 来近似 $t_\alpha(n)$，即

$$t_\alpha(n) \approx u_\alpha$$

例如，当 $\alpha = 0.05$，$n = 8$ 时，直接查附表6得：$t_{0.05}(8) = 1.8595$。

当 $\alpha = 0.95$，$n = 8$ 时，$t_{0.95}(8) = -t_{1-0.95}(8) = -t_{0.05}(8) = -1.8595$。

当 $\alpha = 0.05$，$n = 50$ 时，$t_{0.05}(50) \approx u_{0.05} = 1.645$。

（四）F 分布

定义 $3-6$　设随机变量 $X \sim \chi^2(n_1)$，$Y \sim \chi^2(n_2)$，且 X 与 Y 相互独立，则称随机变量

$$F = \frac{X/n_1}{Y/n_2}$$

服从自由度为 (n_1, n_2) 的 **F 分布**（F distribution），记为 $F \sim F(n_1, n_2)$。其中 n_1 称为第一自由度，n_2 称为第二自由度。

F分布的密度函数很复杂，在此从略。随机变量F的概率密度函数的图形如图3-6所示，也是一条高峰偏向左侧的曲线，而且只在第一象限取值。

对于给定的α（$0 < \alpha < 1$），称满足

$$P\{F > F_\alpha(n_1, n_2)\} = \int_{F_\alpha(n_1, n_2)}^{+\infty} F(x)\,\mathrm{d}x = \alpha$$

的数$F_\alpha(n_1, n_2)$为$F(n_1, n_2)$分布的上侧α分位数（或上侧α临界值），如图3-7所示。

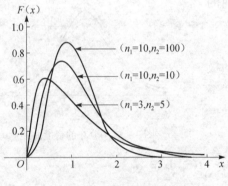

图3-6 F分布的密度曲线图

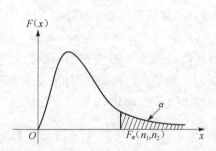

图3-7 F分布的上侧α分位数

如果已知α和自由度(n_1, n_2)，就可以利用F分布表（附表7）得到$F_\alpha(n_1, n_2)$。

由定义3-6知，若$F \sim F(n_1, n_2)$，则$\dfrac{1}{F} \sim F(n_2, n_1)$。

$F(n_1, n_2)$分布的α分位数有如下性质

$$F_{1-\alpha}(n_1, n_2) = \frac{1}{F_\alpha(n_2, n_1)}$$

由于附表7中只能查到α较小时的分位数$F_\alpha(n_1, n_2)$。利用上述公式，就可以用F分布表中对应于$\alpha = 0.10, 0.05, 0.025, \cdots$的$F$分布的临界值$F_\alpha(n_1, n_2)$，来求得相应于$\alpha = 0.90, 0.95, 0.975, \cdots$的$F$分布的上临界值。

例如，查表得$F_{0.05}(10, 15) = 2.54$，则有

$$F_{0.95}(15, 10) = F_{1-0.05}(15, 10) = \frac{1}{F_{0.05}(10, 15)} = \frac{1}{2.54} = 0.3937$$

二、抽样分布

在多数情形下，统计量服从正态分布或以正态分布为渐近分布。为此，下面重点介绍正态总体的几个常用的抽样分布。

（一）单个正态总体的抽样分布

定理3-1 设总体$X \sim N(\mu, \sigma^2)$，$x_1, x_2, \cdots, x_n$为取自X的一个样本，$\bar{x}$为该样本的样本均值，则有

$$\bar{x} = \frac{1}{n}\sum_{i=1}^{n} x_i \sim N\left(\mu, \frac{\sigma^2}{n}\right)$$

从而有 $$u = \frac{\bar{x} - \mu}{\sigma / \sqrt{n}} \sim N(0, 1) \quad (证明略)$$

例 3 - 1 从正态总体 $N(1, 4)$ 中抽取容量为 16 的样本。试求样本均值 $\bar{x}$ 落在区间 $(0, 2)$ 上的概率。

解: 因为 $\mu = 1$，$\sigma^2 = 4$，$n = 16$，则有

$$u = \frac{\bar{x} - \mu}{\sigma / \sqrt{n}} = \frac{\bar{x} - 1}{1/2} \sim N(0, 1)$$

所以 $P\{0 < \bar{x} < 2\} = P\left\{-2 < \frac{\bar{x} - 1}{1/2} < 2\right\} = \Phi(2) - \Phi(-2) = 2\Phi(2) - 1 = 0.9545$

如果总体不服从正态分布或近似服从正态分布，只要样本容量 n 充分大（$n \geq 30$），由下列中心极限定理可知，其样本均值 $\bar{x}$ 的极限分布为正态分布，即有：

定理 3 - 2 （**中心极限定理** central limit theorem）若总体 X 的均值 μ 和方差 σ^2 有限，则当样本容量 n 充分大（$n \geq 30$）时，不管总体服从什么分布，其样本均值 $\bar{x}$ 近似服从均值是 μ，方差为 $\frac{\sigma^2}{n}$ 的正态分布，即：

$$\bar{x} = \frac{1}{n} \sum_{i=1}^{n} x_i \overset{近似}{\sim} N\left(\mu, \frac{\sigma^2}{n}\right)$$

从而有 $$u = \frac{\bar{x} - \mu}{\sigma / \sqrt{n}} \sim N(0, 1) \quad (证明略)$$

例 3 - 2 从均值 $\mu = 18$ 和方差 $\sigma^2 = 16$ 的总体中随机抽取样本容量为 64 的样本，试求样本均值 $\bar{x}$ 落在 17 到 19 之间的概率。

解: 因为样本容量 $n = 64$ 为大样本情形，则由中心极限定理，不论总体服从什么分布，其样本均值 $\bar{x}$ 近似服从均值是 $\mu = 18$、方差是 $\frac{\sigma^2}{n} = \frac{16}{64} = \frac{1}{4}$ 的正态分布，即

$$\bar{x} \overset{近似}{\sim} N\left(18, \frac{1}{4}\right)$$

故所求概率为

$$P(17 \leq \bar{x} \leq 19) = F(19) - F(17) = \Phi\left(\frac{19 - 18}{1/2}\right) - \Phi\left(\frac{17 - 18}{1/2}\right)$$
$$= \Phi(2) - \Phi(-2) = 2\Phi(2) - 1 = 0.9545$$

定理 3 - 3 设总体 $X \sim N(\mu, \sigma^2)$，$x_1, x_2, \cdots, x_n$ 为取自 X 的一个样本，$\bar{x}$ 与 S^2 为该样本的样本均值与样本方差，则有

$$\chi^2 = \frac{(n-1)S^2}{\sigma^2} \sim \chi^2(n-1)$$

并且样本均值 $\bar{x}$ 与样本方差 S^2 相互独立。（证明略）

定理 3 - 4 设总体 $X \sim N(\mu, \sigma^2)$，$x_1, x_2, \cdots, x_n$ 为取自 X 的一个样本，$\bar{x}$ 与 S^2 为该样本的样本均值与样本方差，则有

$$t = \frac{\bar{x} - \mu}{S / \sqrt{n}} \sim t(n-1)。（证明略）$$

（二）两个正态总体的抽样分布

定理 3 - 5　设 $X \sim N(\mu_1, \sigma_1^2)$ 与 $Y \sim N(\mu_2, \sigma_2^2)$ 是两个相互独立的正态总体，又设 $X_1, \cdots, X_{n_1}$ 和 $Y_1, \cdots, Y_{n_2}$ 分别是来自两个总体 X 和 Y 的样本，其样本均值和样本方差分别为 $\bar{X}$、$\bar{Y}$ 和 S_1^2、S_2^2，则有

（1）

$$u = \frac{(\bar{X} - \bar{Y}) - (\mu_1 - \mu_2)}{\sqrt{\dfrac{\sigma_1^2}{n_1} + \dfrac{\sigma_2^2}{n_2}}} \sim N(0,1)$$

（2）

$$F = \frac{S_1^2 / \sigma_1^2}{S_2^2 / \sigma_2^2} \sim F(n_1 - 1, n_2 - 1)$$

（3）当 $\sigma_1^2 = \sigma_2^2 = \sigma^2$ 时，

$$T = \frac{(\bar{X} - \bar{Y}) - (\mu_1 - \mu_2)}{S_w \sqrt{\dfrac{1}{n_1} + \dfrac{1}{n_2}}} \sim t(n_1 + n_2 - 2)$$

其中 S_w^2 为 S_1^2 与 S_2^2 的加权平均，即 $S_w^2 = \dfrac{(n_1 - 1)S_1^2 + (n_2 - 1)S_2^2}{n_1 + n_2 - 2}$。（证明略）

第三节　参数的点估计

参数估计是统计推断的基本问题之一，它一般包括点估计和区间估计两种类型。这里先介绍参数的点估计。

一、参数的点估计

参数的**点估计**（point estimate）就是用随机抽样得到的样本构造的统计量 $\hat{\theta} = \hat{\theta}(X_1, X_2, \cdots X_n)$，对总体的未知参数 θ 所做的一个数值点的估计。

如果用统计量 $\hat{\theta} = \hat{\theta}(X_1, X_2, \cdots X_n)$ 来估计总体的未知参数 θ，则称 $\hat{\theta} = \hat{\theta}(X_1, X_2, \cdots X_n)$ 为 θ 的**估计量**（estimate）。估计量作为样本统计量是一个随机变量。而对应于样本的一组具体取值 $x_1, x_2, \cdots, x_n$，估计量 $\hat{\theta}$ 的相应取值 $\hat{\theta}(x_1, x_2, \cdots, x_n)$ 称为总体参数 θ 的一个**估计值**（estimate value）。同一个估计量，当样本取不同值时所得到的估计值往往是不相同的。以后在不致混淆的情况下，估计量 $\hat{\theta} = \hat{\theta}(X_1, X_2, \cdots, X_n)$ 与估计值 $\hat{\theta}(x_1, x_2, \cdots, x_n)$ 都称为 θ 的估计，并都简记为 $\hat{\theta}$。

参数点估计的方法主要有矩估计法、最大似然估计法和最小二乘法等。我们只介绍最常用的矩估计法。**矩**（moment）是统计学中以均值为基础定义的数字特征。我们常见的均值就是一阶原点矩，方差是二阶中心矩。

所谓**矩估计法**（moment method of estimation），就是利用样本矩来估计总体矩的估计法。最常用的矩估计法是用样本均值 $\bar{x}$ 来估计总体的均值 μ，用样本方差 S^2 来估计总体的方差 σ^2，即有：

$$\hat{\mu} = \bar{x} = \frac{1}{n} \sum_{i=1}^{n} x_i, \hat{\sigma}^2 = S^2 = \frac{1}{n-1} \sum_{i=1}^{n} (x_i - \bar{x})^2, \hat{\sigma} = S = \sqrt{\frac{1}{n-1} \sum_{i=1}^{n} (x_i - \bar{x})^2}$$

利用矩估计法，我们就可解决案例 3-1 的问题，即求解 μ 和 σ^2 的点估计值。

案例 3-1

解： 由药品有效期的实测值 1050，1100，1120，1250，1280 计算得：

样本均值
$$\bar{x} = \frac{1}{n} \sum_{i=1}^{5} x_i = 1160$$

样本方差
$$S^2 = \frac{1}{n-1} \sum_{i=1}^{5} (x_i - \bar{x})^2 = 99.75^2$$

故 μ 的点估计值为 $\hat{\mu} = \bar{x} = 1160$，$\sigma^2$ 的点估计值为 $\hat{\sigma}^2 = S^2 = 99.75^2$。

例 3-3 已知某药品的质量指标 X 服从指数分布，其密度为

$$f(x) = \begin{cases} \lambda e^{-\lambda x}, & x \geq 0 \\ 0, & x < 0 \end{cases}$$

试用矩估计法求未知参数 λ 的点估计量。

解： 先求 X 的总体均值

$$\mu = E(X) = \int_{-\infty}^{+\infty} x f(x) \mathrm{d}x = \int_{0}^{+\infty} x \lambda e^{-\lambda x} \mathrm{d}x = \frac{1}{\lambda}$$

则
$$\lambda = \frac{1}{E(X)} = \frac{1}{\mu}$$

是总体均值 μ 的函数，故用样本均值 $\bar{X}$ 替代总体均值 μ 即可得 λ 的矩估计量

$$\hat{\lambda} = \frac{1}{\hat{\mu}} = \frac{1}{\bar{X}}$$

二、估计量的优良性

估计量 $\hat{\theta} = \hat{\theta}(x_1, x_2, \cdots, x_n)$ 只是总体参数 θ 的一个估计，而且对同一个参数 θ，可能有多个可供选择的估计量，那么如何判断估计量的优劣呢？通常我们有以下三个评价标准：无偏性、有效性和一致性。

（一）无偏性

若选取的统计量的估计值是以被估计未知参数的真值为中心分布的，那么用它求估计值时，就可以避免系统误差的影响。

定义 3-7 如果 $\hat{\theta} = \hat{\theta}(x_1, x_2, \cdots, x_n)$ 是 θ 的估计量，且 $E(\hat{\theta}) = \theta$，则称估计量 $\hat{\theta}$ 是参数 θ 的**无偏估计量**（unbiased estimate）。

无偏估计的意义是：用 $\hat{\theta}$ 去估计未知参数 θ，对于不同的样本，$\hat{\theta}$ 取不同的值，但平均而言等于未知参数 θ。

例 3-4 设 $x_1, x_2, \cdots, x_n$ 是来自总体 X 的一个样本，证明样本均值 $\bar{x} = \frac{1}{n} \sum_{i=1}^{n} x_i$ 是总体均值 μ 的一个无偏估计量。

证：$E(\bar{x}) = E\left(\dfrac{1}{n}\sum_{i=1}^{n}x_i\right) = \dfrac{1}{n}E\left(\sum_{i=1}^{n}x_i\right) = \dfrac{1}{n}\sum_{i=1}^{n}E(x_i) = \dfrac{1}{n}\sum_{i=1}^{n}E(X) = E(X) = \mu$

即样本均值 $\bar{x} = \dfrac{1}{n}\sum_{i=1}^{n}x_i$ 是总体均值 μ 的一个无偏估计量。

同理可以证明：样本方差 $S^2 = \dfrac{1}{n-1}\sum_{i=1}^{n}(x_i - \bar{x})^2$ 是总体方差 σ^2 的无偏估计量。

（二）有效性

在满足无偏性的估计量中，应选择方差最小的。因为方差小的估计量作出的估计值，其波动也小。

定义 3 – 8 设 $\hat{\theta}_1$ 和 $\hat{\theta}_2$ 都是 θ 的无偏估计量，若 $D(\hat{\theta}_1) < D(\hat{\theta}_2)$，则称 $\hat{\theta}_1$ 比 $\hat{\theta}_2$ 更**有效**（effective）。

例 3 – 5 设 x_1，x_2，$\cdots$，x_n 是来自总体 X 的一个样本，证明样本均值 $\bar{x} = \dfrac{1}{n}\sum_{i=1}^{n}x_i$ 比总体均值 μ 的另一个无偏估计量 x_i 更有效。

证：因为 x_i 与 X 服从同一分布，所以

$$E(x_i) = \mu, D(x_i) = \sigma^2$$

即 x_i 是 μ 的无偏估计量。

又因为

$$E(\bar{x}) = \mu, D(\bar{x}) = \dfrac{\sigma^2}{n}$$

所以，只要 $n > 1$，就有　　$D(\bar{x}) = \dfrac{\sigma^2}{n} < D(x_i) = \sigma^2$

因此，$\bar{x}$ 比 x_i 更有效。

（三）一致性

当样本容量趋于无穷大时，一个优良的估计量的估计值应稳定地趋于未知参数值。

定义 3 – 9 设 $\hat{\theta}$ 是未知参数 θ 的估计量，对于任意给定的正数 $\varepsilon > 0$，若样本容量 $n \to \infty$ 时，$\hat{\theta}$ 依概率收敛于 θ，即有

$$\lim_{n\to\infty}P\{|\hat{\theta} - \theta| < \varepsilon\} = 1$$

则称 $\hat{\theta}$ 是 θ 的**一致估计量**（consistent estimate）。

第四节　参数的区间估计

点估计是利用一个样本值去求得总体参数 θ 的一个估计值（近似值），对了解参数 θ 的大小有一定的参考价值。但是点估计最大的缺点是无法提供估计结果的可靠性和精确度。

本节将介绍另一种应用广泛的方法，就是参数的**区间估计**（interval estimation），它是用区间的形式估计出未知参数 θ 所在的范围，并且给出了该区间包含参数 θ 的概率，解决了参数估计的可靠度和精度问题。

一、区间估计的概念

定义 3-10　设 θ 是总体 X 的一个未知参数，如果对于给定的 $\alpha(0<\alpha<1)$，由样本 x_1，x_2，$\cdots$，x_n 确定的两个统计量 $\hat{\theta}_1 = \hat{\theta}_1(x_1, x_2, \cdots x_n)$ 和 $\hat{\theta}_2 = \hat{\theta}_2(x_1, x_2, \cdots x_n)$ 满足

$$P\{\hat{\theta}_1 < \theta < \hat{\theta}_2\} = 1 - \alpha$$

则称随机区间 $(\hat{\theta}_1, \hat{\theta}_2)$ 为 θ 的置信度为 $1-\alpha$ 或 $100(1-\alpha)\%$ 的**置信区间**（confidence interval），$\hat{\theta}_1$，$\hat{\theta}_2$ 分别称为**置信下限**（confidence lower limit）和**置信上限**（confidence upper limit），α 称为**显著性水平**，$1-\alpha$ 称为**置信度**或**置信水平**（confidence level）。

虽然 θ 是总体的一个未知参数，但 θ 是一个常数，并不具备随机性。但是置信区间却是随机的，因为 $\hat{\theta}_1 = \hat{\theta}_1(x_1, x_2, \cdots x_n)$ 和 $\hat{\theta}_2 = \hat{\theta}_2(x_1, x_2, \cdots x_n)$ 是两个不依赖于 θ 的随机变量。如果进行一次抽样，就可以得到一个置信区间 $(\hat{\theta}_1, \hat{\theta}_2)$，如果重复抽样，就可以得到很多这样的置信区间。但并不是每个置信区间都包含参数 θ 的真值。置信度 $1-\alpha$ 就表示，在重复抽样得到的所有置信区间中，包含 θ 的区间约占其中的 $100(1-\alpha)\%$，而不含 θ 的区间约占其中的 $100\alpha\%$。例如，如果 $1-\alpha=0.95$，就表示 100 次抽样中大约有 95 个区间包含 θ 真值，而约有 5 个区间不包含 θ 真值，即 $(\hat{\theta}_1, \hat{\theta}_2)$ 包含参数 θ 的可靠性为 95%。

二、正态总体均值的区间估计

正态总体均值 μ 的区间估计分为两种情形：方差 σ^2 已知和方差 σ^2 未知。

（一）方差已知时总体均值的区间估计

设 x_1，x_2，$\cdots$，x_n 为来自正态总体 $N(\mu, \sigma^2)$ 的一个样本，$\bar{x}$ 和 S^2 分别是样本均值和样本方差。现考察 σ^2 已知时正态总体均值 μ 的区间估计。

由于样本均值 $\bar{x}$ 是总体均值 μ 的无偏估计，而方差 σ^2 已知的，所以我们选择统计量

$$u = \frac{\bar{x} - \mu}{\sigma / \sqrt{n}} \sim N(0,1)$$

对于给定的置信水平 $1-\alpha$，查标准正态分布分位数表（附表4），得到临界值 $u_{\alpha/2}$，使得 $P\{|u| < u_{\alpha/2}\} = 1 - \alpha$ （图3-8）

即　$P\left\{\left|\dfrac{\bar{x} - \mu}{\sigma/\sqrt{n}}\right| < u_{\alpha/2}\right\} = 1 - \alpha$

或　$P\left\{\bar{x} - u_{\alpha/2}\dfrac{\sigma}{\sqrt{n}} < \mu < \bar{x} + u_{\alpha/2}\dfrac{\sigma}{\sqrt{n}}\right\} = 1 - \alpha$

故总体均值 μ 的置信水平为 $1-\alpha$ 的置信区间为

$$\left(\bar{x} - u_{\alpha/2}\frac{\sigma}{\sqrt{n}}, \bar{x} + u_{\alpha/2}\frac{\sigma}{\sqrt{n}}\right)$$

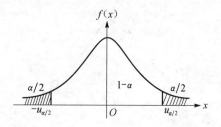

图 3-8　标准正态分布的双侧临界值

也可简记为 $\bar{x} \pm u_{\alpha/2} \dfrac{\sigma}{\sqrt{n}}$。

例 3-6 某车间用一台包装机包装葡萄糖,设包装机包装的糖重服从方差为 $\sigma^2 = 0.015^2$ 正态分布。现从某天生产的葡萄糖中随机抽取 9 袋,测得糖重(单位:kg)为:

0.497 0.508 0.518 0.524 0.494 0.511 0.513 0.519 0.515

试求:(1)葡萄糖重均值 μ 的点估计。(2)葡萄糖重均值 μ 的 95% 的置信区间。

解: 葡萄糖重 $X \sim N(\mu, 0.015^2)$

(1)由抽样数据计算得

$$\bar{x} = \frac{1}{9}(0.497 + 0.508 + \cdots + 0.515) = 0.511,$$

则所求均值 μ 的点估计为:$\hat{\mu} = \bar{x} = 0.511$

(2)对于 $1 - \alpha = 0.95$,则有 $\alpha = 0.05$,查标准正态分布分位数表(附表4)得临界值:

$$u_{\alpha/2} = u_{0.05/2} = u_{0.025} = 1.96$$

又已知 $\sigma = 0.015$,$n = 9$,故

$$\bar{x} \pm u_{\alpha/2} \frac{\sigma}{\sqrt{n}} = 0.511 \pm 1.96 \frac{0.015}{\sqrt{9}} = 0.511 \pm 0.0098$$

所以,包装机包装葡萄糖重的均值 μ 的 95% 置信区间为 $(0.5012, 0.5208)$。

在统计计算中,由于 α 一般取 0.1,0.05 和 0.01 三个数,所以下面三个值应该熟记:

$$u_{0.1/2} = 1.645, \quad u_{0.05/2} = 1.96, \quad u_{0.01/2} = 2.58$$

对于非正态总体,由中心极限定理可知,当样本容量 n 足够大($n \geqslant 30$)时,其样本均值 $\bar{x}$ 近似服从正态分布 $N\left(\mu, \dfrac{\sigma^2}{n}\right)$,而

$$u = \frac{\bar{x} - \mu}{\sigma / \sqrt{n}} \sim N(0,1) \text{(近似)}。$$

所以,此时非正态总体均值 μ 的置信度为 $1 - \alpha$ 的置信区间仍可表示为:

$$\left(\bar{x} - u_{\alpha/2} \frac{\sigma}{\sqrt{n}}, \ \bar{x} + u_{\alpha/2} \frac{\sigma}{\sqrt{n}}\right) \text{ 或 } \bar{x} \pm u_{\alpha/2} \frac{\sigma}{\sqrt{n}}$$

(二)方差未知时总体均值的区间估计

由于总体方差 σ^2 未知,用 σ^2 的无偏估计量——样本方差 S^2 代替 σ^2,可得到统计量

$$T = \frac{\bar{x} - \mu}{S / \sqrt{n}} \sim t(n-1)$$

对于给定的置信度 $1 - \alpha$ 和自由度 $n-1$,查 t 分布分位数表(附表6),可得到临界值 $t_{\alpha/2}(n-1)$,使得

$$P\{|T| < t_{\alpha/2}(n-1)\} = 1 - \alpha \qquad \text{(图3-9)}$$

即 $\quad P\left\{\left|\dfrac{\bar{x} - \mu}{S/\sqrt{n}}\right| < t_{\alpha/2}(n-1)\right\} = 1 - \alpha$

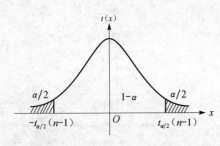

图 3-9 t 分布的双侧临界值

或
$$P\left\{\bar{x} - t_{\alpha/2}\frac{S}{\sqrt{n}} < \mu < \bar{x} + t_{\alpha/2}\frac{S}{\sqrt{n}}\right\} = 1 - \alpha$$

故总体均值 μ 的置信水平为 $1 - \alpha$ 的置信区间为

$$\left(\bar{x} - t_{\alpha/2}\frac{S}{\sqrt{n}}, \ \bar{x} + t_{\alpha/2}\frac{S}{\sqrt{n}}\right)$$

也可简记为 $\bar{x} \pm t_{\alpha/2}\dfrac{S}{\sqrt{n}}$。

例 3 – 7　从压片机某日生产的片剂中随机抽取 16 片进行检验，称得其平均片重为 0.3g，标准差为 0.025g。假设片重服从正态分布，试求药片平均片重的 95% 的置信区间。

解： 已知 $n = 16$　$\bar{x} = 0.3$　$S = 0.025$。

对于 $1 - \alpha = 0.95$，有 $\alpha = 0.05$，查 t 分布分位数表（附表6）得临界值：
$$t_{\alpha/2}(n-1) = t_{0.05/2}(15) = t_{0.025}(15) = 2.131$$

则有
$$\bar{x} \pm t_{\alpha/2}\frac{S}{\sqrt{n}} = 0.3 \pm 2.131 \times \frac{0.025}{\sqrt{16}} = 0.3 \pm 0.013$$

所以，药片平均片重 μ 的 95% 置信区间为（0.287，0.313）。

对于正态总体大样本（$n \geqslant 30$）情形，由于 t 分布的极限分布为标准正态分布，故总体均值 μ 的 $(1-\alpha)100\%$ 置信区间可用下列公式近似得到：

$$\left(\bar{x} - u_{\alpha/2}\frac{S}{\sqrt{n}}, \ \bar{x} + u_{\alpha/2}\frac{S}{\sqrt{n}}\right) \text{ 或 } \bar{x} \pm u_{\alpha/2}\frac{S}{\sqrt{n}}$$

对于方差 σ^2 未知的非正态总体，可以证明，在大样本（$n \geqslant 30$）情形下，有：

$$u = \frac{\bar{x} - \mu}{S/\sqrt{n}} \sim N(0,1)(\text{近似})$$

因此可得到非正态总体均值 μ 的 $(1-\alpha)100\%$ 置信区间：

$$\left(\bar{x} - u_{\alpha/2}\frac{S}{\sqrt{n}}, \ \bar{x} + u_{\alpha/2}\frac{S}{\sqrt{n}}\right) \text{ 或 } \bar{x} \pm u_{\alpha/2}\frac{S}{\sqrt{n}}$$

例 3 – 8　对某地 144 名健康男子血清胆固醇进行测定，所得数据的样本均值为 $\bar{x} = 181.46$，样本标准差为 $S = 32.82$，试求该地区健康男子血清胆固醇的 95% 置信区间。

解： 已知 $\bar{x} = 181.46$，$S = 32.82$，而且 $n = 144$ 为大样本情形。

对于 $1 - \alpha = 0.95$，则 $\alpha = 0.05$，查标准正态分布 $N(0, 1)$ 分位数表（附表4）可得临界值：

$$u_{\alpha/2} = u_{0.05/2} = u_{0.025} = 1.96$$

则所求置信区间为：

$$\bar{x} \pm u_{\alpha/2}\frac{S}{\sqrt{n}} = 181.46 \pm 1.96 \times \frac{32.82}{\sqrt{144}} = 181.46 \pm 5.36$$

所以该地区健康男子血清胆固醇的 95% 置信区间为（176.10，186.82）。

三、正态总体方差的区间估计

设 x_1，x_2，$\cdots$，x_n 是来自正态总体 $X \sim N(\mu, \sigma^2)$ 的一个样本，参数 μ 和 σ^2 未知。

考察正态总体方差的（$1-\alpha$）置信区间。

由于样本方差 S^2 是总体方差 σ^2 的无偏估计量，故选用统计量

$$\chi^2 = \frac{(n-1)S^2}{\sigma^2} \sim \chi^2(n-1)$$

对于给定的置信度 $1-\alpha$ 和自由度 $n-1$，查 χ^2 分布分位数表（附表5），可得到两个临界值 $\chi^2_{\alpha/2}(n-1)$ 和 $\chi^2_{1-\alpha/2}(n-1)$，使得

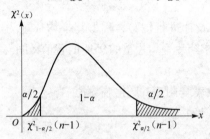

图 3 – 10 χ^2 分布的双侧临界值

$$P\{\chi^2_{1-\alpha/2} < \chi^2 < \chi^2_{\alpha/2}\} = 1-\alpha \quad （图3-10）$$

即 $$P\left\{\chi^2_{1-\alpha/2} < \frac{(n-1)S^2}{\sigma^2} < \chi^2_{\alpha/2}\right\} = 1-\alpha$$

得到 $$P\left\{\frac{(n-1)S^2}{\chi^2_{\alpha/2}} < \sigma^2 < \frac{(n-1)S^2}{\chi^2_{1-\alpha/2}}\right\} = 1-\alpha$$

故总体方差 σ^2 的 $1-\alpha$ 置信区间为：

$$\left(\frac{(n-1)S^2}{\chi^2_{\alpha/2}}, \frac{(n-1)S^2}{\chi^2_{1-\alpha/2}}\right)$$

由此还可得到总体标准差 σ 的 $1-\alpha$ 置信区间为：

$$\left(\sqrt{\frac{(n-1)S^2}{\chi^2_{\alpha/2}}}, \sqrt{\frac{(n-1)S^2}{\chi^2_{1-\alpha/2}}}\right)$$

例 3 – 9 某剂型药物正常的生产过程中，含碳量服从正态分布。今从某日生产的产品中任意抽取 5 件，测得含碳量为

$$1.32 \quad 1.55 \quad 1.36 \quad 1.40 \quad 1.44$$

试求药物含碳量方差 σ^2 的置信度为 95% 的置信区间。

解： 已知 $n=5$，由样本数据计算可得 $S^2 = 0.00778$。

对于 $1-\alpha = 0.95$，则有 $\alpha = 0.05$，查 χ^2 分布分位数表（附表5）得临界值：

$$\chi^2_{\alpha/2}(n-1) = \chi^2_{0.05/2}(4) = \chi^2_{0.025}(4) = 11.143$$

$$\chi^2_{1-\alpha/2}(n-1) = \chi^2_{1-0.05/2}(4) = \chi^2_{0.975}(4) = 0.484$$

则 $$\left(\frac{(n-1)S^2}{\chi^2_{\alpha/2}}, \frac{(n-1)S^2}{\chi^2_{1-\alpha/2}}\right) = \left(\frac{4 \times 0.00778}{11.143}, \frac{4 \times 0.00778}{0.484}\right) = (0.0028, 0.0643)。$$

故该药物含碳量方差 σ^2 的置信度为 95% 的置信区间为 $(0.0028, 0.0643)$。

四、总体率的区间估计

总体率（population rate）P 是指总体中具有某种特征的的个体占总体中全部个体的比率。如果总体容量为 N，具有某种特征的个体数为 M，则 $P = \frac{M}{N}$。例如，全部药品中合格品的比率，某地区吸烟者中肺癌的发病率等均为总体率。

样本率（sample rate）p 是指在随机抽样得到的样本中具有该特征的的个体占样本全部个体的比率。如果样本容量为 n，其中具有某种特征的个体数为 m，则 $p = \frac{m}{n}$。

如果知道了总体率，对我们的生产实践活动会有很重要的指导作用。但在实际应用中，总体率往往是未知的。由于样本率 p 是总体率 P 的无偏估计量，所以在实际应用中，我们一般利用样本率 p 来估计总体率 P。

（一）大样本情形时总体率的置信区间（正态近似法）

假设样本容量为 n，其中具有某种特征的个体数为 m，那么 m 是一个服从二项分布的随机变量。由于 $p = \dfrac{m}{n}$，所以 p 也是一个服从二项分布的随机变量，且可求得

$$E(p) = P, \quad D(p) = \frac{P(1-P)}{n}$$

因此，当样本容量 n 充分大（$n \geqslant 30$）且 $np > 5$ 和 $n(1-p) > 5$ 都成立时，由中心极限定理可知：

$$p \sim N\left(P, \frac{P(1-P)}{n}\right)（近似）$$

由于总体率 P 未知，而样本率是总体率的无偏估计量，所以我们可以用样本率 p 作为总体率 P 的估计值，即有：

$$\hat{P} = p = \frac{m}{n}$$

当 n 充分大时，用样本率 p 代替总体率 P 计算样本率的方差得：

$$D(p) = \frac{P(1-P)}{n} \approx \frac{p(1-p)}{n}$$

则有

$$p \sim N\left(P, \frac{p(1-p)}{n}\right)（近似）$$

从而有

$$u = \frac{p-P}{\sqrt{\dfrac{p(1-p)}{n}}} \sim N(0, 1)（近似）$$

对于给定的置信度 $1-\alpha$，查标准正态分布分位数表（附表4），得到临界值 $u_{\alpha/2}$，使得

$$P\{|u| < u_{\alpha/2}\} = 1 - \alpha$$

$$P\left\{-u_{\alpha/2} < \frac{p-P}{\sqrt{\dfrac{p(1-p)}{n}}} < u_{\alpha/2}\right\} = 1 - \alpha$$

即

$$P\left\{p - u_{\alpha/2}\sqrt{\frac{p(1-p)}{n}} < P < p + u_{\alpha/2}\sqrt{\frac{p(1-p)}{n}}\right\} = 1 - \alpha$$

故大样本情形下总体率 P 的 $1-\alpha$ 置信区间为：

$$\left(p - u_{\alpha/2}\sqrt{\frac{p(1-p)}{n}}, \ p + u_{\alpha/2}\sqrt{\frac{p(1-p)}{n}}\right)$$

或简记为 $p \pm u_{\alpha/2}\sqrt{\dfrac{p(1-p)}{n}}$。

例 3-10 从一批针剂中随机抽取 100 瓶，发现有 10 瓶不合格。试估计这批针剂

不合格率的 95% 的置信区间。

解: 已知 $n = 100$,样本率为 $p = \dfrac{10}{100} = 0.1$。

对于给定的置信度 $1 - \alpha = 0.95$,$\alpha = 0.05$,查标准正态分布分位数表(附表4)可得:

$$u_{\alpha/2} = u_{0.05/2} = u_{0.025} = 1.96$$

则有 $\quad p \pm u_{\alpha/2} \sqrt{\dfrac{p(1-p)}{n}} = 0.1 \pm 1.96 \times \sqrt{\dfrac{0.1(1-0.1)}{100}} = 0.1 \pm 0.0588$

故这批针剂不合格率的 95% 置信区间为 $(0.0412, 0.1588)$。

(二) 小样本情形时总体率的置信区间(查表法)

如果样本容量 n 不够大时,就不宜采用上述正态近似法,而应该采用查表法。

当具有某种特征的个体的总体率为 P 时,在总体中随机抽取 n 个个体,其中具有该特征的个体数 m 是服从二项分布的随机变量。为求总体率 P 的置信区间,可根据二项分布的分布函数进行精确计算。由于计算工作非常复杂,实际应用时,我们将计算结果制作成二项分布 p 的置信区间表(附表8)。只要根据 $1 - \alpha$,n,m,就可从表中查得总体率 P 的 $1 - \alpha$ 的置信区间。

例 3 – 11 给 10 只同品系的动物分别注射某种药物,结果有 4 只死亡,试求总体死亡率的 95% 的置信区间。

解: 因为 $n = 10$,$m = 4$,$1 - \alpha = 0.95$,查附表8得 $1 - \alpha = 0.95$ 的置信区间下、上限分别为:0.122 和 0.738。

故总体死亡率的 95% 的置信区间为 $(0.122, 0.738)$。

第五节   常用分布与参数置信区间的 Excel 应用

一、用 Excel 计算 χ^2 分布

(一) CHIDIST 函数

在 Excel 中 CHIDIST 函数用于计算 χ^2 分布的单侧(尾)概率值 $P\{\chi^2 > x\} = \alpha$。其格式为

$$\text{CHIDIST}(X, \text{Deg\_ freedom})$$

其中: X:用来计算 χ^2 分布的数值。

　　　　Deg_ freedom:χ^2 分布的自由度 n。

即对 $\chi^2(n)$ 分布单侧概率值 $P\{\chi^2 > x\}$,有

$$P\{\chi^2(n) > x\} = \text{CHIDIST}(x, n)。$$

例如,已知随机变量 $\chi^2 \sim \chi^2(10)$,试求 $P\{\chi^2 > 25\}$ 的概率值。

则在 Excel 中,由函数 " $= \text{CHIDIST}(25, 10)$ " 或菜单法(图 3 – 11)得到所求值是 0.053455。即

$$P\{\chi^2 > 25\} = 0.053455。$$

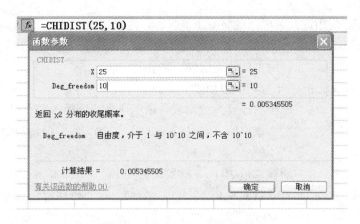

图 3 – 11　CHIDIST 函数对话框

（二）CHIINV 函数

CHIINV 函数用于计算 χ^2 分布的上侧 α 临界值 $\chi^2_\alpha(n)$，也就是计算单侧概率的 CHIDIST 函数的逆函数。该函数的计算可代替书后所附的 χ^2 分布表（附表5）。其格式为

$$\textbf{CHIINV}(\text{Probability}，\text{Deg\_ freedom})$$

其中　　Probability：　　　χ^2 分布的单侧概率 α。

　　　　Deg_ freedom：　　　χ^2 分布的自由度 n。

即对 χ^2 分布的上侧 α 临界值 $\chi^2_\alpha(n)$，有

$$\chi^2_\alpha(n) = \text{CHIINV}(\alpha，n)。$$

例如，对 $\alpha = 0.05$，$n = 50$ 时，$\chi^2_{0.05}(50)$ 的值 " = CHIINV$(0.05，50)$" 或菜单法（图 3 – 12）得其值为 67.5048。

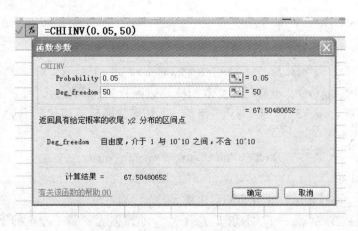

图 3 – 12　CHIINV 函数对话框

二、用 Excel 计算 t 分布

（一）TDIST 函数

在 Excel 中 TDIST 函数用于计算 t 分布的单侧概率值 $P\{t > x\} = \alpha$ 和双侧概率值

$P\{|t| > x\} = \alpha$。使用此函数可以代替 t 分布的临界值表（附表6）。其格式为

$$\text{TDIST}(X, \text{Deg\_ freedom}, \text{Tails})$$

其中　　X：　　　　　　用来计算 t 分布的数值。

　　　Deg_ freedom：　t 分布的自由度 n。

　　　Tails：　　　　　指明计算的概率值是单侧还是双侧的。若 Tails = 1 计算单侧
　　　　　　　　　　　概率值 $\alpha = P\{t > x\}$；若 Tails = 2，则计算双侧概率值 $\alpha =$
　　　　　　　　　　　$P\{|t| > x\}$。

　　即对 $t(n)$ 分布的单侧概率值 $P\{t > x\}$ 和双侧概率值 $P\{|t| > x\}$，有

$$P\{t(n) > x\} = \text{TDIST}(x, n, 1)；\quad P\{|t(n)| > x\} = \text{TDIST}(x, n, 2)。$$

　　例如：要计算 $P\{|t(60)| > 2\}$ 的概率值,用 " = TDIST(2, 60, 2)" 或菜单法
（图3 – 13）得其值是 0.050033。即 $P\{|t(60)| > 2\} = 0.050033$。

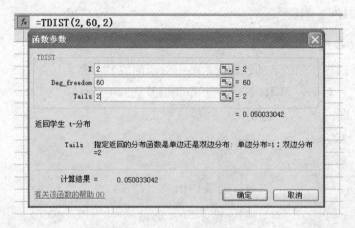

图 3 – 13　TDIST 函数对话框

（二）TINV 函数

TINV 函数用于计算 t 分布的满足

$$P\{|t| > t_{\alpha/2}(n)\} = \alpha \ (即\ P\{t > t_{\alpha/2}(n)\} = \alpha/2)$$

的**双侧 α 临界值** $t_{\alpha/2}(n)$，也就是计算双侧概率值函数 TDIST(α, n, 2) 的逆函数，即
如果 $\alpha = \text{TDIST}(x, n, 2)$，则 TINV($\alpha, n$) = x。该函数的计算可代替书后 t 分布表（附
表6）。其格式为

$$\text{TINV}(\text{Probability}, \text{Deg\_ freedom})$$

其中　　Probability：　　　对应于 t 分布的双侧概率值；

　　　Deg_ freedom ：　t 分布的自由度 n。

　　注意，函数 TINV(α, n) 的值是 $t_{\alpha/2}(n)$，如果需要计算 t 分布的上侧 α 临界值
$t_{\alpha}(n)$,应由 " = TINV(2α, n)" 得到，即有

$$t_{\alpha/2}(n) = \text{TINV}(\alpha, n)；\quad t_{\alpha}(n) = \text{TINV}(2\alpha, n)$$

　　例如，对 $n = 10$ 时，$t_{0.05/2}(10)$ 可由 " = TINV(0.05, 10)" 或**菜单法**（见图
3 – 14）得其值为 2.228139；而 $t_{0.05}(10)$ 应由 " = TINV(0.10, 10)" 得，其值为
1.812462。

　　最后我们给出 Excel 中常用连续型分布统计函数的简明意义对照表，供查阅。

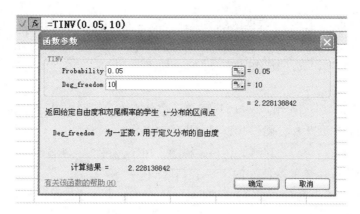

图 3 – 14　TINV 函数对话框

表 3 – 1　**Excel 中常用连续型分布统计函数的意义**

分　布	Excel 统计函数	对应概率值	Excel 统计函数	对应临界值
正态分布 $N(\mu,\ \sigma^2)$	NORMDIST$(x,\ \mu,\ \sigma,\ 0)$ NORMDIST$(x,\ \mu,\ \sigma,\ 1)$	正态密度 $f(x)$ $P\{X\leqslant x\}=F(x)$	NORMINV$(p,\ \mu,\ \sigma)$	$X_{1-p}=F^{-1}(1-p)$
标准正态分布 $N(0,\ 1)$	NORMSDIST(x)	$P\{U\leqslant x\}=\Phi(x)$	NORMSINV (p)	$u_{1-p}=\Phi^{-1}(1-p)$
χ^2 分布 $\chi^2\ (n)$	CHIDIST$(x,\ n)$	$P\{\chi^2(n)>x\}$	CHIINV$(\alpha,\ n)$	$\chi^2_\alpha(n)$
t 分布 $t(n)$	TDIST$(x,\ n,\ 1)$ TDIST$(x,\ n,\ 2)$	$P\{t(n)>x\}$ $P\{\lvert t(n)\rvert>x\}$	TINV$(\alpha,\ n)$ TINV$(\alpha*2,\ n)$	$t_{\alpha/2}(n)$ $t_\alpha(n)$
F 分布 $F(n_1,\ n_2)$	FDIST$(x,\ n_1,\ n_2)$	$P\{F(n_1,n_2)>x\}$	FINV$(\alpha,\ n_1,\ n_2)$	$F_\alpha(n_1,\ n_2)$

三、用 Excel 求总体均值的置信区间

（一）用 Excel 求方差已知时总体均值的置信区间

总体方差 σ^2 已知时，求总体均值 μ 的 $100\ (1-\alpha)\%$ 的置信区间公式为：

$$\bar{x}\pm u_{\frac{\alpha}{2}}\frac{\sigma}{\sqrt{n}}\ 即\ \left(\bar{x}-u_{\frac{\alpha}{2}}\frac{\sigma}{\sqrt{n}},\ \bar{x}+u_{\frac{\alpha}{2}}\frac{\sigma}{\sqrt{n}}\right)。$$

在 Excel 中，利用样本均值函数 AVERAGE 和置信区域函数 CONFIDENCE 就可以分别得到 $\bar{x}$ 和 $u_{\frac{\alpha}{2}}\dfrac{\sigma}{\sqrt{n}}$ 的值，由此即可得到置信区间的上、下限。

统计函数 AVERAGE 用于计算样本均值（算术平均值）$\bar{x}$，其格式为：

AVERAGE(number1，number2，…)

其中：number1，number2，… 是要计算均值的 $1\sim30$ 个参数。参数可以是具体数字，或者是涉及数字的名称、数据范围或引用。

统计函数 CONFIDENCE 用于计算样本均值任意一侧的区域大小即区间半径 $u_{\frac{\alpha}{2}}\dfrac{\sigma}{\sqrt{n}}$，其格式为：

CONFIDENCE(Alpha，St_ dev，Size)

其中：Alpha：　　　　　　显著水平 α，对应的置信度等于 $100\times(1-\alpha)\%$。

St_ dev： 数据区域的总体标准差 σ，假设为已知；

Size： 样本容量 n。

现以下例的求解来说明已知方差 σ^2 时，用 Excel 构造总体均值的置信区间的具体步骤。

例 3－12 设某厂生产的某种药片直径 X 服从方差为 0.8^2 的正态分布。现从某日生产的药片中随机抽取 9 片，测得其直径分别为（单位：mm）

14.1，14.7，14.7，14.4，14.6，14.5，14.5，14.8，14.2

试求该药片直径 X 的均值 μ 的 95% 置信区间。

Excel 求解： 对药片直径 X，已知 X 服从 $N(\mu, 0.8^2)$，则 $\sigma = 0.8$，$n = 9$。

则药片直径的均值 μ 的 95% 置信区间为

$$\left(\bar{x} - u_{\frac{\alpha}{2}} \frac{\sigma}{\sqrt{n}}, \ \bar{x} + u_{\frac{\alpha}{2}} \frac{\sigma}{\sqrt{n}} \right)$$

为构造所求的置信区间，我们在工作表中输入下列内容：

A 列输入样本数据；C 列输入指标名称；D 列输入计算公式

即可得到所需估计的 95% 置信区间上、下限（图 3－15）。

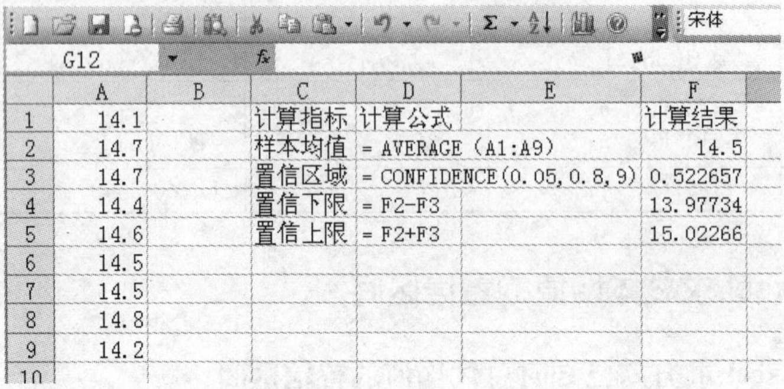

	A	B	C	D	E	F
1	14.1		计算指标	计算公式		计算结果
2	14.7		样本均值	= AVERAGE (A1:A9)		14.5
3	14.7		置信区域	= CONFIDENCE(0.05, 0.8, 9)		0.522657
4	14.4		置信下限	= F2-F3		13.97734
5	14.6		置信上限	= F2+F3		15.02266
6	14.5					
7	14.5					
8	14.8					
9	14.2					
10						

图 3－15　例 3－12 的 Excel 结果图示

由图 3－15 结果知，所求药片直径均值 μ 的 95% 置信区间为（13.98，15.02）。

说明：（1）在图 3－15 中，F 列为 D 列的计算显示结果，当输入完公式后，回车即显示出 F 列结果，这里只是为了看清公式，才给出了 D 列的公式形成。

（2）对于不同的样本数据，只要输入新的样本数据，再对 D 列公式中的样本数据区域相应修改，置信区间就会自动给出。如果需要不同的置信水平，只需改变置信区域函数 CONFIDENCE 的相应数值即可。

（二）用 Excel 求方差未知时总体均值的置信区间

总体方差 σ^2 未知时，求总体均值 μ 的 $100(1-\alpha)$% 的置信区间公式为：

$$\bar{x} \pm t_{\frac{\alpha}{2}}(n-1) \frac{S}{\sqrt{n}} \quad \text{即} \quad \left(\bar{x} - t_{\frac{\alpha}{2}}(n-1) \frac{S}{\sqrt{n}}, \ \bar{x} + t_{\frac{\alpha}{2}}(n-1) \frac{S}{\sqrt{n}} \right).$$

在 Excel 中，利用"工具→数据分析→描述统计"的计算结果中"平均"和"置信度"，就可分别得到 $\bar{x}$ 和 $t_{\frac{\alpha}{2}}(n-1) \frac{S}{\sqrt{n}}$ 的值，由此即可得到所求置信区间。

例 3－13 设有 12 例儿童的 100 ml 血所含钙的实测数据为（单位：μg）：

54.8，72.3，53.6，64.7，43.6，58.3，63.0，49.6，66.2，52.5，61.2，69.9

已知该含钙量服从正态分布，试求该组儿童的每 100ml 血平均含钙量的 90% 置信区间。

解：所求置信区间公式为

$$\left(\bar{x} - t_{\frac{\alpha}{2}}(n-1)\frac{S}{\sqrt{n}}, \ \bar{x} + t_{\frac{\alpha}{2}}(n-1)\frac{S}{\sqrt{n}} \right)$$

求置信区间的具体操作步骤：

（1）输入数据如图 3 - 27 所示，再在菜单中选取"工具→数据分析→描述统计"，点击"确定"；

（2）当出现"描述统计"对话框后，指定参数如图 3 - 16 所示，其中应选定"平均数置信度"，并将置信度改为"90"%；点击"确定"。

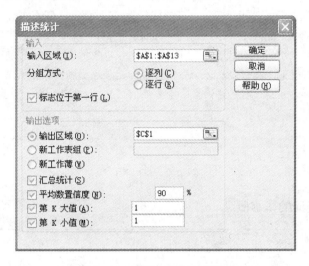

图 3 - 16 "描述统计"对话框

由此即可得到样本数据的描述性统计量结果，如图 3 - 17 所示。

	A	B	C	D	E	F	G
			G3	=D3-D18			
1	含钙量		含钙量				
2	54.8						
3	72.3		平均	59.14167		置信下限	54.67736
4	53.6		标准误差	2.485853		置信上限	63.60597
5	64.7		中位数	59.75			
6	43.6		众数	#N/A			
7	58.3		标准差	8.611246			
8	63		方差	74.15356			
9	49.6		峰度	-0.68259			
10	66.2		偏度	-0.18029			
11	52.5		区域	28.7			
12	61.2		最小值	43.6			
13	69.9		最大值	72.3			
14			求和	709.7			
15			观测数	12			
16			最大(1)	72.3			
17			最小(1)	43.6			
18			置信度(90.0%)	4.464305			
19							

图 3 - 17 例 3 - 5 的 Excel 结果图示

根据描述统计量计算结果中的样本均值（平均）= 59.142 和置信区间半径（置信

度）=4.464，就可得到所求平均含钙量的90%置信区间为（59.142 − 4.464，59.142 + 4.464）即（54.677，63.606）。

知识链接

戈塞特与 t 分布

W. S. 戈塞特（Willia Sealy Gosset，1876 ~ 1937）是小样本统计理论和方法的开创者，推断统计学的先驱。在牛津大学攻读化学和数学毕业后在酿酒厂担任酿造化学技师，从事统计和实验工作。

1905 年，戈塞特利用酒厂里大量的小样本数据发表了第一篇论文《误差法则在酿酒过程中的应用》。经过多年的潜心研究，戈塞特终于在 1908 年以"Student"的笔名在《生物统计学》杂志发表了著名论文《均值的可能误差》，提出了一种统计量的抽样分布——t 分布，引入了小样本估计。因此，t 分布又被称为"Student（学生）分布"。

戈塞特在 1907 ~ 1937 年间发表了 22 篇统计学论文，引入了均值、方差、方差分析、样本等概率统计的一些基本概念和术语，研究与建立了相关系数的抽样分布、泊松分布应用中的样本误差问题等，被现代数理统计学的主要奠基人 R. A. 费希尔誉为"统计学中的法拉第"。

本 章 小 结

（一）数理统计的基本概念

名　称	定　义	意　义
总体 X	研究对象的全体 X	利用随机变量 X 的性质来研究总体
样本 X_1，X_2，…，X_n	X_1，X_2，…，X_n 满足 1.（独立性）相互独立； 2.（代表性）与总体 X 同分布	样本是从总体中随机抽取部分个体组成，用于推断总体有关统计特征
统计量 $\varphi(X_1，X_2，…，X_n)$	样本 X_1，X_2，…，X_n 的不含任何未知参数的函数	对样本所含信息进行加工提炼，用于估计推断总体参数

（二）常用统计量

名　称	定　义	意　义
样本均值 $\bar{x}$	$\bar{x} = \dfrac{1}{n} \sum_{i=1}^{n} X_i$	刻画了样本的位置（集中）特征，反映样本观察值的平均水平
样本方差 S^2	$S^2 = \dfrac{1}{n-1} \sum_{i=1}^{n} (X_i - \bar{x})^2$ $= \dfrac{1}{n-1} \left(\sum_{i=1}^{n} X_i^2 - n(\bar{x})^2 \right)$	刻画了样本的离散特征，反映样本观察值偏离样本均值的分散程度

名　称	定　义	意　义
样本标准差 S	$S = \sqrt{S^2}$	刻画样本观察值偏离样本均值的绝对偏差，且与取值数据的量纲一致。
变异系数 CV	$CV = \dfrac{S}{\mid \bar{X} \mid} \times 100\%$	刻画样本观察值偏离样本均值的相对偏差，可用于比较不同均值样本相对变异程度
标准误 $S_{\bar{x}}$	$S_{\bar{x}} = \dfrac{S}{\sqrt{n}}$	用来衡量以样本均值来推断估计总体均值时的平均误差

（三）统计三大常用分布

名　称	定　义	性　质
χ^2 分布 $\chi^2(n)$	设 X_1，X_2，$\cdots$，X_n 相互独立，均服从 $N(0,1)$，则 $\chi^2 = \sum_{i=1}^{n} X_i^2 \sim \chi^2(n)$ 其中 n 为 χ^2 分布的自由度	$X \sim \chi^2(n)$，则 $E(X) = n$，$D(X) = 2n$。
t 分布 $t(n)$	设 $X \sim N(0,1)$，$Y \sim \chi^2(n)$，且 X 与 Y 相互独立，则 $T = \dfrac{X}{\sqrt{Y/n}} \sim t(n)$ 其中 n 为 χ^2 分布的自由度	1. $t_{1-\alpha}(n) = -t_\alpha(n)$ 2. 当 $n \to \infty$ 时，$t(n)$ 的极限分布就是标准正态分布 $N(0,1)$
F 分布 $F(n_1, n_2)$	设 $X_1 \sim \chi^2(n_1)$，$X_2 \sim \chi^2(n_2)$，且 X_1 与 X_2 独立，则 $F = \dfrac{X_1/n_1}{X_2/n_2} \sim F(n_1, n_2)$ 其中 n_1，n_2 为 χ^2 分布的自由度	1. 设 $F \sim F(n_1, n_2)$，则 $\dfrac{1}{F} \sim F(n_2, n_1)$ 2. $F_{1-\alpha}(n_1, n_2) = \dfrac{1}{F_\alpha(n_2, n_1)}$

（四）正态总体的抽样分布

总　体	类　型	抽样分布	说　明
单个正态总体	样本均值 $\bar{x}$ 的抽样分布	$\bar{x} \sim N\left(\mu, \dfrac{\sigma^2}{n}\right)$	$\bar{x}$ 作为正态变量的线性组合仍服从正态分布
		$u = \dfrac{\bar{x} - \mu}{\sigma/\sqrt{n}} \sim N(0,1)$	$\bar{x}$ 的标准化变量服从标准正态分布
		$T = \dfrac{\bar{x} - \mu}{S/\sqrt{n}} \sim t(n-1)$	将 $\dfrac{\bar{x}-\mu}{\sigma/\sqrt{n}}$ 中的 σ 换成 S，相应分布由 $N(0,1)$ 修正为 $t(n-1)$
	样本方差 S^2 相关抽样分布	$\chi^2 = \dfrac{(n-1)S^2}{\sigma^2} \sim \chi^2(n-1)$	S^2 与 $\bar{x}$ 还是相互独立的
两个正态总体	样本方差之比的抽样分布	$F = \dfrac{S_x^2/\sigma_1^2}{S_y^2/\sigma_2^2} \sim F(n_1-1, n_2-1)$	用于两个总体方差的统计推断
	样本均值之差的抽样分布	$u = \dfrac{(\bar{X} - \bar{Y}) - (\mu_1 - \mu_2)}{\sqrt{\dfrac{\sigma_1^2}{n_1} + \dfrac{\sigma_2^2}{n_2}}} \sim N(0,1)$ 当 $\sigma_1^2 = \sigma_2^2$ 时 $T = \dfrac{(\bar{X} - \bar{Y}) - (\mu_1 - \mu_2)}{S\sqrt{\dfrac{1}{n_1} + \dfrac{1}{n_2}}} \sim t(df)$ $df = n_1 + n_2 - 2$	用于两个总体均值的统计推断，其中 $S^2 = \dfrac{(n-1)S_x^2 + (m-1)S_y^2}{n_1 + n_2 - 2}$

（五）点估计法

点估计法	基本思想	估计的优良性
矩估计法	用样本矩估计相应的总体矩，从而得到总体未知参数的估计值 $\hat{\mu} = \bar{x}$, $\hat{\sigma}^2 = S^2$, $\hat{\sigma} = S$	1. 无偏性：$E(\hat{\theta}) = \theta$ 2. 有效性：设 $\hat{\theta}_1$, $\hat{\theta}_2$ 均为 θ 的无偏估计量，若 $D(\hat{\theta}_1) < D(\hat{\theta}_2)$，则称 $\hat{\theta}_1$ 比 $\hat{\theta}_2$ 有效
应用	$\bar{x}$、S^2 分别是 μ、σ^2 的无偏估计量	

（六）区间估计

总体分布	参数	条件	$100 \times (1-\alpha)\%$ 置信区间
正态分布	均值 μ	σ^2 已知	$\left(\bar{x} - u_{\alpha/2} \dfrac{\sigma}{\sqrt{n}}, \ \bar{x} + u_{\alpha/2} \dfrac{\sigma}{\sqrt{n}} \right)$
		σ^2 未知	$\left(\bar{x} - t_{\frac{\alpha}{2}}(n-1) \dfrac{S}{\sqrt{n}}, \ \bar{x} + t_{\frac{\alpha}{2}}(n-1) \dfrac{S}{\sqrt{n}} \right)$
		σ^2 未知 大样本 ($n \geq 30$)	$\left(\bar{x} - u_{\alpha/2} \dfrac{S}{\sqrt{n}}, \ \bar{x} + u_{\alpha/2} \dfrac{S}{\sqrt{n}} \right)$
	方差 σ^2	μ 未知	$\left(\dfrac{(n-1) S^2}{\chi^2_{\alpha/2}}, \ \dfrac{(n-1) S^2}{\chi^2_{1-\alpha/2}} \right)$
二项分布	总体率 P	大样本 ($n \geq 30$)	$\left(p - u_{\alpha/2} \sqrt{\dfrac{p(1-p)}{n}}, \ p + u_{\alpha/2} \sqrt{\dfrac{p(1-p)}{n}} \right)$
		小样本 ($n < 30$)	查附表8

目标检测

【自测思考题】

1. 设总体 $X \sim N(\mu, \sigma^2)$，其中 μ、σ^2 为已知参数，x_1，x_2，$\cdots$，x_n 为来自总体 X 的一个样本，$\bar{x}$，S^2 分别为样本均值和样本方差，且相互独立，则样本均值 $\bar{x} \sim$ _____分布，统计量 $\dfrac{\bar{x} - \mu}{\sigma/\sqrt{n}} \sim$ _____分布，统计量 $\dfrac{\bar{x} - \mu}{S/\sqrt{n}} \sim$ _____分布，统计量 $\dfrac{(n-1) S^2}{\sigma^2} \sim$ _____分布。

2. 估计量优劣的主要评判标准是_____、_____和_____。

3. 总体的均值和方差的点估计值分别是_____和_____。

4. 设 x_1，x_2，$\cdots$，x_{20} 是来自 $N(10, 1)$ 的一个简单样本，$\bar{x}$ 是其样本均值，则 $\bar{x}$ 服从_____分布，$E(\bar{x}) =$ _____，$D(\bar{x}) =$ _____。

5. 设总体 $X \sim N(\mu, \sigma^2)$，x_1，x_2，$\cdots$，x_n 为来自总体 X 的一个样本，则（　　）。

A. $\bar{x} \sim N(\mu, \sigma^2)$ 　　　　　B. $\bar{x} \sim N\left(\mu, \dfrac{\sigma^2}{n}\right)$

C. $\bar{x} \sim N\left(\dfrac{\mu}{n}, \sigma^2\right)$ 　　　　D. $\bar{x} \sim N\left(\dfrac{\mu}{n}, \dfrac{\sigma^2}{n}\right)$

6. 设总体 $X \sim N(\mu, \sigma^2)$，$x_1, x_2, \cdots, x_n (n \geqslant 3)$ 是来自总体 X 的简单样本，则下列估计量中，不是总体参数 μ 的无偏估计的是（　　）。

A. $\bar{x}$

B. $x_1 + x_2 + \cdots + x_n$

C. $0.1(6x_1 + 4x_n)$

D. $x_1 + x_2 - x_3$

7. 设总体 $X \sim N(\mu, \sigma^2)$，σ 已知，$x_1, x_2, \cdots, x_n$ 为来自总体 X 的一个样本，则置信区间 $\bar{x} \pm 1.96 \dfrac{\sigma}{\sqrt{n}}$ 的含义是（　　）。

A. 95% 的总体均值在此范围内　　B. 样本均值的 95% 置信区间

C. 95% 的样本均值在此范围内　　D. 总体均值的 95% 置信区间

【习题】

1. 在总体 $N(52, 6.3^2)$ 中随机抽取一容量为 36 的样本，求样本均值 $\bar{x}$ 落在 50.8 到 53.8 之间的概率。

2. 查表求下列各临界值

（1）$\chi^2_{0.01}(10)$，$\chi^2_{0.95}(16)$；

（2）$t_{0.10}(4)$，$t_{0.99}(10)$，$t_{0.975}(60)$；

（3）$F_{0.99}(10, 9)$，$F_{0.10}(28, 2)$，$F_{0.05}(10, 8)$。

3. 已知某批灯泡寿命 $X \sim N(\mu, \sigma^2)$，今从中抽取 4 只进行寿命试验，测得数据如下：（单位：小时）

$$1502 \quad 1453 \quad 1367 \quad 1650$$

试求参数 μ 和 σ^2 的点估计值。

4. 设 $x_1, x_2, \cdots, x_n$ 为来自总体 $N(\mu, \sigma^2)$ 的一个样本，已知总体方差 $\sigma^2 = 9$，

（1）若样本容量 $n = 25$，$\bar{x} = 10$，求 μ 的 95% 的置信区间。

（2）要使上面 μ 的 95% 的置信区间的长度 $L \leqslant 1$，样本容量 n 最小取多少？

5. 逍遥丸崩解时间服从正态分布，从同一批号随机抽取 5 丸作崩解试验，测得崩解时间分别为（单位：min）

$$21 \quad 18 \quad 20 \quad 16 \quad 15$$

求该批药丸崩解时间总体均值 μ 的置信度为 99% 的置信区间。

6. 已知某地 120 名正常成人脉搏均数为 73.2（次/分钟），标准差为 8.1（次/分钟），试估计该地正常成人脉搏总体均值的 95% 的置信区间。

7. 在一批中成药片中，随机抽取 25 片检查，称得平均片重 0.5（克），标准差 0.08（克）。如果已知药片的重量服从正态分布，试求该药片平均片重的置信度为 90% 置信区间。

8. 从一批消毒片中，随机抽出 100 片，测定其平均溶解时间为 1.5（分钟），标准差为 0.2（分钟），求该批消毒片溶解时间的总体均数 0.95 的置信区间。

9. 从同一批号阿期匹林中随机抽取 10 片，测定其溶解 50% 所需时间，测定结果如下：

$$5.3 \quad 3.6 \quad 5.1 \quad 6.6 \quad 4.9 \quad 6.5 \quad 5.2 \quad 3.7 \quad 5.4 \quad 5.0,$$

设溶解时间服从正态分布，求其总体方差的 90% 置信区间。

10. 测定某种溶液的水分（％），由 16 次测定值计算得到样本均值 $\bar{x} = 0.452$，$S^2 = 0.037^2$。假定被测总体服从正态分布。求总体均值 μ 的 95％ 的置信区间。

11. 调查某地蛲虫感染情况，随机抽样调查了 270 人，其中感染人数为 106 人。试估计该地蛲虫感染率 P 的 95％ 置信区间。

12. 某新药的毒理研究中，用 15 只小白鼠做急性毒性实验，死亡 3 只，估计该药急性致死率的 95％ 置信区间。

【上机实训题】

1. 对习题第 2 题的临界值利用 Excel 软件中的统计函数来计算其结果。

2. 对习题第 5 题利用 Excel 软件来计算相应总体均值的 99％ 置信区间。

第四章 | 假 设 检 验

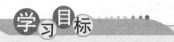

1. 理解假设检验的概念与基本原理。
2. 了解假设检验的基本步骤；总体率（大样本）的检验。
3. 掌握单个正态总体均值、方差的检验；两个正态总体方差和均值比较的检验。
4. （技能培养）学会用 Excel 进行正态总体参数假设检验的运算。

假设检验（test of hypothesis）亦称**显著性检验**（test of statistical significance），是先假设后检验，即先对总体的参数或分布形式等提出一个统计假设，再构造对应的检验统计量利用样本数据信息来判断原假设是否合理，从而决定是否接受原假设，其内容可以分为参数检验和非参数检验两种，是统计推断的重要组成部分。**参数检验**（parametric test）是关于分布类型已知的总体对其未知参数（如均值、方差、总体率等）所作的假设检验，是本章讨论的内容。

案例 4 – 1（药物含量） 某药片的药物含量服从正态分布 $N(\mu, \sigma^2)$，历史数据表明 $\mu = 50.3$ 克，$\sigma^2 = 1.5^2$。现从生产线上随机抽取 10 片药片，分析得到其药物含量为：

  51.3 50.8 48.7 52.7 53.0 48.6 52.7 49.5 52.1 52.1

问题：若方差不变，问该生产线的药片的平均药物含量是否为 50.3 克？

显然，这批药片的平均药物含量就是总体参数 μ，上述案例即为正态总体均值 μ 的参数假设检验问题。而**非参数检验**（nonparametric test）主要包括总体分布形式、随机变量独立性等非参数的假设检验。在后面第七章还将讨论有关相关系数的检验、回归方程的显著性检验等假设检验问题。

第一节　假设检验的基本思想

本节我们以单个正态总体的均值检验为背景，介绍假设检验的基本思想和一般步骤。

一、假设检验的基本思想

在假设检验中，通常将所要进行检验的假设称为**原假设**（或**零假设** null hypothesis），用 H_0 表示；而将原假设的对立面称为**备择假设**（或**对立假设** alternative hypothesis），用 H_1 表示。

现考察案例 4 - 1 的药物含量问题。

在案例 4 - 1 中，原假设为 $H_0 : \mu = 50.3$；备择假设为 $H_1 : \mu \neq 50.3$。

而由 10 个样本值计算可得其平均重量 $\bar{x} = 51.15$（克），则样本均值与 μ_0 的差 $|\bar{x} - \mu_0| = 0.85$。凭直觉我们知道：如果 $H_0 : \mu = 50.3$ 成立，$|\bar{x} - \mu_0|$ 应该比较小，产生这种差异的原因是由抽样的随机性引起的随机误差；如果 $H_0 : \mu = 50.3$ 不成立，$|\bar{x} - \mu_0|$ 应该比较大，产生这种差异的原因主要是系统误差，所以我们可以根据 $|\bar{x} - \mu_0|$ 的大小来考虑推断 H_0 是否成立，即当 $|\bar{x} - \mu_0| < \lambda$，则接受 H_0；当 $|\bar{x} - \mu_0| \geq \lambda$，则拒绝 H_0。

那么如何寻找一个合适的数 λ 呢？

当方差 σ^2 已知时，在原假设 H_0 成立的条件下，考虑 μ 的估计量 $\bar{X}$ 的抽样分布，有

$$\bar{X} \sim N\left(\mu_0, \frac{\sigma^2}{n}\right)$$

故可以取

$$U = \frac{\bar{X} - \mu_0}{\sigma / \sqrt{n}} \sim N(0,1)$$

作为检验统计量。

对于给定的一个小概率 $\alpha(0 < \alpha < 1)$，可查正态分布分位数表（附表 4）得到临界值 $u_{\alpha/2}$，使得

$$P\{|U| \geq u_{\alpha/2}\} = \alpha（对应地，有 P\{U \geq u_{\alpha/2}\} = \alpha/2）（参见图 4 - 1）$$

解不等式 $|U| \geq u_{\alpha/2}$，即 $\left|\dfrac{\bar{X} - \mu_0}{\sigma / \sqrt{n}}\right| \geq u_{\alpha/2}$，有

$$|\bar{X} - \mu_0| \geq u_{\alpha/2} \frac{\sigma}{\sqrt{n}}$$

这里 $u_{\alpha/2} \dfrac{\sigma}{\sqrt{n}}$ 就是所求的数 λ。

因此，如果 $|\bar{x} - \mu_0| < \lambda$，则接受 H_0；如果 $|\bar{x} - \mu_0| \geq \lambda$，则拒绝 H_0。

从理论上讲，随机事件

$$A = \left\{|\bar{X} - \mu_0| \geq u_{\alpha/2} \frac{\sigma}{\sqrt{n}}\right\} = \{|U| \geq u_{\alpha/2}\}$$

是个概率为 α 的小概率事件。一个小概率事件在一次试验中几乎不可能发生，如取 $\alpha = 0.05$，意味着 20 次抽样中事件 A 大概只发生一次。如果在一次抽样中小概率事件 A 居然发生了，我们就认为导出矛盾，就有理由认为原假设 H_0 是错误的，从而拒绝 H_0；如果小概率事件 A 没有发生，我们就认为没有导出矛盾，则接受 H_0。

利用上述原理，我们就可求解案例 4 - 1 的问题。

案例 4 - 1 解：由已知及计算得

$$\bar{x} = 51.15, \mu_0 = 50.3, \sigma^2 = 1.5^2$$

则检验统计量 U 的观测值为

$$u = \frac{\bar{x} - \mu_0}{\sigma / \sqrt{n}} = \frac{51.15 - 50.3}{1.5 / \sqrt{10}} = 1.792$$

再由正态分布分位数表（附表4）查得临界值

$$u_{\alpha/2} = u_{0.025} = 1.96$$

由于 $|u| = 1.792 < 1.96$，即小概率事件在一次抽样试验中没有发生，故没有导出矛盾，所以可接受原假设

$$H_0 : \mu = 50.3$$

即认为这批药片的平均药物含量与50.3无显著性差异。

在上述推理过程中，为了检验原假设 H_0 是否正确，首先假定 H_0 成立，在 H_0 成立的条件下根据抽样理论和样本信息进行推断，如果得到矛盾的结论，就推翻原假设 H_0，否则，则接受原假设 H_0。这个推断过程就是所谓的概率性质的反证法，应用的原理是"小概率事件在一次试验中几乎不可能发生"的**小概率原理**（small probability principle）。

在假设检验中，我们将事先给定的小概率 α 称为**显著性水平**（significance level）；将拒绝 H_0 还是接受 H_0 的界限值称为**临界值**（critical value）；将拒绝原假设 H_0 的区域称为**拒绝域**（region of rejection），而将接受 H_0 的区域称为**接受域**（region of acceptance）。

例如在案例 4 - 1 中，检验的显著性水平 $\alpha = 0.05$，临界值 $u_{\alpha/2} = 1.96$，拒绝域为 $\{|U| \geq 1.96\}$。

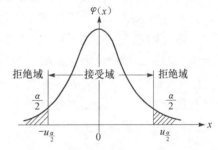

如图 4 - 1 所示，如果由样本值所得到的检验统计量的值落在拒绝域中，则认为原假设 H_0 不成立，则拒绝原假设 H_0；否则，则接受原假设 H_0。

图 4 - 1 假设检验的拒绝域和接受域

二、假设检验的一般步骤

综上所述，我们可得到进行假设检验的一般步骤：

（1）建立原假设 H_0 和备择假设 H_1（**假设**）；

（2）确定检验统计量及其分布，并由给定样本值计算检验统计量的值（**统计量**）；

（3）根据显著性水平 α，查表求出临界值并确定拒绝域（**查表**）；

（4）作出判断：若统计量的值落在拒绝域内，则拒绝原假设 H_0，接受备择假设 H_1；否则，就接受原假设 H_0（**判断**）。

上述步骤中，选择合适的假设是前提，而构造正确的统计量是关键。值得注意的是假设检验中选用的统计量与参数估计中的统计量在形式上是一致的，每一个区间估计法都对应一个假设检验法，这一点请读者在学习过程中认真体会。

上述通过比较统计量与临界值的大小来作出结论的方法称为**临界值法**（critical value method），而在论文或专著中常采用 **P 值法**（P value method）。**P 值**（P value）就是原假设 H_0 成立时观察到的试验差别是由随机误差引起的概率，如图 4 - 2 所示，根据 P 值与显著性水平 α 的比较就可作出对 H_0 的判断，而无需去查表获得临界值后再作判断，即当 $P \leq \alpha$ 时拒绝 H_0，当 $P > \alpha$ 时接受 H_0。P 值的大小与显著性水平 α 无关，所以使用 P 值法更加灵活，但其计算要求较高。一

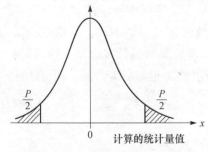

图 4 - 2 假设检验（双侧）的 P 值示意图

般计算机统计软件中（如 SAS、SPSS、Excel 等）都能计算 P 值，故可用 P 值法，而一般统计教材都采用利用查统计表的临界值法。

三、假设检验的两类错误

"买 2 元彩票竞中了几百万"这种事件发生的概率不到千万分之一，但确实在我们的生活中发生了，这说明：由于抽样的随机性，小概率事件有时会碰巧发生。而假设检验是根据小概率原理进行推理的，使得假设检验有可能发生以下两类错误。

第一类错误（typy Ⅰ error）：当原假设 H_0 为真时，拒绝 H_0，此类错误又称**拒真错误**。发生第一类错误的概率就是显著性水平 α，即 $P\{拒绝 H_0 | H_0 为真\} = \alpha$。

第二类错误（typy Ⅱ error）：当原假设 H_0 为假时，接受 H_0，此类错误又称**取伪错误**。发生第二类错误的概率一般记为 β，即 $P\{接受 H_0 | H_0 为假\} = \beta$。

当样本容量 n 确定时，犯两类错误的概率不可能同时减少，减少其中一个往往会增加另外一个。所以在制定检验法则时，通常先限制犯第一类错误的概率 α，再适当增加样本容量来减少犯第二类错误的概率 β。

而 α 的选定，往往由该问题所涉及的各方协商决定，一般要看犯两类错误的后果而定。如在质量检验中，犯第一类错误会拒绝高质量的产品，这时生产方将遭受损失（生产风险），对于成本高、价格昂贵的商品，这时 α 应取得小些；犯第二类错误会接受低质量的产品，使用方会遭受损失，有时会造成严重的医疗事故（使用风险），对于药品的检验，这时 α 应取得大些。

表 4 - 1　假设检验中两类错误的比较

	第一类错误	第二类错误
实际情况	H_0 为真	H_0 为假
统计结论	拒绝 H_0	接受 H_0
犯错误的概率	α	β
举例（药品生产）	将合格品当作次品	将次品当作合格品

一般选取 $\alpha = 0.05$，或 0.01、0.1。如果 $\alpha = 0.05$ 时拒绝 H_0，便说 μ 与 μ_0 有显著性差异；如果 $\alpha = 0.01$ 时拒绝 H_0，便说 μ 与 μ_0 有极显著性差异。

我们应该注意，统计学中所谓的"显著性差异"与日常生活中所说的"有显著不同"其含义是不一样的。例如日常所说的两种药的药效有极显著的不同，是指一种药物的药效要比另一种药物高得多，而在统计学中所说的两种药的药效有极显著性差异，是指作出拒绝 H_0 这个结论的可靠性在 99% 以上，判断出错（犯第一类错误）的可能性小于 1%。

第二节　单个总体的假设检验

在医药研究中经常通过抽样来检验药品的某个指标（如重量、药物含量、溶出度等）是否达到指定要求，这就需要进行单个总体的参数假设检验，本节主要介绍单个正态总体的均值和方差的检验及总体率的检验。

一、正态总体的均值检验

（一）方差已知时，检验 $H_0: \mu = \mu_0$

设样本 $X_1, \cdots, X_n$ 来自正态总体 $N(\mu, \sigma^2)$，方差 σ^2 已知，需对总体均值 μ 进行检验。根据上一节的内容，检验步骤为：

（1）建立原假设 $H_0: \mu = \mu_0$；备择假设 $H_1: \mu \neq \mu_0$。

（2）在 $H_0: \mu = \mu_0$ 成立时，构造检验统计量

$$U = \frac{\bar{X} - \mu_0}{\sigma / \sqrt{n}} \sim N(0,1)$$

并计算检验统计量 U 的观测值 u；

（3）对于给定的显著性水平 α，查 $N(0, 1)$ 分位数表（附表4），得到临界值 $u_{\alpha/2}$，使得

$$P\{|U| \geq u_{\alpha/2}\} = \alpha,$$

（对应地，有 $P\{U \geq u_{\alpha/2}\} = \alpha/2$）（见图 4-3）

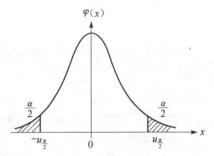

（4）判断：当 $|u| \geq u_{\alpha/2}$ 时，拒绝 H_0，接受 H_1，即认为 μ 与 μ_0 有显著差异；

当 $|u| < u_{\alpha/2}$ 时，接受 H_0，认为 μ 与 μ_0 无显著差异。

图 4-3　标准正态分布的双侧临界值

该检验法运用服从标准正态分布 $N(0, 1)$ 的检验统计量 U，故称为 **u 检验**（u test）或 **z 检验**（z test）。

例 4-1　某药厂长期生产八珍益母丸，规定标准为每丸重 9（克）。本月份开始使用一台新购置的联合制丸机，设该机生产的丸重 X 服从正态分布，根据经验知其方差 $\sigma^2 = 0.25$。为检验该机工作是否正常，从产品中随机抽取 100 丸，称得丸重均值 $\bar{x} = 9.11$（克），问制丸机工作是否正常？（$\alpha = 0.05$）

解： 应检验 $H_0: \mu = 9$；$H_1: \mu \neq 9$。

由题意可知：$\sigma^2 = 0.25$，$n = 100$，$\mu_0 = 9$，$\bar{x} = 9.11$。

则检验统计量 U 的值为

$$u = \frac{\bar{x} - \mu_0}{\sigma / \sqrt{n}} = \frac{9.11 - 9}{0.5 / \sqrt{100}} = 2.2$$

对于给定的显著性水平 $\alpha = 0.05$，查 $N(0, 1)$ 分位数表（附表4），得到临界值：

$$u_{\alpha/2} = u_{0.025} = 1.96,$$

因为 $|u| = 2.2 > 1.96$，所以拒绝 H_0，接受 H_1，即在 0.05 的显著水平下，认为新制丸机所制药丸的平均重量与 9（克）之间有显著性差异，即制丸机的工作不正常。

此时接受域为 $\{|u| < u_{\alpha/2}\}$，即：

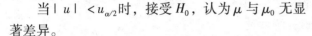

$$\left| \frac{\bar{x} - \mu_0}{\sigma / \sqrt{n}} \right| < u_{\alpha/2}, \quad \text{从而} \quad \bar{x} - u_{\alpha/2} \frac{\sigma}{\sqrt{n}} < u_0 < \bar{x} + u_{\alpha/2} \frac{\sigma}{\sqrt{n}}$$

其中 $\left(\bar{x} - u_{\alpha/2} \dfrac{\sigma}{\sqrt{n}}, \ \bar{x} + u_{\alpha/2} \dfrac{\sigma}{\sqrt{n}} \right)$ 正是参数 μ 的置信度为 $1 - \alpha$ 的**置信区间**。换句话说，如

果 μ_0 落在上述区间中，则接受 H_0，否则就拒绝 H_0。假设检验和区间估计得到了一致的结论。

（二）方差未知时，检验 $H_0: \mu = \mu_0$

实际应用中，正态总体的方差 σ^2 通常是未知的，故我们常用 t 检验法来进行其均值检验。

设样本 $X_1, \cdots, X_n$ 来自正态总体 $N(\mu, \sigma^2)$，其中 σ^2 未知。要检验原假设 $H_0: \mu = \mu_0$ 是否成立。

此时 $U = \dfrac{\bar{X} - \mu_0}{\sigma / \sqrt{n}}$ 因为含有未知参数 σ，不能作为 μ 的检验统计量。由于样本方差

$$S^2 = \frac{1}{n-1} \sum_{i=1}^{n} (X_i - \bar{X})^2$$

是总体方差 σ^2 的无偏估计，所以可用 S 代替 σ，在原假设 $H_0: \mu = \mu_0$ 成立时得到统计量

$$T = \frac{\bar{X} - \mu_0}{S / \sqrt{n}} \sim t(n-1)$$

故用 T 代替 U 作为检验统计量即可。

检验步骤为：

（1）建立原假设 $H_0: \mu = \mu_0$；备择假设 $H_1: \mu \neq \mu_0$。

（2）在 $H_0: \mu = \mu_0$ 成立时，构造检验统计量

$$T = \frac{\bar{X} - \mu_0}{S / \sqrt{n}} \sim t(n-1)$$

并由样本值计算 T 检验统计量的观测值 t；

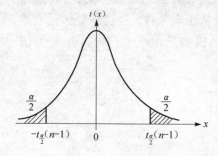

图 4-4 t 分布的双侧临界值

（3）对于给定的显著性水平 α，由 t 分布表（见附表6）查得临界值 $t_{\alpha/2}(n-1)$，使得

$$P\{ |T| \geq t_{\alpha/2} \} = \alpha, （见图 4-4）$$

（4）当 $|t| \geq t_{\alpha/2}$ 时，拒绝 H_0，接受 H_1，即认为 μ 与 μ_0 有显著差异；

当 $|t| < t_{\alpha/2}$ 时，接受 H_0，认为 μ 与 μ_0 无显著差异。

上述检验法运用服从 t 分布的统计量 T，所以称为 **t 检验法**（t test）。

例 4-2   为分析甘草流浸膏中甘草酸含量，进行 5 次测定，得甘草酸含量的均值 $\bar{x} = 8.44(\%)$，标准差 $S = 0.04(\%)$。若测定值总体服从正态分布，试在显著性水平 0.05 下，检验总体均值 μ 与 8.32 是否有差异？

解： 由于总体方差未知，故用 T 检验法来检验总体的均值。

应检验 $H_0: \mu = 8.32$；$H_1: \mu \neq 8.32$。

由题中已知：$n = 5$，$\mu_0 = 8.32$，$\bar{x} = 8.44$，$S = 0.04$。

则检验统计量 T 的值为

$$t = \frac{\bar{x} - \mu_0}{S / \sqrt{n}} = \frac{8.44 - 8.32}{0.04 / \sqrt{5}} = 6.708$$

对于给定的 $\alpha = 0.05$ 和自由度 $n - 1 = 4$，查 t 分布表（附表 6），得到临界值

$$t_{\alpha/2}(n - 1) = t_{0.025}(4) = 2.776,$$

因为 $|t| = 6.708 > t_{\alpha/2}(4) = 2.776$，所以拒绝 H_0，接受 H_1，即认为甘草含量的总体均值 μ 与 8.32 有显著性差异。

二、正态总体的方差检验

在实用中，最常用的是正态总体的均值检验，其次是方差检验，有关指标的波动、精度、变异度、稳定性、离散度等的检验都属于总体方差（或标准差）检验。

设样本 $X_1, \cdots, X_n$ 来自正态总体 $N(\mu, \sigma^2)$，其中均值 μ、方差 σ^2 未知。

为检验正态总体的方差 σ^2，可考察 σ^2 的无偏估计量——样本方差 S^2，由抽样分布原理知，在原假设 $H_0 : \sigma^2 = \sigma_0^2$ 成立时，统计量

$$\chi^2 = \frac{(n-1)S^2}{\sigma_0^2} \sim \chi^2(n - 1)$$

显然，该 χ^2 统计量即可作为检验正态总体方差 σ^2 的检验统计量。

检验步骤为：

（1）建立原假设 $H_0 : \sigma^2 = \sigma_0^2$，备择假设 $H_1 : \sigma^2 \neq \sigma_0^2$。

（2）在原假设 $H_0 : \sigma^2 = \sigma_0^2$ 成立时，构造检验统计量

$$\chi^2 = \frac{(n-1)S^2}{\sigma_0^2} \sim \chi^2(n - 1)$$

由样本值计算 χ^2 检验统计量的值 χ^2；

（3）对于给定的显著性水平 α，由 $\chi^2(n - 1)$ 分布表（见附表 5）查得临界值

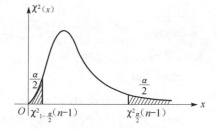

$$\chi_{1-\frac{\alpha}{2}}^2(n - 1) \text{ 和 } \chi_{\frac{\alpha}{2}}^2(n - 1),$$

使得 $\quad P\{\chi^2 \leqslant \chi_{1-\frac{\alpha}{2}}^2\} = \dfrac{\alpha}{2}$

且 $P\{\chi^2 \geqslant \chi_{\frac{\alpha}{2}}^2\} = \dfrac{\alpha}{2}$，（参见图 4 - 5）

图 4 - 5 χ^2 分布的双侧临界值

（4）判断：若 $\chi^2 \leqslant \chi_{1-\frac{\alpha}{2}}^2$ 或 $\chi^2 \geqslant \chi_{\frac{\alpha}{2}}^2$，则拒绝 H_0，认为 σ^2 与 σ_0^2 有显著差异；

若 $\chi_{1-\frac{\alpha}{2}}^2 < \chi^2 < \chi_{\frac{\alpha}{2}}^2$，则接受 H_0，认为 σ^2 与 σ_0^2 无显著差异。

上述检验运用服从 χ^2 分布的检验统计量 χ^2，所以称为 χ^2 **检验**（chi - square test）。

例 4 - 3 某剂型药物正常的生产过程中，含炭量服从 $N(1.408, 0.048^2)$，今从某批产品中任取 5 件，测得其含炭量（%）为

$$1.32 \quad 1.55 \quad 1.36 \quad 1.40 \quad 1.44$$

问含炭量的波动是否正常？（$\alpha = 0.01$）

解： 根据题意，应检验 $H_0 : \sigma^2 = 0.048^2$；$H_1 : \sigma^2 \neq 0.048^2$。

已知 $\sigma_0^2 = 0.048^2$，$n = 5$，由样本数据计算得 $S^2 = 0.00778$。

则 χ^2 检验统计量的值

$$\chi^2 = \frac{(n-1)S^2}{\sigma_0^2} = \frac{(5-1)0.00778}{0.048^2} = 13.507$$

对于给定的 $\alpha = 0.01$ 和自由度 $n - 1 = 4$，由 χ^2 分布表（附表 5）查得临界值

$$\chi_{1-\frac{\alpha}{2}}^2 = \chi_{1-\frac{0.01}{2}}^2 = \chi_{0.995}^2 = 0.207, \quad \chi_{\frac{\alpha}{2}}^2 = \chi_{\frac{0.01}{2}}^2 = \chi_{0.005}^2 = 14.860$$

因为 $0.207 < \chi^2 < 14.860$，故接受 H_0，认为 σ^2 与 0.048^2 无极显著差异，即该批产品含炭量的波动正常。

三、总体率的检验（大样本）

有时我们更关心药品的合格率或治愈的有效率，这属于总体率的假设检验问题。总体率是总体中的具有某种共同特征的个体所占的比率，用 P 来表示；样本率是样本中相应个体所占的比率，用 p 来表示，其检验方法与上面所讲的均值检验方法是相似的。

现考察根据样本率 p 来检验关于总体率 P 的原假设 $H_0: P = P_0$。由于此时总体呈非正态分布，对大样本情形（$n \geqslant 30$），由中心极限定理可知：

$$U = \frac{p - P}{\sqrt{\dfrac{P(1-P)}{n}}} \sim N(0,1) \qquad （近似）$$

在原假设 $H_0: P = P_0$ 成立时，得到检验统计量

$$U = \frac{p - P_0}{\sqrt{\dfrac{P_0(1-P_0)}{n}}} \sim N(0,1) \qquad （近似）$$

即可进行相应的 u 检验。

检验步骤为：

（1）建立原假设 $H_0: P = P_0$；备择假设 $H_1: P \neq P_0$。

（2）在 $H_0: P = P_0$ 成立时，对大样本情形（$n \geqslant 30$），构造检验统计量

$$U = \frac{p - P_0}{\sqrt{\dfrac{P_0(1-P_0)}{n}}} \sim N(0,1) \qquad （近似）$$

并由样本值计算 U 检验统计量的观测值 u；

（3）对于给定的 α，查 $N(0,1)$ 表，得到临界值 $u_{\alpha/2}$，使得 $P\{|U| \geqslant u_{\alpha/2}\} = \alpha$；

（4）判断：当 $|u| \geqslant u_{\alpha/2}$ 时，拒绝 H_0，接受 H_1，即认为 P 与 P_0 有显著差异；

当 $|u| < u_{\alpha/2}$ 时，接受 H_0，认为 P 与 P_0 无显著差异。

例 4-4 用某疗法治愈某病，临床观察了 100 例，治愈了 65 例，问总体治愈率与所传 79% 是否相符？（$\alpha = 0.05$）

解： 依题意，应对总体率进行检验

$$H_0: P = 0.79; \quad H_1: P \neq 0.79$$

已知 $P_0 = 0.79$，$n = 100$，$m = 65$，而样本率

$$p = \frac{m}{n} = \frac{65}{100} = 0.65,$$

则检验统计量 U 的值

$$u = \frac{p - P_0}{\sqrt{\dfrac{P_0(1 - P_0)}{n}}} = \frac{0.65 - 0.79}{\sqrt{\dfrac{0.79 \times 0.21}{100}}} = \frac{-0.14}{0.0407} = -3.44$$

对于给定的 $\alpha = 0.05$，查 $N(0, 1)$ 表，得到临界值

$$u_{\alpha/2} = u_{0.025} = 1.96,$$

因为 $|u| = 3.44 > u_{0.025}$，故拒绝 H_0，即认为总体治愈率与所传 79% 有显著性差异。

四、假设检验中的单侧检验

实际假设检验中，有时我们更关心总体均值 u 是否大于 μ_0 或小于 μ_0。例如有一种具有降压作用的药物给一组患原发性高血压的病人服用后，其平均血压只会降低，不会升高，这时被检验的假设为 $H_0: \mu = \mu_0$ 及 $H_1: \mu < \mu_0$。此时检验的拒绝域将对应于图4-6中分布曲线区域单侧的尾部，这类假设检验称为**单侧检验**（one-side test）。而前面讨论的检验的原假设是 $H_0: \mu = \mu_0$，其备择假设 $H_1: \mu \neq \mu_0$ 则等价于 $\mu < \mu_0$ 或 $\mu > \mu_0$，即不论 $\mu < \mu_0$ 还是 $\mu > \mu_0$ 均拒绝原假设 $\mu = \mu_0$，这对应于如图4-1中所示的两个拒绝域，分别在分布曲线区域两侧的尾部，每侧占 $\alpha/2$，这类检验称为**双侧检验**（two-side test）。

单侧检验主要有以下两种情形：

原假设 $H_0: \mu = \mu_0$，备择假设 $H_1: \mu < \mu_0$——左侧检验（见图4-6）；

原假设 $H_0: \mu = \mu_0$，备择假设 $H_1: \mu > \mu_0$——右侧检验（见图4-7）。

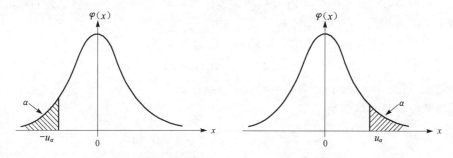

图4-6 左侧检验的拒绝域   图4-7 右侧检验的拒绝域

案例4-1（续） 在案例4-1中如果改进了生产过程，该生产线上的药片的平均药物含量不会减少，数据同案例4-1，试问生产过程的改进是否会显著提高平均药物含量？

解：依题意，应进行单侧检验

$$H_0: \mu = 50.3; \quad H_1: \mu > 50.3$$

由题中条件得 $\bar{x} = 51.15$，$\mu_0 = 50.3$，$\sigma^2 = 1.5^2$。

则检验统计量 U 的观测值为

$$u = \frac{\bar{x} - \mu_0}{\sigma / \sqrt{n}} = \frac{51.15 - 50.3}{1.5 / \sqrt{10}} = 1.792$$

对于给定的 $\alpha = 0.05$，查 $N(0, 1)$ 表（附表4）查得单侧临界值

$$u_\alpha = u_{0.05} = 1.65,$$

由于 $u = 1.792 > 1.65$，所以拒绝 $H_0: \mu = 50.3$，接受 $H_1: \mu > 50.3$，即认为生产过程的改进提高了平均药物含量。

由案例 4-1 和案例 4-1（续）发现，同一组数据，双侧检验时（案例 4-1）的结论为接受 H_0，μ 与 μ_0 无显著性差异；而单侧检验时（案例 4-1（续））的结论为拒绝 H_0，μ 与 μ_0 有显著性差异，因此单侧检验较双侧检验更易得出差异有统计意义的结论（即拒绝 H_0），显著性检验的效果更好。实际上，对同一个 u 值或 t 值来说，单侧检验的 P 值仅为双侧检验的 P 值的一半。那么实际试验中到底用单侧检验还是双侧检验呢？我们说，如果事先已知或根据专业知识确定 $\mu \leqslant \mu_0$ 或 $\mu \geqslant \mu_0$，就用单侧检验，否则一般情形用双侧检验。

从案例 4-1（续）的解题过程还可以看出，单侧检验与双侧检验的主要步骤类似，只是在备择假设、临界值和拒绝域上有差异，我们用表 4-2 加以比较。

表 4-2　双侧检验与单侧检验的差异

检验假设			统计量	临界值	拒绝域
双侧	$H_0: \mu = \mu_0$	$H_1: \mu \neq \mu_0$	$u = \dfrac{\bar{X} - \mu_0}{\sigma/\sqrt{n}}$	$u_{\alpha/2}$	$\|u\| \geqslant u_{\alpha/2}$
单侧		$H_1: \mu > \mu_0$（或 $H_1: \mu < \mu_0$）		u_α	$u \geqslant u_\alpha$（或 $u \leqslant u_\alpha$）

例 4-5　某种内服药有使患者血压升高的副作用。已知原来的药使血压升高幅度 X 服从均值为 20 的正态分布，现研制出一种新药，并观测了 10 名服用新药的患者血压，记录其血压升高幅度的平均值为 17.4，标准差是 2.2，问是否可以认为新药的副作用显著小于原来的药？（$\alpha = 0.05$）

解：由于总体方差未知，需用 t 检验法，且为单侧检验。应检验

$$H_0: \mu = 20; \quad H_1: \mu < 20$$

由题意可得：$n = 10$，$\mu_0 = 20$，$\bar{x} = 17.4$，$S = 2.2$。

则检验统计量 T 的值为

$$t = \frac{\bar{x} - \mu_0}{S/\sqrt{n}} = \frac{17.4 - 20}{2.2/\sqrt{10}} = -3.74$$

对于给定的 $\alpha = 0.05$ 和自由度 $n - 1 = 9$，查 t 分布表（附表 6），得到临界值

$$t_\alpha(n-1) = t_{0.05}(9) = 1.83,$$

因为 $t = -3.74 < -t_{0.05}(9) = -1.83$，故拒绝 H_0，接受 H_1，即可以认为新药的副作用显著小于原来的药。

第三节　两个总体参数的假设检验

除了上节介绍的有关单个总体的假设检验问题外，在医药研究中还经常遇到两种处理之间的比较问题，如临床上比较新药和旧药对治疗某种疾病的效果，在动物身上做比较试验来鉴定使用和不使用某种药物的区别，在制药工业中比较两种工艺间的优劣。根据两组数据之间是否独立，常进行不同的试验设计：成组设计和配对设计。

一、成组设计中的均值检验

试验时如果将试验对象随机地分成两组，一组作为对照组，另一组作为试验组，或者给两组作不同的处理，观察同一个指标的变化，这样的设计中两个样本相互独立，我们称之为**成组设计**（two – group design），这里要求两个总体都是正态分布。

设总体 $X \sim N(\mu_1, \sigma_1^2)$，总体 $Y \sim N(\mu_2, \sigma_2^2)$，$X$ 与 Y 相互独立，$X_1, \cdots, X_{n_1}$ 与 $Y_1, \cdots, Y_{n_2}$ 是分别来自总体 X 和 Y 的相互独立样本，其样本均值、样本方差分别为 $\bar{X}$、S_1^2 和 $\bar{Y}$、S_2^2，其中：

$$\bar{X} = \frac{1}{n_1}\sum_{i=1}^{n_1} X_i, \quad S_1^2 = \frac{1}{n_1 - 1}\sum_{i=1}^{n_1} (X_i - \bar{X})^2;$$

$$\bar{Y} = \frac{1}{n_2}\sum_{i=1}^{n_2} Y_i, \quad S_2^2 = \frac{1}{n_2 - 1}\sum_{i=1}^{n_2} (Y_i - \bar{Y})^2.$$

下面我们按照方差是否已知的情形来讨论正态总体均值比较检验的方法。

（一）方差已知，检验 $H_0: \mu_1 = \mu_2$

当总体方差 σ_1^2、σ_2^2 已知时，由抽样分布理论知

$$U = \frac{\bar{X} - \bar{Y} - (\mu_1 - \mu_2)}{\sqrt{\dfrac{\sigma_1^2}{n_1} + \dfrac{\sigma_2^2}{n_2}}} \sim N(0,1)$$

在原假设 $H_0: \mu_1 = \mu_2$ 成立时，即得到检验统计量

$$U = \frac{\bar{X} - \bar{Y}}{\sqrt{\dfrac{\sigma_1^2}{n_1} + \dfrac{\sigma_2^2}{n_2}}} \sim N(0,1)$$

由此即可用 U 检验法进行检验。

检验步骤为：

（1）建立原假设 $H_0: \mu_1 = \mu_2$；备择假设 $H_1: \mu_1 \neq \mu_2$。

（2）在 $H_0: \mu_1 = \mu_2$ 成立时，构造检验统计量

$$U = \frac{\bar{X} - \bar{Y}}{\sqrt{\dfrac{\sigma_1^2}{n_1} + \dfrac{\sigma_2^2}{n_2}}} \sim N(0,1)$$

并由样本值计算 U 检验统计量的观测值 u；

（3）对于给定的 α，查 $N(0, 1)$ 分位数表（附表4），得到临界值 $u_{\alpha/2}$，使得

$$P\{|U| \geq u_{\alpha/2}\} = \alpha_\circ$$

（4）判断：当 $|u| \geq u_{\alpha/2}$ 时，拒绝 H_0，接受 H_1，即认为 μ_1 与 μ_2 有显著差异；

当 $|u| < u_{\alpha/2}$ 时，接受 H_0，认为 μ_1 与 μ_2 无显著差异。

（二）方差未知，检验 $H_0: \mu_1 = \mu_2$（大样本）

对于大样本情形，即两个样本容量 n_1、n_2 都足够大（>30），即使方差未知，也可分别用样本方差 S_1^2、S_2^2 近似代替未知的 σ_1^2、σ_2^2，得检验统计量

$$U = \frac{\bar{X} - \bar{Y}}{\sqrt{\dfrac{S_1^2}{n_1} + \dfrac{S_2^2}{n_2}}} \sim N(0,1)$$

由此仍可以用上述 U 检验法来进行检验。

例 4 - 6　研究中成药显微定量法，按一定的程序镜检六味地黄丸中茯苓的菌丝数，检测 75 次，得菌丝数目的均值 $\bar{x} = 56.5$，方差 $S_1^2 = 9.4$，镜检熟地的棕色核状物数，检测 65 次，得棕色状物数目的均值 $\bar{y} = 65$，方差 $S_2^2 = 5.5$，问六味地黄丸中菌丝数与棕色核状物数有无显著差异？（$\alpha = 0.01$）

解：由题意应检验 $H_0: \mu_1 = \mu_2$；$H_1: \mu_1 \neq \mu_2$。

由题中条件知 $n_1 = 75$，$\bar{x} = 56.5$，$S_1^2 = 9.4$，$n_2 = 65$，$\bar{y} = 65$，$S_2^2 = 5.5$。

则

$$u = \frac{\bar{x} - \bar{y}}{\sqrt{\dfrac{S_1^2}{n_1} + \dfrac{S_2^2}{n_2}}} = \frac{56.5 - 65}{\sqrt{\dfrac{9.4}{75} + \dfrac{5.5}{65}}} = -18.55$$

对 $\alpha = 0.01$，查 $N(0, 1)$ 分位数表（附表 4），得到临界值 $u_{\alpha/2} = u_{0.005} = 2.58$。

因 $|u| = 18.55 > u_{\alpha/2} = 2.58$，拒绝 H_0，接受 H_1，即认为六味地黄丸中菌丝数与棕色核状物数有极显著差异（$\alpha = 0.01$）。

（三）方差未知但相等，检验 $H_0: \mu_1 = \mu_2$（小样本）

对于小样本情形，我们仅考虑 $\sigma_1^2 = \sigma_2^2 = \sigma^2$ 的情形。当 $\sigma_1^2 \neq \sigma_2^2$，检验较为复杂，读者可参考有关参考文献，如 [3]，[6]。

当总体方差 σ_1^2、σ_2^2 未知但相等时（$\sigma_1^2 = \sigma_2^2 = \sigma^2$），应如何合理地估计有两组样本时的 σ^2 呢？虽然两组的样本方差 S_1^2、S_2^2 都可以估计 σ^2，当然也可以用它们的简单平均来估计 σ^2，但这是不合理的，样本大的样本方差对 σ^2 的贡献要大，反之，样本小的样本方差对 σ^2 的贡献要小。因此合理的方法是对 S_1^2、S_2^2 用加权平均，权就是样本方差中的自由度，即用

$$S_p^2 = \frac{(n_1 - 1)S_1^2 + (n_2 - 1)S_2^2}{n_1 + n_2 - 2}$$

估计 σ^2，其中 S_p^2 也称为两组样本的**合并方差**，特别地，当 $n_1 = n_2$ 时，

$$S_p^2 = \frac{S_1^2 + S_2^2}{2}$$

因此由

$$U = \frac{\bar{X} - \bar{Y}}{\sqrt{\dfrac{\sigma_1^2}{n_1} + \dfrac{\sigma_2^2}{n_2}}} = \frac{\bar{X} - \bar{Y}}{\sigma \sqrt{\dfrac{1}{n_1} + \dfrac{1}{n_2}}} \sim N(0,1),$$

用 S_p 来代替 σ，有

$$T = \frac{\bar{X} - \bar{Y}}{S_p \sqrt{\dfrac{1}{n_1} + \dfrac{1}{n_2}}} \sim t(n_1 + n_2 - 2)$$

由此进行相应的 T 检验即可。

检验步骤为：

（1）建立原假设 $H_0: \mu_1 = \mu_2$；备择假设 $H_1: \mu_1 \neq \mu_2$。

（2）在 $H_0: \mu_1 = \mu_2$ 成立时，构造检验统计量

$$T = \frac{\bar{X} - \bar{Y}}{S_p \sqrt{\dfrac{1}{n_1} + \dfrac{1}{n_2}}} \sim t(n_1 + n_2 - 2)$$

并由样本值计算 T 检验统计量的观测值 t；

（3）对于给定的 α，查 t 分布表（附表6），得到临界值 $t_{\alpha/2}(n_1 + n_2 - 2)$，使得

$$P\{|T| \geq t_{\alpha/2}\} = \alpha;$$

（4）判断：当 $|t| \geq t_{\alpha/2}(n_1 + n_2 - 2)$ 时，拒绝 H_0，即认为 μ_1 与 μ_2 有显著差异；当 $|t| < t_{\alpha/2}(n_1 + n_2 - 2)$ 时，接受 H_0，认为 μ_1 与 μ_2 无显著差异。

例4-7 某药厂为了比较研究中的新配方与已上市药片配方的15分钟溶出度，分别抽取 10 个样本进行检测，得到数据如表 4-3，假设方差相等（参见后面例 4-9），问研究中的新配方与已上市药片配方的15分钟溶出度有没有显著性差异？（$\alpha = 0.05$）

表4-3　已上市配方与研究中的新配方的溶出度

配　方	15 分钟溶出度
已上市药片配方	78　67　75　69　69　85　83　86　74　85
研究中的新配方	78　83　67　69　74　69　86　72　70　71

解：根据题意，本题属于方差未知但相等时的均值检验（小样本），所以用 T 检验法进行检验。

应检验 $H_0: \mu_1 = \mu_2$；$H_1: \mu_1 \neq \mu_2$。

由样本值计算得：$\bar{x} = 77.1$，$S_1^2 = 54.1$，$\bar{y} = 73.9$，$S_2^2 = 41.0$

则　　　　　　$S_p^2 = (S_1^2 + S_2^2)/2 = (54.1 + 41.0)/2 = 47.6$，$S_p = \sqrt{47.6} = 6.9$

又检验统计量 T 的值

$$t = \frac{\bar{x} - \bar{y}}{S_p \sqrt{\dfrac{1}{n_1} + \dfrac{1}{n_2}}} = \frac{77.1 - 73.9}{6.9 \sqrt{\dfrac{1}{10} + \dfrac{1}{10}}} = 1.04$$

对给定的 $\alpha = 0.05$，查 t 分布表（附表6），得临界值

$$t_{\alpha/2}(n_1 + n_2 - 2) = t_{0.025}(18) = 2.10$$

因 $|t| = 1.04 < t_{0.025}(18) = 2.10$，则接受 H_0，即认为两种配方的15分钟溶出度无显著性差异。

二、配对设计中的均值检验

在前面讨论的成组设计的 t 检验中，我们实际上是假设了来自这两个正态总体的样本是相互独立的。但实际情况不总是这样，有时两组数据资料是成对出现并且是相互关联的。例如为了考察一种降血压药的效果，测试了 n 个高血压病人服药前后的血压为 $x_1, \cdots, x_{n_1}$ 与 $y_1, \cdots, y_{n_2}$，其中 (x_i, y_i) 是同一个病人服药前后的血压，此时的试验设计称为配对设计。

所谓**配对设计**（paired design），就是把研究对象按某些特征或条件配成对子，每对研究对象分别施加两种不同的处理方法，然后比较两种处理结果的差异。在配对设

计下所得的两组数据（如 n 个高血压病人服药前后的两组样本值）不是相互独立的，这不能看作两个独立总体的样本进行统计处理。作配对比较时，我们将先求出配对对子数据 (x_i, y_i) 的差值 $d_i(= x_i - y_i)$，并将这些差值 d 看成是一个新的总体的随机样本，而差值的变化可以理解为大量、微小、独立的随机因素综合作用的结果。如果此差值 d 服从正态分布 $N(\mu_d, \sigma_d^2)$，其中 μ_d 是差值 d 的总体均值，σ_d^2 是差值 d 的总体方差，那么在配对设计下，检验两种结果是否有显著性差异，就相当于检验差值 d 的总体均值 μ_d 是否为零，即原假设为

$$H_0: \mu_d = 0$$

从而把配对 (x, y) 比较归结为当 σ_d^2 未知时各对数值的差值 d 的单个正态总体均值的分析，这可用前面介绍的 t 检验来解决，其检验统计量为

$$t = \frac{\bar{d} - \mu_d}{S_d / \sqrt{n}} = \frac{\bar{d}}{S_d / \sqrt{n}}$$

其中 $\bar{d}$ 为差值 d 的样本均值，S_d 是差值 d 的样本标准差，n 为配对对子数。

检验步骤为：

（1）建立原假设 $H_0: \mu_d = 0$；H_1：备择假设 $\mu_d \neq 0$。

（2）在 $H_0: \mu_d = 0$ 成立时，构造检验统计量

$$t = \frac{\bar{d}}{S_d / \sqrt{n}} \sim t(n-1)$$

并由样本值计算 T 检验统计量的观测值 t；

（3）对于给定的显著性水平 α，由 t 分布表（见附表6）查得临界值 $t_{\alpha/2}(n-1)$，使得

$$P\{|T| \geq t_{\alpha/2}\} = \alpha,$$

（4）当 $|t| \geq t_{\alpha/2}$ 时，拒绝 H_0，接受 H_1，即认为两种处理有显著差异；

当 $|t| < t_{\alpha/2}$ 时，接受 H_0，认为两种处理无显著差异。

上述高血压病人服药前后的血压数据来自于同一个受试对象，这种配对也称为**自身配对**，如对同一个受试对象治疗前后的某些生理指标（如体重、血压、白细胞等）进行测量。除此以外，还有另外一种配对的形式——**同源配对**，此时数据来自于同一窝或胎的两个个体。例如动物试验中把遗传和环境上差别较小的同窝的小白鼠作为试验对象，药物分析中将样本一分为二，分别采用药典法和二阶导数法测定维生素 B_6 的含量，它们都属于同源配对。配对比较时，同一个对子中一个对象施行甲处理，另一个施行乙处理。这样的好处在于可以减少个性差异，提高试验效率。

例 4-8 将同窝别、同性别、同体重的大白鼠配成 8 对，并把每对大白鼠随机分到正常饲料组和霉菌污染饲料组，饲养一个月后测得两组体重如表 4-4，问霉菌污染饲料对大白鼠体重有无影响？（$\alpha = 0.05$）

表 4-4 不同饲料组大白鼠体重

对子数	1	2	3	4	5	6	7	8
正常饲料组 x	98	72	96	79	108	85	69	77
霉菌污染组 y	87	72	81	73	91	65	70	62
差值 $d = x - y$	11	0	15	6	17	20	-1	15

解： 根据题意本例为同源配对设计问题，应检验假设

$$H_0: \mu_d = 0; \quad H_1: \mu_d \neq 0$$

由样本数据的差值计算得：$n = 8$，$\bar{d} = 10.375$，$S_d = 7.891$。

则检验统计量 T 的值为

$$t = \frac{\bar{d}}{S_d / \sqrt{n}} = \frac{10.375}{7.891 / \sqrt{8}} = 3.719$$

对于给定的 $\alpha = 0.05$ 和自由度 $n - 1 = 7$，查 t 分布表（附表6），得到临界值

$$t_{\alpha/2}(n - 1) = t_{0.025}(7) = 2.365,$$

因为 $|t| = 3.719 > t_{\alpha/2}(7) = 2.365$，所以拒绝 H_0，接受 H_1，即认为霉菌污染饲料对大白鼠体重有显著性影响。

三、成组设计中的方差检验

前面我们知道，在进行成组设计的均值比较时，需要先检验它们的方差是否相等。另外对医药生产的有些过程或产品进行评估时，其变异性的衡量具有特别重要的意义，如当用混合药粉制作药片时，可能需要测定混合物的均匀程度，均匀度可以通过对混合物的不同部位来测定，然后比较它们的方差或标准差。方差相等（或无显著差异）的总体称为具有方差齐性的总体，因此检验两个（或多个）总体方差是否相等的显著性检验又称为**方差齐性检验**（homogeneity test of variance）。

现考察两个总体方差的齐性检验，即检验原假设

$$H_0: \sigma_1^2 = \sigma_2^2$$

是否成立，对此，由抽样分布理论知，

$$F = \frac{S_1^2 / \sigma_1^2}{S_2^2 / \sigma_2^2} \sim F(n_1 - 1, n_2 - 1)$$

在原假设 $H_0: \sigma_1^2 = \sigma_2^2$ 成立时，即可得到检验统计量

$$F = \frac{S_1^2}{S_2^2} \sim F(n_1 - 1, n_2 - 1)$$

由此即可进行两个总体方差的齐性检验。

其检验步骤为：

（1）建立原假设 $H_0: \sigma_1^2 = \sigma_2^2$，备择假设 $H_1: \sigma_1^2 \neq \sigma_2^2$。

（2）在原假设 $H_0: \sigma_1^2 = \sigma_2^2$ 成立时，构造检验统计量

$$F = \frac{S_1^2}{S_2^2} \sim F(n_1 - 1, n_2 - 1)$$

并由样本值计算 F 检验统计量的观察值 F。

（3）对于给定显著性水平 α，由 $F(n_1 - 1, n_2 - 1)$ 分布表（附表7）查得临界值

$F_{1-\alpha/2}(n_1 - 1, n_2 - 1)$ 和 $F_{\alpha/2}(n_1 - 1, n_2 - 1)$，

使得 $$P\{F \leqslant F_{1-\alpha/2}\} = \frac{\alpha}{2}$$

且 $P\{F \geqslant F_{\alpha/2}\} = \dfrac{\alpha}{2}$，（参见图 4 - 8）

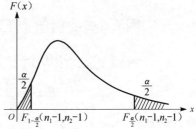

图 4 - 8　F 分布的双侧临界值

由 F 分布的特性，总有

$$F_{1-\alpha/2}(n_1 - 1, n_2 - 1) < 1 < F_{\alpha/2}(n_1 - 1, n_2 - 1)。$$

为简化计算，实际处理时，总取较大的样本方差作分子 S_1^2，从而

$$F = \frac{S_1^2}{S_2^2} > 1$$

此时只需查得右临界值 $F_{\alpha/2}(n_1 - 1, \ n_2 - 1)$ 即可。当

$$F \geqslant F_{\alpha/2}(n_1 - 1, n_2 - 1)，$$

就可拒绝 H_0；否则，则接受 H_0。

（4）判断：当 $F \geqslant F_{\alpha/2}$ 时，拒绝 H_0，接受 H_1，认为 σ_1^2 与 σ_2^2 有显著差异；

当 $F < F_{\alpha/2}$ 时，接受 H_0，认为 σ_1^2 与 σ_2^2 无显著差异。

上述检验法运用服从 F 分布的检验统计量 F，故称为 F 检验（F test）。

有时如需计算左临界值 $F_{1-\alpha/2}(n_1 - 1, \ n_2 - 1)$，则可利用下列公式进行：

$$F_{1-\alpha/2}(n_1 - 1, n_2 - 1) = \frac{1}{F_{\alpha/2}(n_2 - 1, n_1 - 1)}。$$

例 4 - 9　根据例题 4 - 7 中的数据，试回答研究中的新配方与已上市药片配方的 15 分钟溶出度的波动性有没有显著性差异？（$\alpha = 0.05$）

解： 由题意知应比较它们的方差，即检验

$$H_0: \sigma_1^2 = \sigma_2^2; \qquad H_1: \sigma_1^2 \neq \sigma_2^2。$$

由已知数据计算得：$n_1 = n_2 = 10$，$\bar{x}_1 = 77.1$，$S_1^2 = 54.1$，$\bar{x}_2 = 73.9$，$S_2^2 = 41.0$

则 F 检验统计量的值：

$$F = \frac{S_1^2}{S_2^2} = \frac{54.1}{41.0} = 1.32$$

对显著性水平 $\alpha = 0.05$，查 F 分布表（附表7）得临界值

$$F_{\alpha/2}(n_1 - 1, n_2 - 1) = F_{0.025}(9, 9) = 4.03$$

因 $F = 1.32 < F_{0.025}(9, 9) = 4.03$，故接受 $H_0: \sigma_1^2 = \sigma_2^2$，即认为两种配方的 15 分钟溶出度的波动无显著性差异。

对于成组设计的均值比较问题，实际解题时，应先进行两个总体的方差齐性检验，然后根据方差是否相等采用相应的均值比较检验方法。

第四节　假设检验的 Excel 应用

一、用 Excel 进行单个正态总体的参数检验

（一）单个正态总体均值 U 检验

对于总体方差 σ^2 已知时，进行单个正态总体均值的检验 $H_0: \mu = \mu_0$ 可利用 u 检验统计量 $U = \dfrac{\bar{X} - \mu_0}{\sigma / \sqrt{n}}$ 来进行。

在 Excel 中，利用统计函数 ZTEST 就可计算 u 检验的双侧概率 P 值 $P\{|U| > u\}$，

其中 $u = \dfrac{\bar{x} - \mu_0}{\sigma / \sqrt{n}}$。其格式为

$$\text{ZTEST}(\text{Array}, X, \text{Sigma})$$

其中　Array：　　为用来检验的数组或数据区域；

　　　X：　　　　为被检验的已知均值，即 μ_0；

　　　Sigma：　　为已知的总体标准差 σ，如果省略，则使用样本标准差 S。

注意：当样本均值 $\bar{x} < \mu_0$ 时，$u < 0$，此时返回的概率值大于 0.5，是 $1 - P$。

例 4 - 10　已知抽查的 5 支药膏的含甘草酸量分别为：

$$4.40 \quad 4.25 \quad 4.21 \quad 4.33 \quad 4.46$$

若方差 0.108^2 不变，试检验平均含甘草酸量 μ 是否为 4.5？（$\alpha = 0.05$）

Excel 求解：1. （函数法）应检验 H_0：$\mu = 4.5$。

又已知总体标准差 $\sigma = 0.108$，则在 Excel 中，只需在选定的单元格中输入

$$= \text{ZTEST}(\{4.40, 4.25, 4.21, 4.33, 4.46\}, 4.5, 0.108)$$

回车后即可得其概率值 $0.999784 > 0.5$（见图 4-9），即

$$1 - P = 0.99978, P = 0.00022$$

因 $P = 0.00022 < 0.05$，故拒绝 H_0，即认为此药膏的平均含甘草酸量 μ 与 4.5 有显著差异。

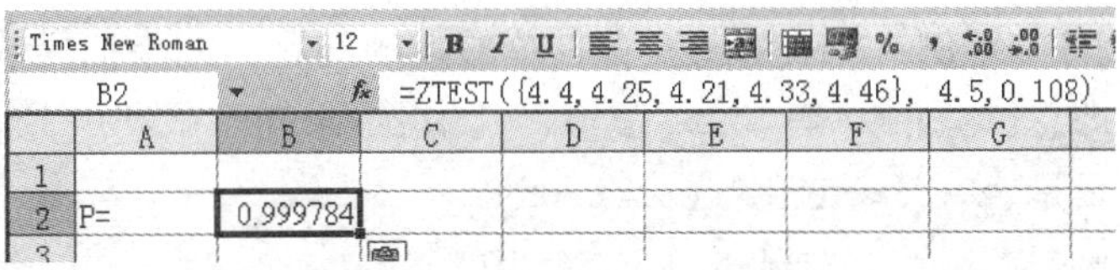

图 4 - 9　ZTEST 函数法的 Excel 结果

2. （菜单法）本例也可用菜单法来计算，其主要步骤为

（1）输入数据，如图 4 - 10；再选定单元格，在菜单中选取"插入→函数"，进入"插入函数"对话框，在"选择类别"中选定"统计"；在"选择函数"中选定"ZTEST"，点击"确定"；

（2）当出现 ZTEST 的"函数参数"对话框后，指定参数（图 4 - 10）：

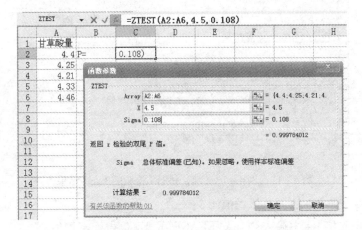

图 4 - 10　ZTEST 菜单法的 Excel 结果

在"Array"的方框内选定数据区域 A2: A6；

在"X"的方框内输入 μ_0 值"4.5"；

在"Sigma"的方框内输入已知的 σ 值"0.108"；

最后点击"确定"，则在单元格上可得概率值 0.999784（>0.5），即

$$1 - P = 0.999784, P = 0.000216 < 0.05$$

故拒绝 H_0，即认为此药膏的平均含甘草酸量 μ 与 4.5 有显著差异。

当总体方差 σ^2 未知时，要检验 H_0：$\mu = \mu_0$。对于大样本数据（$n > 30$），只要用样本标准差 S 替代 $u = \dfrac{\bar{x} - \mu_0}{\sigma/\sqrt{n}}$ 中的总体标准差 σ，上述 u 检验法可类似进行。而运用 Excel 进行该检验的步骤亦类似，只是在上述计算中不输入总体标准差 σ 即可。

（二）单个正态总体均值 t 检验

当总体方差 σ^2 未知时，单个正态总体均值的检验对于大样本（$n > 30$）问题可归结为上述 U 检验进行。对于小样本，则必须用 t 检验法进行。

在 Excel 中，可利用函数和输入公式的方法计算 t 检验统计量

$$t = \frac{\bar{X} - \mu_0}{S/\sqrt{n}}$$

和 P 值来进行 t 检验。

例 4-10（续） 对例 4-10 的药膏含甘草酸量的问题，如果抽样数据不变，只是总体方差未知。即总体分布为 $N(4.5, \sigma^2)$，其中 σ^2 未知。试利用 Excel 来检验此时的平均甘草酸含量是否有显著变化？（$\alpha = 0.05$）

Excel 求解：应检验 H_0：$\mu = 4.5$。

其 t 检验的步骤为：

1. 建立如图 4-11 所示的工作表：在第 E 列依次输入样本数据

4.40，4.25，4.21，4.33，4.46；

并在 A 列输入相关指标名称；

2. 计算 t 统计量的值和 P 值（图 4-11）：

	B5	▼	f_x =STDEV(E:E)			
	A	B	C	D	E	F
1	t 检验（已知原始数据）				样本数据	
2	计算指标	计算结果			4.4	
3	总体均值 μ_0	4.5			4.25	
4	样本均值 $\bar{x}$	4.33	(=AVERAGE(E:E))		4.21	
5	标准差 S	0.10319884	(=STDEV(E:E))		4.33	
6	样本容量 n	5	(=COUNT(E:E))		4.46	
7	t 值	3.68348682	(=ABS(B4-B3)/B5*B6^0.5)			
8	自由度 df	4	(=B6-1)			
9	P 值（单侧）	0.0105696	(=TDIST (B7,B8,1))			
10	P 值（双侧）	0.0211392	(=TDIST (B7,B8,2))			
11						

图 4-11　例 4-10（续）进行 t 检验的 Excel 结果

（1）在单元格 B3 输入总体均值 4.5；

（2）在单元格 B4 中输入"=AVERAGE(E: E)"得样本均值；

（3）在单元格 B5 中输入"= STDEV(E: E)"得样本标准差；

（4）在单元格 B6 中输入"= COUNT(E: E)"得样本容量；

（5）在单元格 B7 中输入"= ABS(B4 − B3)/B5 * B6^0.5"得 t 值；

（6）在单元格 $B8$ 中输入"= B6 − 1"得自由度；

（7）在单元格 B9 中输入"= TDIST(B7，B8，1)"得单侧 P 值；

（8）在单元格 $B10$ 中输入"= TDIST(B7，B8，2)"得双侧 P 值；

其中 ABS、TDIST 分别是用于计算绝对值、t 分布函数的 Excel 函数。所得结果如图 4 − 11 所示。

结果分析：因 $|t| = 3.683$，$P = 0.0211392$（双侧）< 0.05，则拒绝原假设 H_0，即认为此时药膏的平均甘草酸含量 μ 有显著变化。

注意：利用上述函数和公式构造的工作表，每次只要更改相应单元格的总体均值（$B3$）与原始数据（第 E 列），即可得到对应的结果。

对于单个正态总体方差的检验，利用相应的 Excel 函数和输入公式的方法与上题类似地建立工作表，即可进行相应检验。

二、用 Excel 进行两个正态总体的参数检验

（一）两个正态总体方差的齐性检验

对两个总体方差是否相等的方差齐性检验，即检验 $H_0: \sigma_1^2 = \sigma_2^2$，可用 F 检验统计量 $F = \dfrac{S_1^2}{S_2^2}$ 来进行。

在 Excel 中，采用"工具→数据分析→F 检验：双样本方差"即可进行两个正态总体方差的齐性检验，下面我们结合下列例题来介绍用 Excel 进行方差齐性检验的步骤。

例 4 − 11　用 24 只豚鼠均分成两组作支管灌流试验，记录流速如下（滴数/分）：

| 对照组 | 46 | 30 | 38 | 48 | 60 | 46 | 26 | 58 | 46 | 48 | 44 | 48 |
| 用药组 | 54 | 46 | 50 | 52 | 52 | 58 | 64 | 56 | 54 | 54 | 58 | 36 |

假定豚鼠灌流试验的流速服从正态分布，试检验这两组灌流试验流速的方差是否有显著差异？（$\alpha = 0.05$）

Excel 求解：现列出用 Excel 来进行两组数据方差齐性检验的具体步骤。

首先将两组数据输入表中的 A2：A13 和 B2：B13（参见图 4 − 13），则检验步骤为：

1. 在菜单中选取"工具→数据分析→ F 检验：双样本方差"，点击"确定"；

2. 当出现"F 检验：双样本方差"对话框后，选定参数（图 4 − 12）：

在"变量 1 的区域"方框内键入 A1：A13；在"变量 2 的区域"方框内键入 B1：B13；选定"标志"，再在"α"方框内键入 0.025。（注意：由于在 Excel 中该检验的结果中只有 F 分布的"单尾临界值"，故

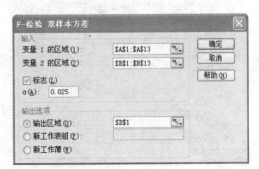

图 4 − 12　"F 检验：双样本方差"对话框

这里"α"方框内应键入 $\alpha/2 = 0.05/2 = 0.025$ 的值)。再在"输出选项"中选择"输出区域"为 D1。

最后选择"确定",即可得到如图 4 – 13 所示的 F 检验输出结果。

结果分析:如图 4 – 13 所示,因

$$F = 1.993103 < F_{\alpha/2} = 3.473699, \text{或} P = 0.134034 > 0.05/2 = 0.025$$

所以接受 H_0,即两组数据的总体方差无显著差异,即方差齐性成立。

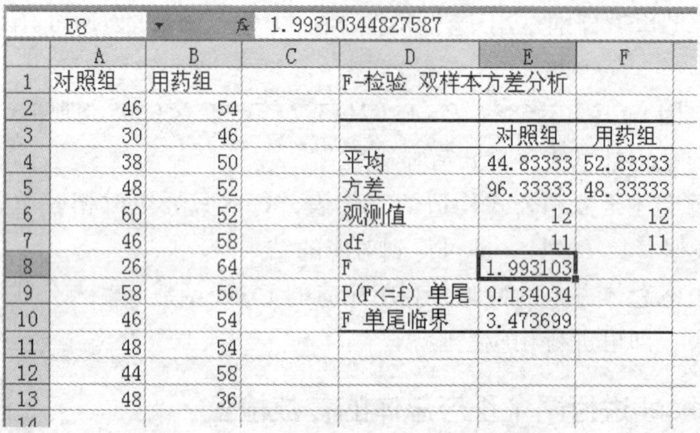

	A	B	C	D	E	F
	E8	▼	fx	1.99310344827587		
1	对照组	用药组		F-检验 双样本方差分析		
2	46	54				
3	30	46			对照组	用药组
4	38	50		平均	44.83333	52.83333
5	48	52		方差	96.33333	48.33333
6	60	52		观测值	12	12
7	46	58		df	11	11
8	26	64		F	1.993103	
9	58	56		P(F<=f) 单尾	0.134034	
10	46	54		F 单尾临界	3.473699	
11	48	54				
12	44	58				
13	48	36				

图 4 – 13　例 4 – 11 方差齐性检验的结果

(二) 两个正态总体均值比较检验

对两个正态总体均值的比较检验,即检验 $H_0: \mu_1 = \mu_2$,也即检验 $H_0: \mu_1 - \mu_2 = 0$ 是否成立。当两组数据的方差齐性成立也即等方差时,可用检验统计量

$$t = \frac{\bar{x} - \bar{y}}{S\sqrt{\dfrac{1}{n_1} + \dfrac{1}{n_2}}}$$

来进行检验,其中 $S = \sqrt{\dfrac{(n_1 - 1) S_1^2 + (n_2 - 1) S_2^2}{n_1 + n_2 - 2}}$。

在 Excel 的数据分析工具中,采用"t – 检验:双样本等方面假设"即可进行两个正态总体均值的比较检验,下面我们还是通过上列例 4 – 11 的数据来说明两个正态总体均值比较检验的步骤。

例 4 – 11(续)　对例 4 – 11 中的两组豚鼠灌流试验的流速数据,检验用药是否显著影响灌流试验的流速?($\alpha = 0.05$)

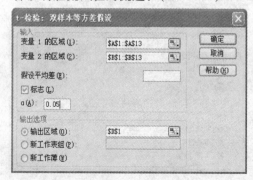

图 4 – 14　"t – 检验:等方差假设"对话框

Excel 求解:因由例 4 – 11 已知该例中两组数据的方差齐性成立,故可以用

"t – 检验:双样本等方面假设"

来进行两组数据的流速均值是否有显著差异的检验。其具体步骤为:

1. 在菜单中选取"工具→数据分析→ t – 检验:双样本等方面假设",点击"确定";

2. 当出现"t – 检验:双样本等方面假

设"对话框后,选定参数,图 4 – 14;

3. 选择"确定",即可得到等方差假设 t 检验结果如图 4 – 15。

	A	B	C	D	E	F	G
1	对照组	用药组		t-检验:双样本等方差假设			
2	46	54					
3	30	46			对照组	用药组	
4	38	50		平均	44.83333	52.83333	
5	48	52		方差	96.33333	48.33333	
6	60	52		观测值	12	12	
7	46	58		合并方差	72.33333		
8	26	64		假设平均差	0		
9	58	56		df	22		
10	46	54		t Stat	-2.30407		
11	48	54		P(T<=t) 单尾	0.01552		
12	44	58		t 单尾临界	1.717144		
13	48	36		P(T<=t) 双尾	0.03104		
14				t 双尾临界	2.073873		
15							

图 4 – 15 例 4 – 11 均值比较检验的结果

结果分析:如图 4 – 15 所示,因

$$|t| = |-2.30407| > t_{\alpha/2} = 2.073837, \text{或} P = 0.03104 (双侧) < 0.05$$

所以拒绝 H_0,认为两组数据的总体均值显著差异,即用药显著影响灌流试验的流速。

对于方差未知且方差齐性不成立的两个正态总体均值比较检验可以用

"t – 检验:双样本异方差假设"

来进行。对于总体方差已知的两个正态总体均值比较检验可以用

"z 检验:双样本平均差检验"

来进行。对于配对数据资料比较的 t 检验可以用

"t – 检验:平均值的二样本分析"

来进行(在"假设平均差"中选 0 或不选)。上述检验步骤与前面介绍的"t – 检验:双样本等方差假设"基本相同,这里不再详细介绍。

知识链接

奈曼与假设检验理论

J. 奈曼(Jerzy Splawa Neyman,1894 ~ 1981)是美国统计学家、现代统计学的奠基人之一。原籍波兰,1938 年起为美国加州大学伯克利分校教授、统计研究中心主任。

1925 年 ~ 1927 年,他在伦敦大学师从 K. 皮尔逊,并与英国统计学家、K. 皮尔逊之子 E. 皮尔逊展开了深入的合作研究。奈曼和 E. 皮尔逊利用数学概念和逻辑推理发展了假设检验理论,并于 1928 到 1934 年间发表了多篇重要的相关文献,内容包括两类错误、备择假设、似然比检验、一致最优检验、功效函数、最佳临界域等概念和方法,奠定了假设检验的理论基础。1937 年发表了有关置信区间估计的理论成果。奈曼和 E. 皮尔逊因区间估计和假设检验的 Neyman – Pearson 理论而一起名垂数理统计发展史。

本 章 小 结

(一) 假设检验的基本思想与步骤

名 目	内 容
基本思想	概率性质的反证法
推断依据	小概率原理：小概率事件在一次试验中几乎不可能发生
两类错误	第一类错误（弃真）；第二类错误（取伪）
基本步骤	1. 建立原假设 H_0 和备择假设 H_1； 2. 确定检验统计量及其分布，并由样本值计算检验统计量的值； 3. 根据显著性水平 α，查表求出临界值并确定拒绝域； 4. 作出判断：若统计量的值落在拒绝域内，则拒绝原假设 H_0；否则，就接受原假设 H_0

(二) 单个正态总体参数的假设检验

原假设 H_0	备择假设 H_1	检验统计量	分 布	临界值	拒绝域
$\mu=\mu_0$ (σ^2 已知)	$\mu\neq\mu_0$	$U=\dfrac{\bar{X}-\mu_0}{\sigma/\sqrt{n}}$	$N(0,1)$	$u_{\alpha/2}$	$\lvert u \rvert \geq u_{\alpha/2}$
	$\mu>\mu_0$			u_α	$u\geq u_\alpha$
	$\mu<\mu_0$			$-u_\alpha$	$u\leq u_\alpha$
$\mu=\mu_0$ (α^2 未知)	$\mu\neq\mu_0$	$T=\dfrac{\bar{X}-\mu_0}{S/\sqrt{n}}$	$t(n-1)$	$t_{\alpha/2}$	$\lvert t \rvert \geq t_{\alpha/2}$
	$\mu>\mu_0$			$t_\alpha(n-1)$	$t\geq t_\alpha$
	$\mu<\mu_0$			$-t_\alpha(n-1)$	$t\leq t_\alpha$
$\sigma^2=\sigma_0^2$	$\sigma^2\neq\sigma_0^2$	$\chi^2=\dfrac{(n-1)S^2}{\sigma_0^2}$	$\chi^2(n-1)$	$\chi^2_{1-\frac{\alpha}{2}}(n-1)$ 和 $\chi^2_{\frac{\alpha}{2}}(n-1)$	$\chi^2\geq\chi^2_{\alpha/2}$ 或 $\chi^2\leq\chi^2_{1-\alpha/2}$
	$\sigma^2>\sigma_0^2$ $\sigma^2<\sigma_0^2$			$\chi^2_\alpha(n-1)$ $\chi^2_{1-\alpha}(n-1)$	$\chi^2\geq\chi^2_\alpha$ $\chi^2\leq\chi^2_{1-\alpha}$

(三) 两个正态总体参数的比较检验

原假设 H_0	备择假设 H_1	检验统计量	分 布	临界值	拒绝域
$\mu_1=\mu_2$ 成组设计	$\mu_1\neq\mu_2$	$U=\dfrac{\bar{X}-\bar{Y}}{\sqrt{\dfrac{\sigma_1^2}{n_1}+\dfrac{\sigma_2^2}{n_2}}}$ （方差已知）	$N(0,1)$	$u_{\alpha/2}$	$\lvert u \rvert \geq u_{\alpha/2}$
	$\mu_1>\mu_2$ $\mu_1<\mu_2$			u_α $-u_\alpha$	$u\geq u_\alpha$ $u\leq -u_\alpha$
	$\mu_1\neq\mu_2$	$U=\dfrac{\bar{X}-\bar{Y}}{\sqrt{\dfrac{S_1^2}{n_1}+\dfrac{S_2^2}{n_2}}}$ （方差未知且大样本）	$N(0,1)$	$u_{\alpha/2}$	$\lvert u \rvert \geq u_{\alpha/2}$
	$\mu_1>\mu_2$ $\mu_1<\mu_2$			u_α $-u_\alpha$	$u\geq u_\alpha$ $u\leq -u_\alpha$
	$\mu_1\neq\mu_2$	$T=\dfrac{\bar{X}-\bar{Y}}{S_p\sqrt{\dfrac{1}{n_1}+\dfrac{1}{n_2}}}$ （方差未知但相等且小样本）	$t(n_1+n_2-2)$	$t_{\alpha/2}(n_1+n_2-2)$	$\lvert t \rvert \geq t_{\alpha/2}$
	$\mu_1>\mu_2$ $\mu_1<\mu_2$			$t_\alpha(n_1+n_2-2)$ $-t_\alpha(n_1+n_2-2)$	$t\geq t_\alpha$ $t\leq -t_\alpha$

续表

原假设 H_0	备择假设 H_1	检验统计量	分　布	临界值	拒绝域
$\mu_d = 0$ 配对设计	$\mu_d \neq 0$	$t = \dfrac{\bar{d}}{S_d/\sqrt{n}}$	$t(n-1)$	$t_{\alpha/2}(n-1)$	$\lvert t \rvert \geq t_{\alpha/2}$
	$\mu_d > 0$ $\mu_d < 0$			$t_\alpha(n-1)$ $-t_\alpha(n-1)$	$t \geq t_\alpha$ $t < -t_\alpha$
$\sigma_1^2 = \sigma_2^2$	$\sigma_1^2 \neq \sigma_2^2$	$F = \dfrac{S_1^2}{S_2^2}$ （若 $S_1^2 \geq S_2^2$）	$F(n_1-1,\ n_2-1)$	$F_{\alpha/2}(n_1-1, n_2-1)$	$F \geq F_{\alpha/2}$
	$\sigma_1^2 > \sigma_2^2$			$F_\alpha(n_1-1, n_2-1)$	$F \geq F_\alpha$

（四）单个总体率的假设检验（大样本）

原假设 H_0	备择假设 H_1	检验统计量	分　布	临界值	拒绝域
$P = P_0$ （大样本）	$P \neq P_0$	$U = \dfrac{p - P_0}{\sqrt{\dfrac{P_0(1-P_0)}{n}}}$	$N(0, 1)$	$u_{\alpha/2}$	$\lvert u \rvert \geq u_{\alpha/2}$
	$P > P_0$ $P < P_0$			u_α $-u_\alpha$	$u \geq u_\alpha$ $u \leq -u_\alpha$

目标检测

【自测思考题】

1. 从正态总体 $N(\mu, \sigma^2)$（μ, σ^2 未知）中随机抽取容量为 n 的一组样本，其样本均值和标准差分别为 $\bar{x}$，S，现要检验假设 $H_0: \mu = 2.5$，$H_1: \mu > 2.5$，则应该用_____检验法，检验统计量为_____；如取 $\alpha = 0.05$，则临界值为_____，拒绝域为_____。

2. 用 P 值法进行假设检验时，若 $P < \alpha$，则结论应当是_____ H_0。

3. 假设检验中，要同时减少犯两类错误的概率 α 与 β，只有增加_____。

4. 在假设检验的问题中，显著性水平 α 的意义是（　　）。

　A. 原假设 H_0 成立，经检验不能拒绝的概率

　B. 原假设 H_0 成立，经检验被拒绝的概率

　C. 原假设 H_0 不成立，经检验不能拒绝的概率

　D. 原假设 H_0 不成立，经检验被拒绝的概率

5. 下列关于假设检验的有关结论哪项是正确的（　　）。

　A. 检验中显著性水平 α 是犯"以真为假"的错误（即第一类错误）的概率；

　B. 进行假设检验时，选取的检验统计量不能包含总体分布中的任何参数；

　C. 用 u 检验法进行两个总体均值的比较检验时，要求方差相等；

　D. 统计软件作假设检验时一般给出 P 值，若 $P > \alpha$，则在 α 水平下拒绝 H_0。

6. 对大样本情形，总体率 P 的假设检验 $H_0: P = P_0$（已知值）的检验法是（　　）。

A. u 检验法   B. t 检验法

C. F 检验法   D. 查表法

7. 在假设检验中，用 α 和 β 分别表示犯第一类错误和第二类错误的概率，则当样本容量一定时，下列说法正确的是（　　）。

A. 减小 α 时，β 往往减小   B. 增大 α 时，β 往往增大

C. 减小 α 时，β 往往增大   D. 无法确定

【习题】

1. 已知某药品服从标准差 $\sigma = 0.8$ 的正态分布 $N(\mu, \sigma^2)$，现抽取一组容量为 9 的样本，其样本均值 $\bar{x} = 2$，试检验 $H_0: \mu = 3$ 是否成立？（$\alpha = 0.01$）。

2. 某药厂用自动包装机包装的葡萄糖重量服从正态分布 $N(\mu, \sigma^2)$，按规定每袋葡萄糖的标准重量为 500 克，由以往标准知总体方差 $\sigma^2 = 6.5^2$，某日从生产线上随机抽取 6 袋，称得净重为（单位：克）：

$$498 \quad 516 \quad 507 \quad 492 \quad 502 \quad 512，$$

如方差不变，问该日自动包装机包装的平均重量是否还是 500 克？（$\alpha = 0.05$）

3. 某种药液中的某成分含量（%）服从正态分布，现由其 10 个样本观测值算出 $\bar{x} = 0.452$，$S = 0.037$，试分别检验假设（1）$H_0: \mu = 0.5$；（2）$H_0: \sigma^2 = 0.04^2$ 是否成立（$\alpha = 0.10$）

4. 为提高安眠药的效果，药厂改革工艺后，收集到一组资料，使用新安眠药后的睡眠时间为：

$$25.7 \quad 22.0 \quad 23.1 \quad 21.0 \quad 26.2 \quad 25.0 \quad 22.4。$$

若测定值睡眠时间服从正态分布，试问在显著性水平 0.05 下，平均睡眠时间 μ 是否较规定的 21.8 小时有所提高？（$\alpha = 0.05$）

5. 根据临床经验，一般认为胃溃疡病患者有 20% 会出现胃出血症状。某医院观察了 304 例 65 岁以上的胃溃疡患者，其中 96 例发生出血，占 31.58%，问老年患者是否较一般患者易出血？（$\alpha = 0.05$）

6. 在比较两种药物的催眠作用，选用 20 名试验者，随机分成两组，每组 10 人，甲组服用 A 药，乙组服用 B 药，其睡眠时间延长值如下（小时），试比较两药的药效是否有显著性差异？

甲组	1.9	1.8	1.1	0.1	0.1	4.4	5.5	1.6	4.6	3.4
乙组	0.7	−1.6	0.2	−1.2	−0.1	3.4	3.7	0.8	0	2.0

7. 由实验求得洋地黄对 10 只家鸽和 10 只豚鼠的致死量的均值为 $\bar{x} = 98.3$（毫克/公斤）和 $\bar{y} = 129.0$（毫克/公斤），标准差分别为 $S_x = 11.51$ 和 $S_y = 20.63$。假设这两组数据对应的总体方差相等，试问洋地黄对家鸽和豚鼠的致死量有无极显著性差异？（$\alpha = 0.01$）

8. 某医院试验中药青兰在改变兔脑血流图方面的作用，对 5 只兔子分别测得用药前后的数据如下表所示。

兔号	1	2	3	4	5
给药前	4.0	2.0	5.0	6.0	5.0
给药后	4.5	3.0	6.0	8.0	5.5

试判断青兰有无改变兔脑血流图的作用。（$\alpha = 0.05$）

9. 为比较药典法与二阶导数紫外光谱法测定维生素 B_6 片的含量，将每片的溶液分成两个样本，分别用两种方法测定含量（%），结果如下：

光谱法 x	95.04	97.84	91.51	88.99	92.72	87.59	92.81	106.2	100.2	94.11
药典法 y	95.95	98.57	92.86	90.72	93.57	87.62	94.05	106.4	100.7	94.76

试问两种方法测定的维生素 B_6 片的含量是否有显著性差异？（$\alpha = 0.05$）

【上机实训题】

1. 对习题第 4 题的睡眠时间数据，用 Excel 来检验其平均睡眠时间 μ 是否与规定的 21.8 小时有显著差异？（$\alpha = 0.05$）

2. 对习题第 6 题利用 Excel 软件来检验两药的药效是否有显著性差异？（$\alpha = 0.05$）

第五章 | 方差分析

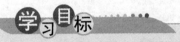

1. 理解方差分析的基本思想和原理。
2. 了解多个均值的两两比较的多重检验。
3. 掌握运用方差分析步骤和方差分析表进行单因素方差分析。
4. （技能培养）学会用 Excel 进行单因素方差分析的运算。

第四章的成组设计中讨论了两个正态总体均值的比较检验法，而在生产实践和科学实验中，还需分析一个或多个因素对试验结果的指标是否有显著性影响的问题。例如，在新药开发中，需要研究不同的反应温度、反应时间、催化剂种类、各种辅料的用量及配比对药品的质量和收率的影响是否存在显著性差异。这类问题一般可归结为多（>2）个正态总体的均值是否有显著差异的检验。

案例 5 – 1　考查某药不同剂量对骨质指标 CTARD 的影响，对 24 例病人随机分为三组，分别给予不同剂量药物，测得数据结果如下：

表 5 – 1　不同剂量药物下的骨质指标 CTARD

	A 组（低剂量）	B 组（中剂量）	C 组（高剂量）
	36.53	38.73	55.90
	44.32	39.58	50.85
	33.81	45.14	55.71
指标数	44.52	36.14	47.48
	43.80	32.79	52.26
	27.32	32.10	40.94
	44.19	47.56	55.50
	37.12	53.74	42.54
平均指标	38.95	40.72	50.15

问题：该药不同剂量对骨质指标 CTARD 的影响是否不同？

如何判断该药不同剂量对骨质指标 CTARD 的影响，我们自然联想到利用上一章所讲的两个正态总体的均值比较的 t 检验法来解决此问题，但如果用 t 检验法进行，则需要进行 $C_3^2 = 3$ 次两两比较检验，计算较繁琐，而且犯第一类错误的概率为 $1 - (1 - \alpha)^3$，当 $\alpha = 0.05$ 时为 0.1426，这是难以接受的。

为此，英国统计学家 R. A. Fisher 于 1923 年最先提出了可同时比较多个正态总体均值是否相等的方差分析法，该法首先应用于生物和农业田间试验，以后逐渐在许多科学研究领域得到成功的应用。

本章主要讨论单因素方差分析及多组均值间的两两比较问题。

第一节　单因素方差分析

方差分析（analysis of variance，ANOVA）是对试验数据进行多个正态总体均值比较的一种基本统计分析方法，它是对全部样本数据的差异（方差）进行分解，将某种因素下各组数据之间可能存在的因素所造成的系统性误差，与随机抽样所造成的随机误差加以区分比较，以推断该因素对试验结果的影响是否显著。

下面我们通过案例 5 - 1 的分析来介绍方差分析的基本概念和基本方法。

一、方差分析的基本概念

在方差分析中，我们将衡量试验结果的标志称为**试验指标**（experiment indicator），而将影响试验结果的条件称为**因素**（factor），将因素在试验中所处的不同状态称为该因素的**水平**（level）。受试对象、试验指标和试验因素就构成了试验的三要素。

方差分析的目的就是探讨不同因素不同水平之间试验指标的差异，从而考察各因素对试验结果是否有显著影响。而只考察一个影响条件即因素的试验称为**单因素试验**（one factor trial），相应的方差分析称为**单因素方差分析**（one - way analysis of variance）。在试验中考察多个因素的试验的方差分析称为**多因素方差分析**（multi - way analysis of variance）。

显然案例 5 - 1 是一个单因素方差分析问题，其受试对象为病人，试验指标为骨质指标 CTARD，考察的因素是该药的剂量，该药的高、中、低三个不同剂量对应于因素的 3 个水平。若将服用不同剂量的病人的骨质指标看成来自不同总体的样本，则案例 5 - 1 可归结为关于三个总体的均值比较问题。

二、方差分析的原理与方差分析表

（一）方差分析的原理

实际上，由表 5 - 1 可知，因素的每个水平（不同剂量）下各次试验的骨质指标有所不同，这些骨质指标数据的差异可认为是由随机因素引起的随机误差，即每个水平下的骨质指标可以看成来自同一个总体的样本，3 个水平（剂量）对应于 3 个相互独立的正态总体：X_1、X_2、X_3。由于试验中除了所考虑的骨质指标外，其他条件都大致相同，故可认为各总体的方差是相等的，即有

$$X_i \sim N(\mu_i, \sigma^2), \quad i = 1, 2, 3$$

其次，不同水平（不同剂量）的骨质指标平均值也不同，这些平均值的差异到底是由随机因素引起的随机误差，还是因为剂量不同而造成的系统性误差呢？因 $\mu_i(i = 1, 2, 3)$ 代表各水平下的骨质指标对应的总体均值，为此，我们应检验

$$H_0: \mu_1 = \mu_2 = \mu_3$$

是否成立？如果拒绝 H_0，就可认为不同水平（不同剂量）下的骨质指标确实有显著差

异，即某药不同剂量对骨质指标有显著影响；否则，则认为不同水平（不同剂量）下骨质指标的差异只是由随机误差造成的．

因此，要由总体的随机样本值来检验各总体均值间有无显著差异，而进行方差分析的前提条件是：

（1）（**独立性**）各总体的样本为相互独立的随机样本；

（2）（**正态性**）各总体服从正态分布；

（3）（**方差齐性**）各总体的方差相等。

一般地，我们设因素 A 有 k 个水平

$$A_1, A_2, \cdots, A_k$$

为考察 A 因素对试验结果是否有显著影响，现对每个水平 A_j 各自独立地进行 n_j 次重复试验（$j = 1, 2, \cdots, k$），其试验结果列于下列表 5 – 2：

表 5 – 2　方差分析数据结构表

水平（组别）	A_1	A_2	$\cdots$	A_k
试验结果 x_{ij}	x_{11}	x_{12}	$\cdots$	x_{1k}
	x_{21}	x_{22}	$\cdots$	x_{2k}
	$\vdots$	$\vdots$		$\vdots$
	$x_{m_1 1}$	$x_{m_2 2}$	$\cdots$	$x_{m_k k}$
平均值 $\bar{x}_j$	$\bar{x}_1$	$\bar{x}_2$	$\cdots$	$\bar{x}_k$

其中

$$\bar{x}_j = \frac{1}{m_j} \sum_{i=1}^{m_j} x_{ij}, \quad j = 1, 2, \cdots, k$$

是 A_j 水平下（第 j 组组内）观测值的样本均值，又称组内平均值。

此时，各个水平 $A_j (j = 1, 2, \cdots, k)$ 下的样本 $x_{1j}, \cdots, x_{m_j j}$ 来自具有相同方差 σ^2，均值分别为 $\mu_j (j = 1, 2, \cdots, k)$ 的正态总体 X_j，μ_j，σ^2 是未知参数，且不同水平 A_j 下的样本之间相互独立。

单因素方差分析的目的就是考察因素 A 的不同水平对应的试验结果总体 X_1，$X_2, \cdots, X_k$ 的均值是否有显著差异，即需要检验

原假设 $H_0: \mu_1 = \mu_2 = \cdots = \mu_k$；

备择假设 $H_1: \mu_1, \mu_2, \cdots, \mu_k$ 不全相等。

方差分析法与其他假设检验一样，也要在原假设 H_0 成立时，构造适当的检验统计量，再进行统计推断．为此，我们考察**总离差平方和**（sum of square of total deviations）或**总变差**（total deviations）：

$$SS_T = \sum_{j=1}^{k} \sum_{i=1}^{m_j} \left(x_{ij} - \bar{x} \right)^2$$

其中 $\bar{x} = \frac{1}{n} \sum_{j=1}^{k} \sum_{i=1}^{m_j} x_{ij}$，$n = \sum_{j=1}^{k} m_j$．总离差平方和 SS_T 是全体数据 x_{ij} 与总均值 $\bar{x}$ 之间的离差平方和，反映了全部数据总的变异程度．如果原假设 H_0 成立，各组数据可看成是来自同一个正态总体的一组样本观察值，而 SS_T 只表示由随机因素引起的差异；如果 H_0

不成立，则 SS_T 除了包含由随机因素引起的差异外，还将包含因素 A 的各个不同水平作用所引起的差异．

为此我们对总离差平方和 SS_T 进行分解，有

$$SS_T = \sum_{j=1}^{k} \sum_{i=1}^{m_j} (x_{ij} - \bar{x})^2 = \sum_{j=1}^{k} \sum_{i=1}^{m_j} \left[(\bar{x}_j - \bar{x}) + (x_{ij} - \bar{x}_j) \right]^2$$

$$= \sum_{j=1}^{k} \sum_{i=1}^{m_j} (\bar{x}_j - \bar{x})^2 + \sum_{j=1}^{k} \sum_{i=1}^{m_j} (x_{ij} - \bar{x}_j)^2$$

现在分别记 $SS_A = \sum_{j=1}^{k} \sum_{i=1}^{m_j} (\bar{x}_j - \bar{x})^2$，$SS_E = \sum_{j=1}^{k} \sum_{i=1}^{m_j} (x_{ij} - \bar{x}_j)^2$ 则

$$SS_T = SS_A + SS_E$$

其中 SS_A 表示组与组之间各总体平均值的不同所产生的离差平方和，它既包括了随机因素的差异，也包括由 A 因素的不同水平作用所造成的系统因素的差异，故称之为**因素平方和**（sum of square factor）或**组间平方和**（sum of square between groups）。SS_E 表示同一样本组内即各水平对应总体所取的样本内部的离差平方和，是重复试验而产生的随机因素的误差，故称之为**误差平方和**（sum of square error）或**组内平方和**（sum of square within groups）。

此时，SS_T，SS_A，SS_E 的自由度（degree of freedom）分别为 $n-1$，$k-1$，$n-k$，记为

$$df_T = n - 1, df_A = k - 1, df_E = n - k$$

并有

$$df_T = df_A + df_E$$

在原假设 H_0 成立时，我们有

$$F = \frac{SS_A/(k-1)}{SS_E/(n-k)} = \frac{MS_A}{MS_E} \sim F(k-1, n-k)$$

其中

$$MS_A = SS_A/(k-1), \quad MS_E = SS_E/(n-k)$$

分别称为**因素均方**（mean square factor）（或**组间均方**（mean square between groups））和**误差均方**（mean square error）（或**组内均方**（mean square within groups））。当因素均方与误差均方之比值 F 很大时，说明因素 A 引起的变异明显超过了随机因素所引起的差异，即可认为因素 A 对试验结果有显著影响，从而拒绝 H_0。

为此取上述 F 为检验统计量，对给定显著水平 α，查 F 分布表，得临界值 $F_\alpha(k-1, n-k)$，使得

$$P\{F > F_\alpha(k-1, n-k)\} = \alpha$$

当 F 值 $> F_\alpha(k-1, n-k)$，拒绝 H_0，认为在显著水平 α 下，因素 A 对试验结果有显著影响；否则接受 H_0，认为在显著水平 α 下，因素 A 对试验结果无显著影响。

（二）方差分析表

实际应用时，为计算统计量 F 的观测值，通常采用下列表 5 – 3 给出的**方差分析表**（analysis of variance table）。

表5-3 单因素方差分析表

方差来源 Source	离差平方和 SS	自由度 df	均方 MS	F 值 F	临界值 F_α F - crit
因素 A（组间）	SS_A	$k-1$	$SS_A/(k-1)$	$F = \dfrac{SS_A/(k-1)}{SS_E/(n-k)}$	$F_\alpha(k-1, n-k)$
误差 E（组内）	SS_E	$n-k$	$SS_E/(n-k)$		
总变差（Total）	$SS_T = SS_A + SS_E$	$n-1$			

［注］ 如果用统计软件（如 Excel、SAS、SPSS 等）计算，还将得到 P 值（Pr > F）的结果，用于统计判断。

利用方差分析表（表5-3）即可进行统计判断：

当 F 值 $> F_\alpha(k-1, n-k)$（或 P 值 $< \alpha$）时，拒绝 H_0，认为因素 A 对试验结果有显著影响；否则，则认为无显著影响。

三、方差分析的解题步骤

综上所述，我们将单因素方差分析的解题步骤总结如下：

（1）针对问题，建立原假设 H_0 与备择假设 H_1：

$H_0: \mu_1 = \mu_2 = \cdots = \mu_k$；$H_1: \mu_1, \mu_2, \cdots, \mu_k$ 不全相等。

（2）由试验结果数据表，计算统计量 F 值。

① $C = \dfrac{\left[\sum\limits_{j=1}^{k} \sum\limits_{i=1}^{m_j} x_{ij}\right]^2}{n} = n(\bar{x})^2$

② $SS_T = \sum\limits_{j=1}^{k} \sum\limits_{i=1}^{m_j} (x_{ij} - \bar{x})^2 = \sum\limits_{j=1}^{k} \sum\limits_{i=1}^{m_j} x_{ij}^2 - C$

③ $SS_A = \sum\limits_{j=1}^{k} m_j (\bar{x}_j - \bar{x})^2 = \sum\limits_{j=1}^{k} \dfrac{1}{m_j} \left(\sum\limits_{i=1}^{m_j} x_{ij}\right)^2 - C$

④ $SS_E = \sum\limits_{j=1}^{k} \sum\limits_{i=1}^{m_j} (x_{ij} - \bar{x}_j)^2 = \sum\limits_{j=1}^{k} \sum\limits_{i=1}^{m_j} x_{ij}^2 - \sum\limits_{j=1}^{k} \dfrac{1}{m_j} \left(\sum\limits_{i=1}^{m_j} x_{ij}\right)^2$

$SS_E = SS_T - SS_A$

⑤ $MS_A = \dfrac{SS_A}{k-1}$；$\quad MS_E = \dfrac{SS_E}{n-k}$；$\quad df_A = k-1$，$\quad df_E = n-k$

⑥ $F = \dfrac{MS_A}{MS_E}$ （以上计算公式证明略）

实际应用中，可利用统计软件如 Excel，按规定格式输入试验结果数据，就可立即得到相应的方差分析表。

（3）对给定的显著水平 α，查 F 分布表，得临界值 $F_\alpha(k-1, n-k)$，一般取 $\alpha = 0.05$，

（4）列出方差分析表。

（5）比较方差分析表中的 F 值与 F 临界值：若 $F > F_\alpha(k-1, n-k)$，则 $P < \alpha$，拒绝 H_0，从而确定所考察的因素对试验结果有显著影响；否则，接受 H_0，认为所考察因素对实验结果没有显著影响。

四、单因素方差分析应用举例

现对显著水平 $\alpha = 0.05$，用上述解题步骤来解案例 5-1。

案例 5 – 1 解：（1）原假设 $H_0: \mu_1 = \mu_2 = \mu_3$；备择假设 $H_1: \mu_1, \mu_2, \mu_3$ 不全相等。

（2）对试验结果数据进行简单汇总得表 5 – 4

表 5 – 4　试验结果数据简单汇总表

	A 组（低剂量）	B 组（中剂量）	C 组（高剂量）	合　计
x_{ij}		（数据略）		
m_j	8	8	8	$n = 24$
$\sum_{i=1}^{m_j} x_{ij}$	311.61	325.78	401.18	$\sum_{j=1}^{k} \sum_{i=1}^{m_j} x_{ij} = 1038.57$
$\sum_{i=1}^{m_j} x_{ij}^2$	12419.32	13665.84	20365.57	$\sum_{j=1}^{k} \sum_{i=1}^{m_j} x_{ij}^2 = 46450.73$

由表即有 $m_1 = m_2 = m_3 = 8$，$n = 24$，$k = 3$

$$C = \frac{\left[\sum_{j=1}^{k} \sum_{i=1}^{m_j} x_{ij} \right]^2}{n} = \frac{1038.57^2}{24} = 44942.82$$

$$SS_T = \sum_{j=1}^{k} \sum_{i=1}^{m_j} \left(x_{ij} - \bar{x} \right)^2 = \sum_{j=1}^{k} \sum_{i=1}^{m_j} x_{ij}^2 - C = 46450.73 - 44942.82 = 1507.18$$

$$SS_A = \sum_{j=1}^{k} m_j \left(\bar{x}_j - \bar{x} \right)^2 = \sum_{j=1}^{k} \frac{1}{m_j} \left(\sum_{i=1}^{m_j} x_{ij} \right)^2 - C$$

$$= \frac{311.61^2}{8} + \frac{325.78^2}{8} + \frac{401.18^2}{8} - 44942.82$$

$$= 12137.60 + 13266.58 + 20118.17 = 45522.35 - 44942.82 = 579.53$$

$$SS_E = SS_T - SS_A = 1507.18 - 579.53 = 927.65$$

$$df_T = 23, \quad df_E = n - k = 21, \quad df_A = k - 1 = 2$$

$$F = \frac{MS_A}{MS_E} = \frac{\dfrac{SS_A}{k-1}}{\dfrac{SS_E}{n-k}} = \frac{\dfrac{579.53}{2}}{\dfrac{927.65}{21}} = \frac{289.765}{44.17} = 6.560$$

（3）对显著水平 $\alpha = 0.05$，查 F 分布表，得临界值

$$F_\alpha(k-1, n-k) = F_{0.05}(2, 21) = 3.47$$

表 5 – 5　案例 5 – 1 的方差分析表

方差来源 Source	离差平方和 SS	自由度 df	均方 MS	F 值 F	临界值 F_α F – crit
因素 A（组间）	579.53	2	289.765	6.560	$F_{0.05}(2, 21) = 3.47$
误差 E（组内）	927.65	21	44.17		
总变差	1507.18	23			

（4）统计判断：由于

$$F = 6.560 > F_{0.05}(2, 21) = 3.47,$$

故拒绝 H_0，即认为在 $\alpha = 0.05$ 的显著水平下，不同剂量的药物对骨质指标 CTARD

的影响不同。

第二节 多个均值间的两两比较

当单因素方差分析的结果为拒绝 H_0，接受 H_1 时，表明该因素的各水平指标的均值不全相等，即只能说明至少有两个水平指标的均值间差异是显著的。如果还希望更进一步地对多个均值作两两比较，这就是**多重比较**（multiple comparisons）问题。

如果用前面介绍的两样本均值比较的 t 检验来进行多重比较，则对显著水平为 α，重复作两两比较的的 t 检验会使犯第一类错误的总的概率远大于 α。而多重比较的目的就是控制所有两两比较总的犯第一类错误的概率，这里主要介绍多重比较的 Tukey 法和 SNK 法。

一、Tukey 法

Tukey 法又称 HSD 法，是 J. W. 图基（J. W. Tukey）于 1952 年提出的。设因素 A 共有 k 个水平，每个水平均作 m 次试验，即每个样本的大小相等。当 $H_0 : \mu_1 = \mu_2 = \cdots = \mu_k = \mu$ 成立时，各水平试验指标的样本均值 $\bar{x}_{.1}, \bar{x}_{.2}, \cdots, \bar{x}_{.k}$ 相互独立且同服从于方差相等的正态分布 $N(\mu, \sigma^2)$，同时其方差 σ^2 的估计为

$$\hat{\sigma}^2 = \frac{MS_E}{m}$$

其中 $MS_E = \dfrac{SS_E}{n-k}$ 为组内均方。此时可以证明

$$q = \frac{\max\limits_{1 \le h, l \le k} \{|\bar{x}_{.h} - \bar{x}_{.l}|\}}{\sqrt{MS_E/m}}$$

服从 q 分布，记为 $q \sim q(k, n-k)$。就可用 q 作为检验统计量，对给定的显著水平 α，由多重比较的 q 表（附表9），查得 $q_\alpha(k, n-k)$，满足

$$P(q \ge q_\alpha(k, n-k)) = \alpha$$

当 $q > q_\alpha(k, n-k)$，则拒绝 H_0。

为简便起见，实际进行多重比较时，将拒绝域

$$q = \frac{\max\limits_{1 \le h, l \le k} \{|\bar{x}_{.h} - \bar{x}_{.l}|\}}{\sqrt{MS_E/m}} \ge q_\alpha(k, n-k)$$

写成

$$\max\limits_{1 \le h, l \le k} \{|\bar{x}_{.h} - \bar{x}_{.l}|\} \ge q_\alpha(k, n-k) \sqrt{MS_E/m}$$

并记

$$T = q_\alpha(k, n-k) \sqrt{MS_E/m}。$$

对任何 $h \ne l$，为进行两两检验 $H_0 : \mu_i = \mu_j$，由于

$$\max\limits_{1 \le h, l \le k} \{|\bar{x}_{.h} - \bar{x}_{.l}|\} > |\bar{x}_{.i} - \bar{x}_{.j}|$$

总是成立，故只要

$$|\bar{x}_{.i} - \bar{x}_{.j}| > T (= q_\alpha \sqrt{MS_E/m})$$

总可以认为 $\mu_i \ne \mu_j$。

因此，实际检验时只要将两个样本均值差的绝对值 $T_{ij} = |\bar{x}_{.i} - \bar{x}_{.j}|$ 作为统计量与

$T = q_\alpha(k, n-k) \sqrt{MS_E/m}$ 直接比较：若 $T_{ij} < T$，接受 H_0；反之，若 $T_{ij} \geq T$，拒绝 H_0，认为 μ_i 与 μ_j 的差异有显著性。

案例 5-1（续一） 试对案例 5-1 的药物三种不同剂量对应指标的均值用 Tukey 法作多重比较检验。（$\alpha = 0.05$）

解： 已知 $k = 3$，$m = 8$，$MS_E = 44.17$，MS_E 的自由度 $n-k = 21$，

对给定的 $\alpha = 0.05$ 查附表 9 得

$$q_\alpha(k, n-k) = q_{0.05}(3, 21) \approx 3.58$$

从而计算得

$$T = q_\alpha \sqrt{MS_E/m} = 3.58 \times \sqrt{44.17/8} = 8.41$$

现将三种剂量对应指标的均值：$\bar{x}_1 = 38.95$、$\bar{x}_2 = 40.72$、$\bar{x}_3 = 50.15$ 两两间差数的绝对值列于表 5-6。

表 5-6　三种剂量对应指标均值两两差值的绝对值

	$\bar{x}_{.2}$	$\bar{x}_{.3}$
$\bar{x}_{.1}$	1.77	11.2 *
$\bar{x}_{.2}$		9.43 *

表 5-6 中打"*"的表示两均值间的差异满足：

$$|\bar{x}_{.i} - \bar{x}_{.j}| > T = 8.41$$

认为两均值间差异有显著性（$\alpha = 0.05$）。显然，第 3（高剂量）与第 1（低剂量）、第 2（中剂量）对应的指标间差异均有显著性，第 1（低剂量）与第 2（中剂量）对应的指标间差异无显著性。

二、SNK 法

SNK 为 Student-Newman-Keuls 三人姓氏的缩写，该法的检验统计量服从 q 分布，故又称 q 检验，多用于多个均值两两之间的全面比较。

为检验原假设 $H_0: \mu_i = \mu_j$，（$i \neq j$），所用的检验统计量 q

$$q = \frac{|\bar{x}_i - \bar{x}_j|}{S_{\bar{x}_i - \bar{x}_j}}$$

其中

$$S_{\bar{x}_i - \bar{x}_j} = \sqrt{\frac{MS_E}{2}\left(\frac{1}{m_i} + \frac{1}{m_j}\right)}$$

式中 $\bar{x}_i$、$\bar{x}_j$、m_i、m_j 分别为两对比组的样本均值、样本容量。$S_{\bar{x}_i - \bar{x}_j}$ 为两对比组均值差值的标准误。利用该 q 的取值及多重比较的 q 表（附表 9）即可进行多重比较的检验。

案例 5-1（续二） 试对案例 5-1 的药物不同剂量对应指标的均值用 SNK 法进行多重比较检验。（$\alpha = 0.05$）

解：（1）建立假设：$H_0: \mu_i = \mu_j$（对比组总体均值相等）

$\qquad\qquad\qquad H_1: \mu_i \neq \mu_j$（对比组总体均值不等）

（2）计算检验统计量 q 值

先将三个样本均值由大到小排列，并编秩次：

表 5 − 7 样本均值的秩次

样本均值	38.95	40.72	50.15
组别	低剂量组	中剂量组	高剂量组
秩次	1	2	3

q 检验结果见表 5 − 8, 3 个样本均值的多重比较共需作 3 次比较。表中第 (1) 列为所有对比组的秩次。第 (3) 列为对比组包含的组数 a: 3 个样本均值由小到大排列时, 组次 1 与 2、2 与 3 比较时, 比较组内包含的组数是 2 个即 $a = 2$;, 组次 1 与 3 比较时, 比较组内包含的组数是 3 个即 $a = 3$。本例前面已求得 $MS_E = 44.17$, $m = 8$, 则 $S_{\bar{x}_i - \bar{x}_j} = 2.35$, 由此就可求得第 (4) 列中的个 q 值。对 $\alpha = 0.05$, 由前面求得 $df_E = 21$, 则查附表 9 (q 表) 可得 q 临界值:

$$a = 2 \text{ 时}, q_{\alpha/2}(a, df_E) = q_{\alpha/2}(2, 21) = 2.95$$

$$a = 3 \text{ 时}, q_{\alpha/2}(a, df_E) = q_{\alpha/2}(3, 21) = 3.58$$

即得第 (5) 列。由实际的 q 值和 q 临界值比较即可得第 (6) 列对应的 P 值。

表 5 − 8 多个均值多重比较的 q 值表

对比组秩次 (1)	$|\bar{x}_i - \bar{x}_j|$ (2)	对比组内包含的组数 a (3)	q 值 (4)	q 临界值 $q_{\alpha/2}(a, df_E)$ (5)	P (6)
1 与 2	1.77	2	0.753	2.95	>0.05 (不显著)
2 与 3	9.43	2	4.013	2.95	<0.05 (显著)
1 与 3	11.20	3	4.766	3.58	<0.05 (显著)

(3) 结论: 根据各组比较的 P 值, 按 $\alpha = 0.05$ 的显著水平, 因 $P > 0.05$, 可认为低剂量与中剂量对应指标的均值间无显著差异; 又因 $P < 0.05$, 故认为低剂量与高剂量、中剂量与高剂量对应指标的均值间有显著差异。

目前统计软件中使用的多重比较有十多种方法, 各有优点, 大体分为两类, 一类是所有均值两两比较, 一类是所有均值与一个对照比较; 有的要求各样本量相等, 有的可不等。详细情况读者可参阅相关专著。

第三节 方差分析的 Excel 运用

在 Excel 中, 采用"工具→数据分析→方差分析: 单因素方差分析"即可进行单因素方差分析。

这里我们以案例 5 − 1 为例, 介绍用 Excel 进行单因素方差分析的步骤。

案例 5 − 1 (续三) 用 Excel 求解案例 5 − 1, 考察该药不同剂量对骨质指标 CTARD 的影响是否不同?

Excel 求解: 用 Excel 对该案例 5 − 1 进行单因素方差分析的操作步骤:

1. 输入数据, 如图 5 − 1 所示; 再在菜单中选取"工具→数据分析→方差分析: 单因素方差分析", 点击"确定";

2. 当出现“方差分析：单因素方差分析”对话框后，选定参数，如图 5－2 所示；

I24	A	B	C
1	低剂量	中剂量	高剂量
2	36.53	38.73	55.9
3	44.32	39.58	50.85
4	33.81	45.14	55.71
5	44.52	36.14	47.48
6	43.8	32.79	52.26
7	27.32	32.1	40.94
8	44.19	47.56	55.5
9	37.12	53.74	42.54
10			

图 5－1 案例 5－1 的数据集

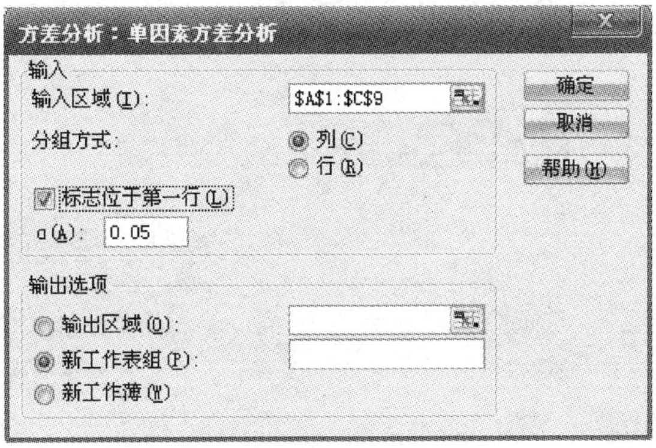

图 5－2 “单因素方差分析”对话框

3. 点击“确定”后，即可得到方差分析输出结果如下列图 5－3 所示。

E10	A	B	C	D	E	F	G
1	方差分析：单因素方差分析						
2							
3	SUMMARY						
4	组	观测数	求和	平均	方差		
5	低剂量	8	311.61	38.95125	40.24624		
6	中剂量	8	325.78	40.7225	57.03825		
7	高剂量	8	401.18	50.1475	35.34368		
8							
9							
10	方差分析						
11	差异源	SS	df	MS	F	P-value	F crit
12	组间	579.5306	2	289.7653	6.554383	0.006141	3.4668
13	组内	928.3972	21	44.20939			
14							
15	总计	1507.928	23				
16							
17							

图 5－3 案例 5－1 的方差分析结果表

在图 5－3 中的方差分析表中，“差异源”即方差来源；“SS”为离差平方和；“df”为自由度；“MS”为均方；“F”为 F 值：F＝6.554383；“P－value”为 P 值：

$$P\{F > 6.554383\} = 0.006141$$

“F crit”为检验临界值：$F_\alpha(2, 21) = 3.4668$。所得方差分析表为

表 5－9 案例 5－1 单因素方差分析表

方差来源 Source	离差平方和 SS	自由度 df	均方 MS	F 值 F	P 值 P－value	临界值 F_α F crit
因素 A（组间） 误差 E（组内）	579.53 928.39	2 21	289.76 44.20	6.554	0.006141	$F_{0.05}(2, 21) = 3.4668$
总变差	1507.92	23				

由图 5－3 的方差分析表结果知，因为

$$F = 6.554383 > 3.4668 \quad 或 \quad P = 0.006141 < 0.05$$

故拒绝原假设 H_0，即在显著性水平 $\alpha = 0.05$ 上，认为该药不同剂量对骨质指标 CTARD 的影响是不同的。

费希尔与推断统计学

　　英国著名统计学家、遗传学家 R. A. 费希尔（Ronald Aylmer Fisher，1890～1962）被认为是现代数理统计学的主要奠基人之一，曾多次获得英国和许多国家的荣誉，1952 年被授予爵士称号。

　　作为推断统计学的建立者，1918 年，他在《孟德尔遗传实验设计间的相对关系》中，首创"方差"和"方差分析"两个词汇；1923 年，他与麦肯齐（W. A. Mackenzie）合写《关于收获量变异的研究》，首次对方差分析进行了系统研究，开辟了方差分析、试验设计等统计学研究的理论分支。他还完善了小样本的统计方法，论证了戈塞特提出的相关系数的抽样分布，提出了 t 分布检验、F 分布检验、相关系数检验，并编制了相应的检验概率表，简明陈述假设检验的逻辑原则等，被后人誉为"现代统计学之父"。

本 章 小 结

（一）单因素方差分析

名　目	内　容
目的	考察单个因素的 k 个不同水平对应的试验结果 X_j 的均值是否有显著差异
基本要求	因素各水平试验结果对应总体 X_j 相互独立，且服从方差相等的正态分布，即 $$X_j \sim N(\mu_j, \sigma^2)，j = 1, 2, \cdots, k。$$
检验假设	原假设 $H_0: \mu_1 = \mu_2 = \cdots = \mu_k$； 备择假设 $H_1: \mu_1, \mu_2, \cdots, \mu_k$ 不全相等
基本思想	在 H_0 成立时，总离差平方和 SS_T 可分解为因素平方和 SS_A 和误差平方和 SS_E： $$SS_T = SS_A + SS_E$$ 其中 $SS_T = \sum_{j=1}^{k} \sum_{i=1}^{n_j} (x_{ij} - \bar{x})^2$, $SS_A = \sum_{j=1}^{k} n_j (\bar{x}_{.j} - \bar{x})^2$, $SS_E = \sum_{j=1}^{k} \sum_{i=1}^{n_j} (x_{ij} - \bar{x}_{.j})^2$
检验统计量	H_0 成立时：$F = \dfrac{S_A/(k-1)}{S_E/(n-k)} \sim F(k-1, n-k)$
统计判断	当 F 值 $> F_\alpha(k-1, n-k)$ 或 P 值 $< \alpha$ 时，拒绝 H_0，认为该因素对试验结果有显著影响；否则，则认为无显著影响。
方差分析表	实际进行方差分析时，通常采用方差分析表（另表）

单因素方差分析表

方差来源 Source	离差平方和 SS	自由度 df	均方 MS	F 值 F	P 值 P – value
因素 A（组间）	SS_A	$k-1$	$MS_A = \dfrac{S_A}{k-1}$	$F = \dfrac{MS_A}{MS_E}$	$F > F_\alpha$，则 $P < \alpha$
误差 E（组内）	SS_E	$n-k$	$MS_E = \dfrac{S_E}{n-k}$		$F < F_\alpha$，则 $P > \alpha$
总变差 T	SS_T	$n-1$	临界值 $F_\alpha(k-1, n-k)$		

目标检测

【自测思考题】

1. 完成下列单因素方差分析表

方差来源 Source	离差平方和 SS	自由度 df	均方 MS	F 值 F	临界值 F_α F crit
因素 A 误差 E	27.58 _____	3 8	9.19 _____	_____	$F_{0.05}05$（3，8）= _____
总变差	34.67	_____	结论：应_____ H_0。		

2. 在方差分析中，当 F 值 $> F$（$k-1$，$n-k$）（或 P 值 < 0.05）时，可认为（ ）。

    A. 各样本均值都不相等   B. 各总体均值不等或不全相等

    C. 各总体均值都不相等   D. 各总体均值相等

3. 以下说法中不正确的是（ ）。

    A. 方差分析时的统计量 F 为组间平方和除以组内平方和

    B. 方差分析时要求各样本来自相互独立的正态总体

    C. 方差分析时要求各样本所在总体的方差相等

    D. 方差分析时，组内均方就是误差均方

4. 方差分析的基本思想可简述为（ ）。

    A. 组间方差大于组内方差

    B. 误差的方差必然小于组间方差

    C. 总离差平方和可以分解成因素平方和与误差平方和

    D. 两方差之比服从 F 分布

【习题】

1. 将抗生素注入人体会产生抗生素与血浆蛋白结合现象，以致减少了药效，现将 5 种常用的抗生素注入牛的体内，得到抗生素与血浆结合的百分比如下表所示：

青霉素	四环素	链霉素	红霉素	氯霉素
29.6	27.3	5.8	21.6	29.2
24.3	32.6	6.2	17.4	32.8
28.5	30.8	11.0	18.3	25.0
32	34.8	8.3	19.0	24.4

给定显著水平 $\alpha = 0.05$，试分析这 5 种抗生素与血浆蛋白结合的百分比有无显著差异？

2. 将四个药厂生产的阿斯匹林片，用崩解仪法进行片剂释放程度的考察，每个样品进行 5 次试验。所得指标数值初步计算如下表：

方差来源	离差平方和	自由度
因素 A	0.731	3
误差 E	0.309	16
	1.04	19
总变差		

试判断 4 个工厂的平均释放度是否相同？（$\alpha = 0.05$）

3. 用四种不同的分析方法测定同一药物的某种成分的含量，测得数据如下：

方 法	A	B	C	D
含量	9.29	10.16	10.60	10.12
	9.44	10.08	10.43	9.96
	9.33	10.03	10.65	9.98
	9.56	10.11	10.48	10.11

试判断这四种方法的测量结果有无显著性差异，并用 Tukey 法作两两均值间的多重比较检验。（$\alpha = 0.05$）

【上机实训题】

1. 对习题第 1 题的抗生素与血浆结合的百分比数据利用 Excel 软件来进行不同抗生素与血浆蛋白结合的百分比有无显著差异的检验。

2. 对习题第 3 题的药物某种成分含量的数据用 Excel 来进行不同分析方法的测量结果有无显著性差异的检验。

第六章 | 相关分析与回归分析

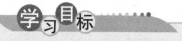

1. 理解相关分析与回归分析的基本思想和基本概念。

2. 了解进行一元线性回归方程显著性检验的方法，利用一元线性回归方程进行预测。

3. 掌握相关系数的计算；相关显著性的检验；建立一元线性回归方程。

4. （技能培养）学会用 Excel 进行相关系数和一元线性回归分析的运算。

在医药研究中我们常常要分析变量间的关系，如血药浓度与时间、年龄与血压等。变量之间的关系一般可分为确定性的和非确定性的两大类。确定性关系就是可以用函数来表示的变量间关系。例如，圆周长 L 与直径 D 之间一一对应的确定性关系即可由其函数关系式：$L = \pi D$ 给出。但更常见的变量间关系表现出某种不确定性。例如，人的血压 Y 与年龄 X 的关系。一般说来，年龄愈大的人，血压愈高，表明两者之间确实存在着某种关系，但显然不是函数关系，因为相同年龄的人血压可以不同；而血压相同的人其年龄也不尽相同。又如某种农作物亩产量 Y 与某种肥料的施肥量 X 间的关系。在一些主要条件如土壤的肥沃程度、水利灌溉、种子品种等基本相同的情况下，施肥量相同，亩产量可以不同，但亩产量与施肥量有一定联系。我们称这种既有关联又不存在确定性的关系为**相关关系**（correlation）。显然，相关关系不能用精确的函数关系式来表示，但具有一定的统计规律。

案例 6 - 1（父子身高问题） 英国著名统计学家 K. Pearson（1857 ~ 1936）收集了父亲身高（X）与儿子身高（Y）的大量资料，其中 10 对数据资料如下所示：

X (cm)	152.4	157.5	162.6	165.1	167.7	170.2	172.7	177.8	182.9	187.9
Y (cm)	161.5	165.6	167.6	166.4	169.9	170.4	171.2	173.5	178.0	177.8

显然，儿子身高（Y）与父亲身高（X）形成一定的相关关系。

问题：（1）如何用图形来直观反映儿子身高与父亲身高之间的相关关系？

（2）如何用统计指标来衡量儿子身高与父亲身高的线性相关程度？

（3）如果儿子身高与父亲身高构成了明显的线性趋势，可否建立反映其线性趋势的直线方程？

相关分析（correlation analysis）与回归分析（regression analysis）正是解决上述案例所研究变量之间关系的常用统计分析方法，其目的就在于根据统计数据确定变量之间的关系形式及关联程度，并探索其内在的数量规律性。

目前，相关分析与回归分析已广泛应用于工农业生产、医药研究、经济管理以及自然科学与社会科学等许多研究领域。

第一节 相关分析

一、相关关系

对于两个变量间的相关关系，我们可以通过散点图作初步的定性分析。

假定对两个总体 X 和 Y 进行观测，得到一组数据

$$(x_1, y_1), (x_2, y_2), \cdots, (x_n, y_n)$$

现以直角坐标系的横轴代表变量 X，纵轴代表变量 Y，将这些数据作为点的坐标描绘在直角坐标系中，所得的图称为**散点图**（scatter plot）。用 Excel 制作散点图的方法参见本章第三节。散点图是判断相关关系的常用直观方法，当散点图中的点形成直线趋势时，表明变量 X 与 Y 之间存在一定的线性关系，则称 X 与 Y 线性相关，否则称为非线性相关。（参见图 6 – 1）

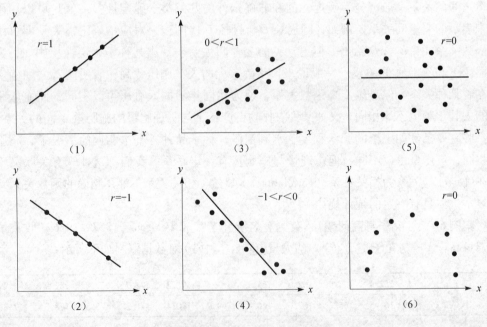

图 6 – 1 线性相关 r 与散点图

图 6 – 1 给出了几种较为典型的散点图。图（1）、（3）中，从总体上看随 X 增大 Y 呈直线上升的趋势，而（1）较（3）更明显，两者均属正线性相关。而图（2）、（4）中的散点呈直线下降趋势，均属负线性相关。另外图（5）、（6）反映的却是与线性相关完全不同的情形，属非线性相关。图（5）中，X 和 Y 的散点分布完全不规则，属不相关。而图（6）中，X 与 Y 之间存在某种曲线联系，属曲线相关。注意，本章所说的相关是指线性相关，实际问题中，当 X 与 Y 不相关（非线性相关）时，应进一步核实

是指（5）的完全不相关情形还是（6）的曲线相关情形。

现在我们就可以考察前面的案例6-1，并利用散点图来解决其问题（1）。

案例6-1（续一） 对前面案例6-1中的数据，试画出儿子身高（Y）与父亲身高（X）的散点图。

解： 以父亲身高 X 为横坐标，儿子身高 Y 为纵坐标，在直角坐标系中画出成对观测数据对应的点 (x_i, y_i) $(i=1, 2, \cdots, 10)$，即可得到所求的散点图。

实际作图时，利用 Excel 软件，输入数据，即可画出 X 与 Y 的散点图（图6-2）（参考第三节），图中十个点代表 (X, Y) 的十组成对观测值：

$$(152.4, 161.5)、(157.5, 165.6)、\cdots、(187.9, 177.8)。$$

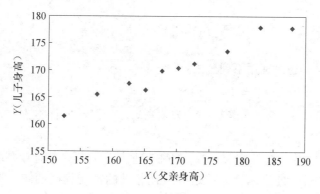

图6-2 父亲身高 X 与儿子身高 Y 的散点图

由所得的散点图（图6-2）可知，儿子身高（Y）与父亲身高（X）的散点呈较为明显的线性趋势。

二、相关分析

（一）相关系数

前面利用直观的散点图，就可对变量间的相关关系进行定性判断。但在统计分析中，我们不仅要了解变量之间是否相关，还需要进一步知道相关的程度和方向，即需在定性研究的基础上进一步做定量分析。为此，我们引进相关系数，用来定量地刻画变量间线性相关的强弱程度。

在统计中，**相关分析**（correlation analysis）是用来研究总体（随机变量）间相关关系的基本方法，它根据实际观察的数据资料，通过计算统计指标相关系数（correlation coefficient）来度量变量 X 与 Y 之间线性相关的密切程度。相关系数一般是根据样本数据计算的，称为**样本相关系数**（sampling correlation coefficient），用 r 来表示。若相关系数是根据总体全部数据计算所得，则称为**总体相关系数**（population correlation coefficient），记为 ρ。

定义6-1 对总体 (X, Y) 的一组样本观测数据

$$(x_1, y_1), (x_2, y_2), \cdots, (x_n, y_n)$$

其样本相关系数为

$$r = \frac{\sum_{i=1}^{n}(x_i - \bar{x})(y_i - \bar{y})}{\sqrt{\sum_{i=1}^{n}(x_i - \bar{x})^2 \sum_{i=1}^{n}(y_i - \bar{y})^2}} = \frac{l_{xy}}{\sqrt{l_{xx}l_{yy}}}$$

其中
$$\bar{x} = \frac{1}{n}\sum_{i=1}^{n}x_i, \quad \bar{y} = \frac{1}{n}\sum_{i=1}^{n}y_i$$

$$l_{xy} = \sum_{i=1}^{n}(x_i - \bar{x})(y_i - \bar{y}) = \sum_{i=1}^{n}x_i y_i - n\bar{x} \cdot \bar{y}$$

$$l_{xx} = \sum_{i=1}^{n}(x_i - \bar{x})^2 = \sum_{i=1}^{n}x_i^2 - n\bar{x}^2$$

$$l_{yy} = \sum_{i=1}^{n}(y_i - \bar{y})^2 = \sum_{i=1}^{n}y_i^2 - n\bar{y}^2$$

实际计算 l_{yy}、l_{xx} 时，还可利用下列公式：

$$l_{yy} = (n-1)S_y^2 、\quad l_{xx} = (n-1)S_x^2$$

其中 S_y^2 为 y_1，y_2，$\cdots y_n$ 的样本方差、S_x^2 为 x_1，x_2，$\cdots$，x_n 的样本方差，可借助计算器计算。

样本相关系数 r 作为总体相关系数 ρ 的抽样估计，是用来估计或判断两个总体变量 X 与 Y 的线性相关性，即这两个总体之间线性相关的密切程度的统计指标。而以后我们所说的相关系数总是指样本相关系数 r。

（二）相关系数的意义

由相关系数 r 的定义，因 $l_{xy}^2 \leqslant l_{xx}l_{yy}$，则 r 的取值范围为 $|r| \leqslant 1$，即 $-1 \leqslant r \leqslant 1$。

如前面图 $6-1$ 所示，相关系数 r 主要用来判断总体变量 X 与 Y 之间线性相关的密切程度：$|r|$ 的值越大，越接近于 1，总体变量 X 与 Y 之间线性相关程度就越高；反之，$|r|$ 的值越小，越接近于 0，表明总体变量 X 与 Y 之间线性相关程度就越低。具体地，我们有

（1）$|r| = 1$，称变量 X 与 Y **完全线性相关**（complete linear correlation），此时，散点图中所有对应的点在同一条直线上（见图 $6-1$（1），（2））。

（2）$0 < |r| < 1$，表示变量 X 与 Y 间存在一定的线性相关关系。若 $r > 0$，表示 X 增大时 Y 有增大的趋势，称变量 X 与 Y **正相关**（positive correlation）（见图 $6-1$（3））；如 $r < 0$，表示 X 增大时 Y 有减小的趋势，称变量 X 与 Y **负相关**（negative correlation）（见图 $6-1$（4））。

（3）$r = 0$，称 X 与 Y **不相关**（non-correlation），表示变量 X 与 Y 之间不存在线性相关关系。通常情况下，散点的分布是完全不规则的，如图 $6-1$（5）。注意，$r = 0$ 只表示变量之间无线性相关关系，而不能说明变量之间是否有非线性关系，如图 $6-1$（6）。

三、相关系数的显著性检验

我们计算样本相关系数是为了说明样本来自的两个总体（随机变量 X 与 Y）之间

是否具有显著的线性相关性。而样本相关系数 r 是根据样本观测值计算的，受抽样误差的影响，带有一定的随机性，且样本容量越小其可信度就越差。因此需要进行相关系数的显著性检验，即检验 $H_0:\rho=0$ 是否成立。

相关系数显著性检验的具体步骤为：

（1）建立假设 $H_0:\rho=0$（X 与 Y 不相关），$H_1:\rho\neq0$；

（2）计算样本相关系数 r 的值；

（3）对给定的显著水平 α，自由度为 $n-2$，由相关系数检验表（附表 10），得临界值 $r_{\alpha/2}(n-2)$；

（4）统计判断：当 $|r|>r_{\alpha/2}(n-2)$，拒绝 H_0，说明两总体间的线性相关性显著；否则接受 H_0，认为两总体间的线性相关性不显著。

现在我们就可利用相关系数及其显著性检验来解决前面案例 6-1 中的问题（2）。

案例 6-1（续二）　考察前面案例 6-1 中父子身高数据。

（1）试计算儿子身高（Y）与父亲身高（X）的相关系数；

（2）对 X 与 Y 的线性相关性进行显著性检验（$\alpha=0.05$）。

解：（1）为求相关系数 r，先计算（或利用计算器的统计功能）l_{xx}、l_{yy}、l_{xy}：

$$\bar{x}=\frac{1}{n}\sum_{i=1}^{n}x_i=169.68,\quad \bar{y}=\frac{1}{n}\sum_{i=1}^{n}y_i=170.19$$

$$\sum_{i=1}^{n}x_i^2=289017,\quad \sum_{i=1}^{n}y_i^2=289895,\quad \sum_{i=1}^{n}x_iy_i=289292$$

$$l_{xy}=\sum_{i=1}^{n}x_iy_i-n\bar{x}\cdot\bar{y}=289292-10\times169.68\times170.19=514.28$$

$$l_{xx}=\sum_{i=1}^{n}x_i^2-n\bar{x}^2=289017-10\times169.68^2=1104.04$$

$$l_{yy}=\sum_{i=1}^{n}y_i^2-n\bar{y}^2=289895-10\times170.19^2=248.67$$

则相关系数 r 的值为

$$r=\frac{l_{xy}}{\sqrt{l_{xx}l_{yy}}}=\frac{514.28}{\sqrt{1104.04\times248.67}}=0.9815$$

（2）应检验 $H_0:\rho=0$，$H_1:\rho\neq0$

由（1）的计算结果知：相关系数 $r=0.9815$；

对给定 $\alpha=0.05$，自由度 $n-2=8$，由附表 10 查得临界值：$r_{0.05/2}(8)=0.6319$；

由于 $|r|=0.9815>0.6319$，拒绝 H_0，即认为儿子身高（Y）与父亲身高（X）间有显著的线性相关性。

第二节　回归分析

回归（regression）一词起源于英国著名生物统计学家 F. Galton（1822～1911）于 19 世纪末期进行的遗传学研究，他在研究子女身高与父母身高的关系时，发现子女的身高主要受到父母身高的遗传因素影响，但同时还有向同时代人平均身高靠拢即回归的趋势。而 Galton 的学生 K. Pearson（1857～1936）则用观察数据验证了这一现象，并把回归的概念与数学的方法联系起来，将代表不同现象间一般数量关系的统计模型称为回归直线或回归曲线。现在，统计学中的"回归"已不是指原来生物学上的特殊规律性，而是泛指变量之间依存的一般数量关系。

对于具有相关关系的变量，前面相关分析是用相关系数来刻画这些变量之间线性相关的密切程度。而**回归分析**（regression analysis）则是研究具有相关关系的变量之间的数量关系式的统计方法，它利用变量的观测数据来确定这些变量之间的数学表达式（称为回归方程式），以定量地反映它们之间相互依存关系。同时还可分析判断所建立的回归方程式的有效性，从而进行有关预测或估计。

在具有相关关系的变量中，通常是某个（或某些）变量的变动影响另一个变量的变动。在回归分析中，我们将受其他变量影响的变量（如血压）称为**因变量**（dependent variable）或**响应变量**（response variable），记为 Y；而将影响因变量的变量（如年龄）称为**自变量**（independent variable）或**解释变量**（explanatory variable），记为 X。通常，我们由给定的自变量 X 值来对因变量 Y 值进行推断，故自变量 X 被认为是给定的、非随机变量，而因变量 Y 则被认为是随机变量。

回归分析是考察因变量 Y 与自变量 X 之间依存关系的基本统计方法，只有一个自变量的回归分析，称为**一元回归分析**（single regression）；多于一个自变量的回归分析，称为**多元回归分析**（multiple regression）。当 Y 与 X 存在直线关系时，称为**线性回归分析**（linear regression），否则称为**非线性回归分析**（non-linear regression）。本节只讨论一元线性回归分析问题，它是各类回归分析的基础。

一、一元线性回归

在回归分析中，一元线性回归模型是描述两个变量之间相关关系的最简单的线性回归模型，故又称为**简单线性回归模型**（simply linear regression model）。该模型假定因变量 Y 只受一个自变量 X 的影响，它们之间存在着近似的线性函数关系，可用回归直线方程来描述。回归分析的主要内容，就是根据成对变量 (X, Y) 的一组样本观测值去构建相应的回归直线方程式，以近似刻画变量之间存在的内在数量关系；同时还需判断回归的显著性，即所建立的回归直线方程的有效性。

回归直线方程又称一元线性回归方程，若以 x 表示自变量的实际值，$\hat{y}$ 表示因变量 Y 的估计值，则 Y 关于 X 的**一元线性回归方程**（single linear regression equation）为

$$\hat{y} = a + bx$$

它也是描述 Y 与 X 关系的经验公式，其中 a、b 是待定参数，a 是直线方程的截距，表示 x 为 0 时 y 的估计值；而 b 是直线方程的斜率，又称为 Y 关于 X 的**回归系数**（coefficient of regression），表示 x 每变动一个单位时，影响 y 平均变动的数量。而 y 上方加 "^" 是为了区别于 Y 的实测值 y，相应的值 $\hat{y}$ 称为 Y 的**预测值**（predicted value）或**回归值**（regression value）。

注意，由成对变量 (X, Y) 的样本观测值去构建回归直线方程应具备下列条件：①两变量 X 与 Y 之间确实存在直线相关关系。如将两变量 X、Y 的成对样本观测值画成散点图时，图中各点的散布应形成近似直线的趋势。②变量对应的样本观测值应具备一定数量。样本观测值作为构建回归直线方程的依据，如果其数量太少，受随机因素

的影响较大，就不易观察现象间的变动规律性，所求出的回归直线方程也就没什么意义了。

现设 X、Y 的一组样本观察值为

$$(x_1, y_1), (x_2, y_2), \cdots, (x_n, y_n)$$

如果 X 与 Y 间存在线性相关关系，则由这组样本观察值得到的散点图中的各点虽然散乱，但大体应散布在一条直线附近，该直线就是线性回归方程 $\hat{y} = a + bx$ 所表示的回归直线。如图 6-3 所示。

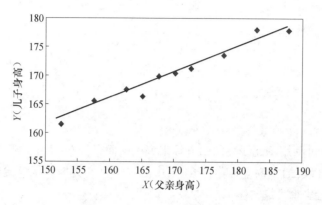

图 6-3　散点图与回归直线

显然，如图 6-3 所示，这样的直线还可以画出许多条，到底用哪条直线来表示 X 与 Y 间存在的线性相关关系，也即如何确定回归方程 $\hat{y} = a + bx$ 中的系数 a、b 呢？我们自然希望所得到的直线与实际数据的偏差总的来说应该尽可能小。而应用牛顿（Newton）提出的最小二乘法就可以得到满足上述要求的回归直线。

对自变量 X 的取值 x_i，考察由因变量 Y 的实际观察值 y_i 与回归直线上对应点的纵坐标 $\hat{y}_i = a + bx_i$ 所得的偏差平方和

$$Q = \sum_{i=1}^{n} (y_i - \hat{y}_i)^2 = \sum_{i=1}^{n} [y_i - (a + bx_i)]^2$$

它表示各实测点与回归直线上的对应点纵向距离的平方和，而**最小二乘法**（method of least squares）就是确定回归系数估计值 a、b，使 Q 达到最小值。

由于 $Q = Q(a, b)$ 中只有 a，b 是未知的，即为 a，b 的二元函数。为使 Q 达到最小值，由二元函数求极值的方法，应有

$$\begin{cases} \dfrac{\partial Q}{\partial a} = -2 \sum_{i=1}^{n} (y_i - a - bx_i) = 0 \\ \dfrac{\partial Q}{\partial b} = -2 \sum_{i=1}^{n} (y_i - a - bx_i)x_i = 0 \end{cases}$$

整理得方程组

$$\begin{cases} na + nb\bar{x} = n\bar{y} \\ na\bar{x} + b \sum_{i=1}^{n} x_i^2 = \sum_{i=1}^{n} x_i y_i \end{cases}$$

解上述方程组，得估计值 a、b

$$\begin{cases} b = \dfrac{\sum\limits_{i=1}^{n} x_i y_i - n\bar{x} \cdot \bar{y}}{\sum\limits_{i=1}^{n} x_i^2 - n\bar{x}^2} = \dfrac{l_{xy}}{l_{xx}} \\ a = \bar{y} - b\bar{x} \end{cases}$$

其中

$$\bar{x} = \frac{1}{n}\sum_{i=1}^{n} x_i, \quad \bar{y} = \frac{1}{n}\sum_{i=1}^{n} y_i$$

$$l_{xy} = \sum_{i=1}^{n} (x_i - \bar{x})(y_i - \bar{y}) = \sum_{i=1}^{n} x_i y_i - n\bar{x} \cdot \bar{y},$$

$$l_{xx} = \sum_{i=1}^{n} (x_i - \bar{x})^2 = \sum_{i=1}^{n} x_i^2 - n\bar{x}^2$$

由此即得一元线性回归方程: $\hat{y} = a + bx$。

下面我们就可利用一元线性回归方程来解决前面案例 6 - 1 中的问题（3）。

案例 6 - 1（续三） 对前面案例 6 - 1 中的父子身高数据，试求父亲身高 Y 关于儿子身高 X 的一元线性回归方程。

解: 由前面案例 6 - 1（续二）的计算结果知

$$\bar{x} = 169.68, \quad \bar{y} = 170.19, \quad l_{xy} = 514.28, \quad l_{xx} = 1104.04, \quad l_{yy} = 248.67$$

则

$$b = \frac{l_{xy}}{l_{xx}} = \frac{514.28}{1104.04} = 0.4658$$

$$a = \bar{y} - b\bar{x} = 170.19 - 0.4658 \times 169.68 = 91.153$$

故所求线性回归方程为

$$\hat{y} = 91.153 + 0.4658x$$

二、回归方程的显著性检验

由上述回归方程的计算可知，对于任意两个变量，即使不存在线性相关关系，总可以由其一组观测值 $(x_i, y_i)(i = 1, 2, \cdots n)$ 出发，利用最小二乘法，在形式上求出其回归方程。因此，在建立线性回归方程后，还应根据观测值检验线性回归方程是否有显著意义，这即判断 Y 与 X 之间是否确有线性相关关系。则应检验

$$H_0: \beta = 0 \quad (\text{回归方程不显著})$$

是否成立。其中 β 为对应于回归方程的理论模型 $y = \alpha + \beta x + \varepsilon$ 中的回归系数。如果原假设 H_0 成立（$\beta = 0$），则称回归方程**不显著**（non‑significant）；如果原假设 H_0 不成立（$\beta \neq 0$），则称回归方程**显著**（significant）。

回归方程显著性的检验法有两种：相关系数检验法和 F 检验法。

（一）相关系数检验法

此时只要利用本章前面第一节相关系数的显著性检验法来检验变量 X 与 Y 的线性相关的显著性，这也就检验了 Y 对 X 的线性回归方程的显著性。

例如对本章案例 6 - 1 的父子身高数据，根据案例 6 - 1（续二）的检验结果知，儿

子身高 Y 与父亲身高 X 间有显著的线性相关性，故例 $6-1$（续三）中所建立的一元线性回归方程显著。

（二）F 检验法

F 检验法是基于离差平方和分解的更常用的回归方程显著性检验法，该法易于推广到多元线性回归的更一般情形。

对因变量的观测值 y_1，y_2，$\cdots y_n$，考察其差异的总离差平方和（总变差）

$$l_{yy} = \sum_{i=1}^{n} (y_i - \bar{y})^2 = \sum_{i=1}^{n} (y_i - \hat{y}_i + \hat{y}_i - \bar{y})^2$$

$$= \sum_{i=1}^{n} (y_i - \hat{y}_i)^2 + \sum_{i=1}^{n} (\hat{y}_i - \bar{y})^2$$

$$= Q + U$$

其中 $Q = \sum_{i=1}^{n} (y_i - \hat{y}_i)^2$ 称为**残差平方和**（sum of squares residual）。它描述了观测值 y_i 与回归值 $\hat{y}_i$ 的离散程度，反映了 Y 的数据差异中扣除 X 对 Y 的线性影响后，其它因素（包括 X 对 Y 的非线性影响、随机误差等）对 Y 的影响。而 $U = \sum_{i=1}^{n} (\hat{y}_i - \bar{y})^2$ 是回归值 $\hat{y}_i$ 的偏差平方和，称为**回归平方和**（sum of squares of regression）。它描述了回归值 $\hat{y}_1$，$\hat{y}_2$，$\cdots$，$\hat{y}_n$ 的分散程度即自身的变差，反映了 Y 的数据差异中回归因素所体现的 X 对 Y 的线性影响。

由此我们就可得到**离差平方和的分解公式**

$$\begin{array}{ccccc} l_{yy} & = & Q & + & U \\ \text{总变差} & & \text{残差平方和} & & \text{回归平方和} \end{array}$$

而 l_{yy}、Q、U 对应的自由度分别为 $n-1$、$n-2$、1，且相应地有

$$n - 1 = (n - 2) + 1$$

对给定观测值 y_1，y_2，$\cdots y_n$，其总变差 l_{yy} 也就确定；而 U 反映了 x 对 y 的线性影响，Q 反映了其它因素对 y 的影响，可看成随机因素的影响部分。现因 $l_{yy} = Q + U$，则 U 越大，Q 就越小，x 对 y 的线性影响就越大；U 越小，Q 就越大，x 对 y 的线性影响就越小；所以 U 与 Q 的相对比值就反映了 x 对 y 的线性影响程度的高低。利用统计原理可证明，当回归显著性检验的原假设 $H_0 : \beta = 0$ 成立时，有

$$F = \frac{U}{Q / (n - 2)} \sim F(1, n - 2)$$

由此就选用该 F 作为回归显著性检验的检验统计量。对给定的显著水平 α，查 $F(1, n-2)$ 表（附表7），得临界值 $F_\alpha(1, n-2)$ 即可检验回归显著性：

若 F 值 $> F_\alpha(1, n-2)$ 时，拒绝 H_0，认为回归方程是显著的；若 F 值 $\leqslant F_\alpha(1, n-2)$ 时，接受 H_0，认为回归方程是不显著的。

该回归显著性的检验采用 F 检验统计量，故称为 F 检验法。

实际计算时，特别是用 Excel 等软件进行回归分析时，F 检验法一般用下列回归显著性检验的方差分析表（表 $6-1$）来表示。

表 6 - 1　回归显著性检验的方差分析表

方差来源 Source	离差平方和 SS	自由度 df	均　方 MS	F 值 F Value	P 值 Pr > F
回归 Model	U	1	$U/1$	$F = \dfrac{U}{Q/(n-2)}$	$< \alpha$（显著）
残差 Error	Q	$n-2$	$Q/(n-2)$		$> \alpha$（不显著）
总变差	$l_{yy} = U + Q$	$n-1$	临界值 $F_\alpha(1,\ n-2)$		

实际计算 l_{yy}、U、Q 时，可利用下列公式：

$$l_{yy} = (n-1)S_y^2, \quad l_{xx} = (n-1)S_x^2, \quad U = b^2 l_{xx} = l_{xy}^2/l_{xx}, \quad Q = l_{yy} - U$$

其中 S_y^2 为 y_1，y_2，$\cdots$，y_n 的样本方差、S_x^2 为 x_1，x_2，$\cdots$，x_n 的样本方差，可借助计算器计算。

最后，我们列出回归显著性的 F 检验法的主要步骤：

（1）建立原假设 $H_0: \beta = 0$（回归方程不显著）；

（2）计算 U、Q 的值：$U = b^2 l_{xx} = \dfrac{l_{xy}^2}{l_{xx}}$，$Q = l_{yy} - U$；

（3）计算检验统计量的 F 值：$F = \dfrac{U/1}{Q/(n-2)}$；

（4）对给定的显著水平 α，查 F 分布表（附表 7），得临界值 $F_\alpha(1,\ n-2)$；

（5）由 F 值与临界值 $F_\alpha(1,\ n-2)$，对回归方程的显著性作出统计判断。

案例 6 - 1（续四）　对案例 6 - 1 中的父子身高数据，试用 F 检验法检验 Y 关于 x 的一元线性回归方程的显著性。

解：　检验原假设 $H_0: \beta = 0$（回归方程不显著）

由前面案例 6 - 1（续二、续三）的计算结果知

$$l_{xy} = 514.28, l_{xx} = 1104.04, l_{yy} = 248.67, b = 0.4658$$

由于

$$U = b l_{xy} = 0.4658 \times 514.28 = 239.55$$
$$Q = l_{yy} - U = 248.67 - 239.55 = 9.12$$

故

$$F = \frac{U}{Q/(n-2)} = \frac{239.55}{9.12/8} = 210.13$$

对 $\alpha = 0.05$，查 F 分布表（附表 7），得临界值 $F_\alpha(1,\ 8) = F_{0.05}(1,\ 8) = 5.32$

或列出下列方差分析表

方差来源 Source	离差平方和 SS	自由度 df	均方 MS	F 值 F Value	P 值 Pr > F
回归 Model	239.55	1	239.55	210.13	< 0.05（显著）
残差 Error	9.12	8	1.14		
总变差	248.67	10	临界值 $F_\alpha(1,\ 8) = 5.32$		

因 $F = 210.13 > F_{0.05}(1,\ 8) = 5.32$，故拒绝 H_0，认为回归方程是显著的。

例 6 - 1　某厂为研究某种药品的收率 Y 和原料成份含量 x 的关系，根据 6 对实验数据算得：

$$\sum_{i=1}^{6} x_i = 33, \quad \sum_{i=1}^{6} x_i^2 = 199, \quad \sum_{i=1}^{6} x_i y_i = 1984,$$

$$\sum_{i=1}^{6} y_i = 342, \quad \sum_{i=1}^{6} y_i^2 = 20114$$

（1）建立直线回归方程 $\hat{y} = a + bx$；

（2）用 F 检验法检验所建回归方程的显著性。（$\alpha = 0.05$）

解：（1）对题中的数据，先计算 l_{xy}、l_{xx} 和 l_{yy}

$$l_{xy} = \sum_{i=1}^{n}(x_i - \bar{x})(y_i - \bar{y}) = \sum_{i=1}^{n} x_i y_i - \frac{1}{n} \sum_{i=1}^{n} x_i \cdot \sum_{i=1}^{n} y_i = 103$$

$$l_{xx} = \sum_{i=1}^{n}(x_i - \bar{x})^2 = \sum_{i=1}^{n} x_i^2 - \frac{1}{n}\left(\sum_{i=1}^{n} x_i\right)^2 = 17.5$$

$$l_{yy} = \sum_{i=1}^{n}(y_i - \bar{y})^2 = \sum_{i=1}^{n} y_i^2 - \frac{1}{n}\left(\sum_{i=1}^{n} y_i\right)^2 = 620$$

则

$$b = \frac{l_{xy}}{l_{xx}} = \frac{103}{17.5} = 5.8857$$

$$a = \bar{y} - b\bar{x} = 24.6287$$

故所求线性回归方程为

$$\hat{y} = 24.6287 + 5.8857x$$

（2）（F 检验法）检验原假设 $H_0: \beta = 0$（回归方程不显著）

由于

$$U = bl_{xy} = 5.8857 \times 103 = 606.23$$

$$Q = l_{yy} - U = 620 - 606.23 = 13.77$$

故

$$F = \frac{U}{Q/(n-2)} = \frac{606.23}{13.77/4} = 176.1$$

对 $\alpha = 0.05$，查 F 分布表（附表7），得临界值 $F_{\alpha}(1, 4) = F_{0.05}(1, 4) = 7.71$。因 $F = 176.1 > F_{0.05}(1, 4) = 7.71$，故拒绝 H_0，认为回归方程是显著的。

三、利用回归方程进行预测

当回归方程通过显著性检验，则表明该回归方程有显著意义，我们就可利用该回归方程进行预测。

（一）回归的点预测

所谓**预测**（forecast），就是对于给定的 x_0，求出其相应的 y_0 的点预测值。

对于给定的 x_0，y_0 的**点预测值**（point forecast value）即为 $x = x_0$ 处的回归值

$$\hat{y}_0 = a + bx_0$$

由于因变量 Y 与 X 的关系不确定，用回归值 $\hat{y}_0$ 作为 y_0 的预测值虽然具体，但难以体现其估计精度即误差程度。

（二）回归标准误差

我们将

$$S = \sqrt{\frac{Q}{n-2}} = \sqrt{\frac{\sum_{i=1}^{n}(y_i - \hat{y}_i)^2}{n-2}}$$

称为**回归标准误差**（regression standard error）。

实际应用中，在已知回归直线方程 $\hat{y} = a + bx$ 时，通常用下列简便公式计算：

$$S = \sqrt{\frac{\sum\limits_{i=1}^{n} y_i^2 - a\sum\limits_{i=1}^{n} y_i - b\sum\limits_{i=1}^{n} x_i y_i}{n-2}}$$

S 的大小反映了用预测值 $\hat{y}_0 = a + bx_0$ 去估计实际值 y_0 时产生的平均误差。S 的值越大，预测值与实际值的偏差就越大，其估计精度就越低；S 的值越小，预测值与实际值的偏差就越小，其估计精度就越高。

（三）回归的预测区间

在实际回归预测中，我们有时还常用配以一定估计精度（置信度）的预测区间，而 y_0 的置信度为 $100 \times (1-\alpha)\%$ 的**预测区间**（forecast interval）即置信区间计算公式为

$$(\hat{y}_0 - \delta(x_0), \hat{y}_0 + \delta(x_0))$$

其中 $\delta(x_0) = t_{\frac{\alpha}{2}}(n-2)S\sqrt{1 + \dfrac{1}{n} + \dfrac{(x_0 - \bar{x})^2}{l_{xx}}}$，而 $S = \sqrt{\dfrac{Q}{n-2}}$ 为回归标准误差。

案例 6-1（续五）　对案例 6-1 的父子身高数据，试求

（1）父亲身高为 175（cm）时儿子身高的预测值；

（2）回归标准误差；

（3）父亲身高为 175（cm）时儿子身高的 90% 预测区间。

解：（1）由例 6-1（续三）知回归直线方程为

$$\hat{y} = 91.153 + 0.4658x$$

则当父亲身高为 175（cm）时，儿子身高的估计值为

$$\hat{y} = 91.153 + 0.4658x = 91.153 + 0.4658 \times 175 = 172.67(\text{cm})$$

（2）所求回归标准误差为

$$S = \sqrt{\frac{\sum\limits_{i=1}^{n} y_i^2 - a\sum\limits_{i=1}^{n} y_i - b\sum\limits_{i=1}^{n} x_i y_i}{n-2}}$$

$$= \sqrt{\frac{289895 - 91.153 \times 1701.9 - 0.4658 \times 289292}{8}} = 1.09$$

（3）由前面的计算结果得

$$\bar{x} = 169.68, \quad l_{xx} = 1104.04, \quad S = 1.09,$$

对 $1-\alpha = 0.90$，$\alpha = 0.10$ 和自由度 $n-2 = 8$，查 t 分布表（附表 6），得临界值 $t_{\alpha/2}(8) = 1.86$，则

$$\sqrt{1 + \frac{1}{n} + \frac{(x_0 - \bar{x})^2}{l_{xx}}} = \sqrt{1 + \frac{1}{10} + \frac{(175 - 169.68)^2}{1104.04}} = 1.05$$

而　　$\delta(x_0) = t_{\frac{\alpha}{2}}(n-2)S\sqrt{1 + \dfrac{1}{n} + \dfrac{(x_0 - \bar{x})^2}{l_{xx}}} = 1.86 \times 1.09 \times 1.05 = 2.13$

故儿子身高 y 的 90% 的预测区间为

$(\hat{y}_0 - \delta(x_0), \hat{y}_0 + \delta(x_0)) = (172.67 - 2.13, 172.67 + 2.13) = (170.54, 174.80)$

即所求 90% 预测区间为（170.54，174.80）。

第三节　相关分析与回归分析的 Excel 应用

下面我们结合案例 6 – 1 来说明在 Excel 中利用观测数据分别制作散点图、计算相关系数和进行回归分析的具体步骤。

案例 6 – 1（续六）　对案例 6 – 1 的父子身高数据，试用 Excel 求解

（1）画出儿子身高 X 与父亲身高 Y 的散点图；

（2）计算两者的相关系数 r；

（3）建立 Y 关于 X 的一元线性回归方程 $\hat{y} = a + bx$，并进行回归的显著性检验（$\alpha = 0.05$）。

首先我们将案例 6 – 1 的数据输入到 Excel 的工作表中，建立如图 6 – 4 所示的数据集。

	A	B	C
1	儿子身高X	父亲身高Y	
2	152.4	161.5	
3	157.5	165.6	
4	162.6	167.6	
5	165.1	166.4	
6	167.7	169.9	
7	170.2	170.4	
8	172.7	171.2	
9	177.8	173.5	
10	182.9	178.0	
11	187.9	177.8	
12			

图 6 – 4　案例 6 – 1 的 Excel 数据集

一、用 Excel 制作散点图

案例 6 – 1（续六）　（1）Excel 解：现列出利用案例 6 – 1 的数据制作散点图的主要步骤：

1. 在 Excel 中输入案例 6 – 1 的数据，如图 6 – 4 所示；选择"插入→图表"子菜单，进入图表向导的"图表类型"对话框（图 6 – 5）；

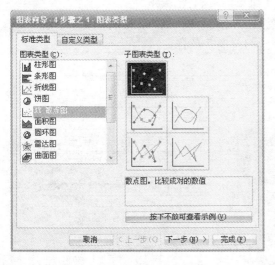

图 6 – 5　"图表类型"对话框

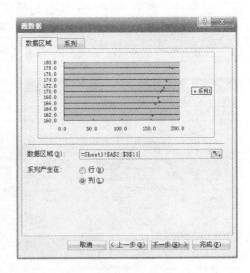

图 6 – 6　"源数据"对话框

2. 在"图表向导 – 图表类型"对话框中，选择"图表类型"为"XY 散点图"，"子图表类型"选第一种，再单击"下一步"（图6 –5）；

3. 进入图表"源数据"对话框，确定用于制作图表的数据区，在"数据区域"中选定数据位置"A2：B11"，选定"系列产生在"为"列"，单击"下一步"（图6 –6）；

4. 进入"图表选项"对话框，就可对图表选项如标题、网格线、图例等作选择（图6 –7）；单击"完成"即可得到初步的散点图；

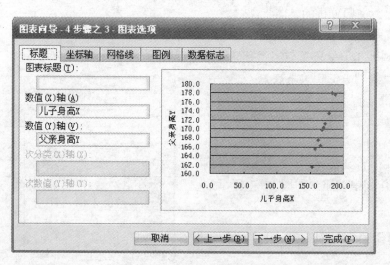

图6 –7 "图表选项"对话框

5. 在得到初步散点图后，再对坐标轴刻度大小、图形区域颜色、网格线的去留等进行编辑调整，即可得到较合适的散点图，其方法如下：

（1）将鼠标的箭头停留在 X 轴的任一刻度值上，双击左键，即进入"坐标轴格式"对话框（见图6 –8），将"最小值"改为150，"最大值"改为190，"主要刻度单位"改为10，点击"确定"。类似地调整 Y 轴的刻度；

（2）对图中央双击左键，即进入"绘图区格式"对话框（见图6 –9），将"区域"选定"无"，点击"确定"，即可去掉绘图区的灰色背景；

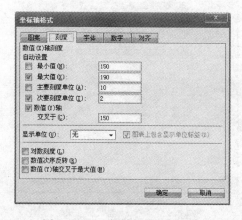

图6 –8 "坐标轴格式"对话框

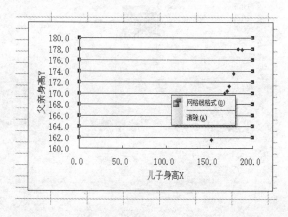

图6 –9 点击"清除（A）"网格线对话框

（3）将鼠标的箭头指向网格线，按鼠标右键，在显示的对话框中点击"清除（A）"，即可消除网格线；

（4）对图形大小作调整，即可得到如下列图6-10所示的较合适的散点图。

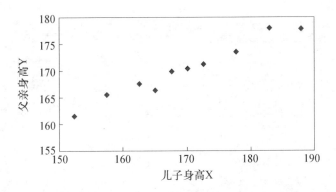

图6-10　编辑调整后得到的散点图

二、用 Excel 计算相关系数

我们根据案例6-1的样本数据，来说明在 Excel 中计算相关系数的具体步骤。

案例6-1（续六）　（2）Excel 解：将例案例6-1数据输入到工作表（见图6-4），其计算相关系数的操作步骤：

1. 在菜单中选取"工具→数据分析→相关系数"，点击"确定"。当出现"相关系数"对话框后，选定参数，见图6-11；

2. 点击"确定"，即可得到如图6-12所示的相关系数矩阵结果。

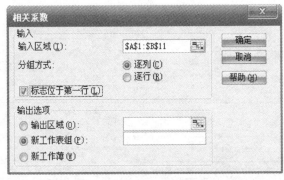

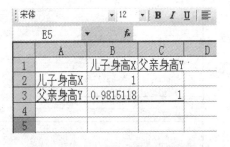

图6-11　"相关系数"对话框　　　　图6-12　计算相关系数的结果

结果分析：由图6-12中给出的结果知，X 与 Y 的样本相关系数 r 为0.9815118。

三、用 Excel 进行一元线性回归分析

利用 Excel 可以很简便地进行一元线性回归分析。我们仍结合案例6-1的数据说明在 Excel 中进行一元线性回归分析的步骤。

案例6-1（续六）　（3）Excel 解：将案例6-1的数据输入到工作表后（见图

6 - 4)，进行一元回归分析的操作步骤：

1. 在菜单中选取"工具→数据分析→回归"，点击"确定"；当出现"回归"对话框后，选定参数，见图 6 - 13。

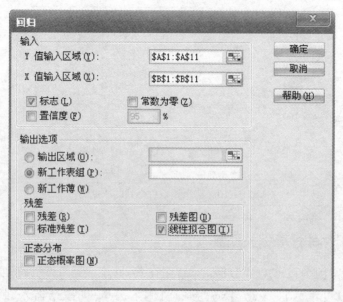

图 6 - 13　案例 6 - 1 "回归"对话框

注意，在"输入"区域分别选定 Y 的数据范围（$B1$：$B11$）和 X 的数据范围（$A1$：$A11$），不能混淆。

2. 点击"确定"，即可得到如图 6 - 14 所示的回归分析的输出结果。

	A	B	C	D	E	F	G	H	I
1	SUMMARY OUTPUT								
2									
3	回归统计								
4	Multiple R	0.981511754							
5	R Square	0.963365323							
6	Adjusted R	0.958785989							
7	标准误差	1.067116932							
8	观测值	10							
9									
10	方差分析								
11		df	SS	MS	F	Significance F			
12	回归分析	1	239.5591	239.5591	210.3723	4.99911E-07			
13	残差	8	9.109908	1.138739					
14	总计	9	248.669						
15									
16		Coefficients	标准误差	t Stat	P-value	Lower 95%	Upper 95%	下限 95.0%	上限 95.0%
17	Intercept	91.15028477	5.459868	16.6946	1.68E-07	78.55980689	103.74076	78.559807	103.74076
18	儿子身高X	0.465816332	0.032116	14.50422	5E-07	0.391756883	0.5398758	0.3917569	0.5398758
19									

图 6 - 14　案例 6 - 1 一元回归分析的输出结果

输出结果分析：由 Excel 进行回归分析所得的输出结果较多，主要有

（1）回归统计量：列出用于反映回归模型的拟合优劣程度的"回归统计"指标：

复相关系数 R（Multiple R），即相关系数 r 的绝对值：$r = 0.98151$；

决定系数（R Square）：$R^2 = 0.96336$；

校正决定系数 R^2（Adjusted R Square）是调整后的决定系数：Adj $R^2 = 0.95878$；

剩余标准差（标准误差）：$S = 1.06711$；

样本容量（观测值）：$n = 10$。

上述复相关系数 R、决定系数、校正决定系数越大，越接近于 1，回归模型越好；剩余标准差越小，回归模型估计的精度越高。

（2）方差分析表：用于对整个回归方程进行显著性检验。

在方差分析表中，df 是自由度；SS 是离差平方和；MS 是均方；F 是统计量 F 的值；Significance F 给出了 $P\{F > 210.3723\}$ 的概率 P 值。因为

$$P = 4.99911 \times 10^{-7} < 0.05，$$

所以在显著水平 $\alpha = 0.05$ 下，认为 Y 与 X 之间的线性关系显著，即回归方程是显著的。

（3）回归系数分析表：给出回归方程的系数以及检验结果。

表中 Coefficient 列给出回归方程的系数估计值 a 和 b。其中

$$a = 91.15028，\quad b = 0.4658。$$

由此结果可建立回归方程为

$$\hat{y} = 91.1502 + 0.4658x。$$

表中同时给出了对回归系数进行显著性的 t 检验结果（t Stat 列和 P－value 列）和回归系数的 95% 置信区间下限（Lower95%）、上限（Upper95%）。

此外，通过对"回归"对话框中的"残差"、"残差图"、"线性拟合图"和"正态概率图"的选定，分别得到相应的数值和图表结果。

知识链接

高尔登与回归分析

高尔登（Francis Gallon，1822～1911）从小智力超常，7 岁时就按自己的方法对昆虫、矿物标本进行分类，被认为是一位神童，他与提出生物进化论的达尔文还是表兄弟。1909 年，他被英国王室授予勋爵称号。

高尔顿对统计学的最大贡献是相关性概念的提出和回归分析方法的建立。19 世纪，他和英国统计学家 K. 皮尔逊（Karl Pearson）对许多家庭的父子身高、臂长等做了测量，发现儿子身高与父亲身高之间存在一定的线性关系，并在论文《身高遗传中的平庸回归》中最早提出"回归"一词，用来描述这一趋势。高尔顿提出了若干描述性统计的概念和计算方法，如"相关"、"回归"、"中位数"、"四分位数"、"四分位数差"、"百分位数"等，被认为是现代回归与相关分析技术的创始人，同时他将统计学方法大量应用于生物学的研究之中，是生物统计学的创立人之一。

高尔登平生著书 15 种，发表论文 220 篇，涉猎范围包括统计学、遗传学、优生学、地理、天文、物理、人类学、社会学等众多领域，是一位百科全书式的学者。

本章小结

(一) 相关分析

名　目	内　容
样本数据	总体 (X, Y) 的一组样本观测数据： $(x_1, y_1), (x_2, y_2), \cdots, (x_n, y_n)$
基本条件	变量 X 与 Y 均服从正态分布
样本相关系数	$r = \dfrac{l_{xy}}{\sqrt{l_{xx} l_{yy}}}$，反映 X 与 Y 之间线性相关的密切程度 其中 $l_{xy} = \sum\limits_{i=1}^{n} (x_i - \bar{x})(y_i - \bar{y})$，$l_{xx} = \sum\limits_{i=1}^{n} (x_i - \bar{x})^2$，$l_{yy} = \sum\limits_{i=1}^{n} (y_i - \bar{y})^2$
样本相关系数的特性	取值范围：$\lvert r \rvert \leqslant 1$，$r = \begin{cases} > 0, & 正相关 \\ = 0, & 不相关 \\ < 0, & 负相关 \end{cases}$
相关性的显著性检验	检验假设 $H_0 : \rho = 0$，$H_1 : \rho \neq 0$； 计算检验统计量：$r = \dfrac{l_{xy}}{\sqrt{l_{xx} l_{yy}}}$， 当 $\lvert r \rvert > r_{\alpha/2}(n-2)$ 时，拒绝 H_0，认为 X 与 Y 间相关性显著

(二) 一元线性回归分析

名　目	内　容
样本数据	总体 (X, Y) 的一组样本观测数据为 $(x_1, y_1), (x_2, y_2), \cdots, (x_n, y_n)$
线性回归模型	$Y = \alpha + \beta x + \varepsilon$，$\varepsilon \sim N(0, \sigma^2)$，$Y \sim N(\alpha + \beta x, \sigma^2)$。 其中 α、β 是未知参数，称为回归系数
线性回归方程	$\hat{y} = a + bx$，其中 $b = \dfrac{l_{xy}}{l_{xx}}$，$a = \bar{y} - b\bar{x}$ 而 $l_{xy} = \sum\limits_{i=1}^{n} (x_i - \bar{x})(y_i - \bar{y})$，$l_{xx} = \sum\limits_{i=1}^{n} (x_i - \bar{x})^2$，$l_{yy} = \sum\limits_{i=1}^{n} (y_i - \bar{y})^2$
回归方程的显著性检验	F 检验法： 检验假设 $H_0 : \beta = 0$（回归方程不显著） 检验统计量：$F = \dfrac{U/1}{Q/(n-2)}$， 其中回归平方和 $U = bl_{xy} = l_{xy}^2 / l_{xx}$，残差平方和 $Q = l_{yy} - U$； 当 $F > F_\alpha(1, n-2)$ 时，拒绝 H_0，认为回归方程显著。 ─── 相关系数检验法： （同线性相关分析的相关显著性检验）
预测	点预测值：$\hat{y}_0 = a + bx_0$ 预测区间：$(\hat{y}_0 - \delta(x_0), \hat{y}_0 + \delta(x_0))$， 其中 $\delta(x_0) = t_{\frac{\alpha}{2}}(n-2) S \sqrt{1 + \dfrac{1}{n} + \dfrac{(x_0 - \bar{x})^2}{l_{xx}}}$，而 $S = \sqrt{\dfrac{Q}{n-2}}$ 是剩余标准差

回归显著性检验的方差分析表

方差来源 Source	离差平方和 SS	自由度 df	均方 MS	F 值 F	P 值 P – value
回归 Model 残差 Error	U Q	1 $n-2$	$U/1$ $Q/(n-2)$	$F=\dfrac{U}{Q/(n-2)}$	$<\alpha$（显著） $>\alpha$（不显著）
总变差	$l_{yy}=U+Q$	$n-1$	临界值 $F_\alpha(1, n-2)$		

目标检测

【自测思考题】

1. 样本相关系数 r 的取值范围是_____。

2. 已知一元线性回归方程 $\hat{y}=a+4x$，且 $\bar{x}=3$，$\bar{y}=6$，则 $a=$ _____。

3. 在一元线性相关与回归分析中，已知下列资料：

$$l_{xx}=20,\quad l_{yy}=245,\quad l_{xy}=60,\quad \bar{x}=40,\quad \bar{y}=100$$

则相关系数 $r=$ _____；直线回归方程 $\hat{y}=a+bx$ 为_____。

4. 当 $|r|>r_{\alpha/2}(n-2)$ 时，可认为两个变量 X 与 Y 间（　　）。

　　A. 有一定关系　　　　　　　　B. 有正相关关系

　　C. 有负相关关系　　　　　　　D. 有线性相关关系

5. 相关系数显著性检验的原假设 H_0 是（　　）。

　　A. 总体相关系数 $\rho=0$　　　　B. 总体相关系数 $\rho\neq0$

　　C. 总体相关系数 $\rho>0$　　　　D. 总体相关系数 $\rho<0$

6. 直线回归方程的显著性假设检验，其 F 检验统计量的自由度为（　　）。

　　A.（1，n）　　　　　　　　　B.（1，$n-1$）

　　C.（1，$n-2$）　　　　　　　 D. $2n-1$

7. 用最小二乘法确定线性回归方程的原则是各实测点（　　）。

　　A. 距直线的纵向距离相等

　　B. 距直线的纵向距离的平方和最小

　　C. 与直线的垂直距离相等

　　D. 与直线的垂直距离的平方和最小

8. 在线性回归方程的显著性检验中，如果 F 值 $>F_\alpha(1, n-2)$（或 P 值 <0.05），表示线性回归方程是（　　）。

　　A. 显著的　　　　　　　　　　B. 不显著的

　　C. 不确定　　　　　　　　　　D. 以上都不对

【习题】

1. 某省卫生防疫站对八个城市进行肺癌死亡率（Y）调查，并对大气中苯并（α）芘浓度（X）进行监测，结果如下表所示，试计算 X 与 Y 之间的相关系数，并检验其相关是否显著？（$\alpha=0.05$）

城市编号	1	2	3	4	5	6	7	8
肺癌标化死亡率（1/10 万）	5.60	18.50	16.23	11.40	13.80	8.13	18.00	12.10
苯并（α）芘（μg/100m³）	0.05	1.17	1.05	0.10	0.75	0.50	0.65	1.20

2. 根据 (X, Y) 的 10 对观测的数据，得到如下结果：

$$\sum_{i=1}^{10} x_i = 1700, \qquad \sum_{i=1}^{10} y_i = 1110$$

$$\sum_{i=1}^{10} x_i^2 = 322000, \qquad \sum_{i=1}^{10} y_i^2 = 132100, \qquad \sum_{i=1}^{10} x_i y_i = 205500,$$

（1）求相关系数；

（2）检验其相关的显著性。（$\alpha = 0.05$）

3. 在开发一种抗过敏新药时，要对不同剂量的药效进行试验。10 名患者各服用了该新药一个特定的剂量，药物作用消失时立即记录。试验数据列于表 6 - 1 中，X 是剂量，Y 是症状持续消除的日数，用 7 个不同的剂量，其中三个剂量重复给两名患者。

表 6 - 2　10 名患者服用新药剂量与症状持续消除的日数

患者编号	剂量 X（mg）	日数 Y（d）
1	3	9
2	3	5
3	4	12
4	5	9
5	6	14
6	6	16
7	7	22
8	8	18
9	8	24
10	9	22
合计	59	151

（1）计算相关系数 r；

（2）建立 Y 对 X 的线性回归方程；

（3）检验所建立的线性回归方程的显著性。（$\alpha = 0.05$）

4. 对狗进行服用阿司匹林片的实验，记 y 为狗实验后的最高血药浓度，x 为阿司匹林片释放能力的指标，现有 6 批阿司匹林片，从每一批分别取样作体内外观察，得实验数据如下表所示。

x	0.5	0.94	1	1.24	1.3	1.45
y	213	179.6	179.6	150.4	134.4	132.2

（1）试求 y 对 x 的线性回归方程；

（2）进行线性回归方程的显著性检验（$\alpha = 0.05$）；

（3）求 $x = 1.2$ 时，Y 的预测值和置信度为 95% 的预测区间。

5. 已知回归系数 $b = 8$ 及 $\bar{x} = 23$，$\bar{y} = 199$，试求 Y 关于 X 的线性回归方程。

6. 根据 (X, Y) 的 10 对观测的数据，得到如下结果：

$$\sum_{i=1}^{10} x_i = 1700, \qquad \sum_{i=1}^{10} y_i = 1110$$

$$\sum_{i=1}^{10} x_i^2 = 322000, \qquad \sum_{i=1}^{10} y_i^2 = 132100, \qquad \sum_{i=1}^{10} x_i y_i = 205500,$$

（1）建立 Y 对 x 的线性回归方程；

（2）检验所建回归方程的回归显著性。（$\alpha = 0.05$）

7. 在相关与回归分析中，由成对数据 (x, y) 得下列资料：

$$S_x = 10, \quad S_y = 15, \quad l_{xy} = 1485, \quad a = 4, \quad n = 12$$

（1）求样本相关系数系 r；

（2）建立直线回归方程 $\hat{y} = a + bx$；

（3）检验所建回归方程是否有显著性意义？（$\alpha = 0.1$）

【上机实训题】

1. 银盐法测定食品中的砷时，由分光光度计测得吸光度 y 与浓度 x 的数据如下表所示。

x	1	3	5	7	10
y	0.045	0.148	0.271	0.383	0.533

试利用 Excel 作吸光度 y 与浓度 x 之间的散点图，并计算浓度与吸光度间相关系数。

2. 某单位研究代乳粉营养价值时，用大白鼠作实验，得到大白鼠进食量（X）和体重增加量（Y）的数据如下表所示，

鼠　号	1	2	3	4	5	6	7	8
进食量 X（g）	800	780	720	867	690	787	934	750
体重增量 Y（g）	185	158	130	180	134	167	186	133

试利用 Excel 软件（1）画制 X 与 Y 的散点图；

（2）计算 X 与 Y 的相关系数；

（3）建立体重增量（Y）对大白鼠进食量（X）的线性回归方程；

（4）对线性回归方程的显著性进行检验。（$\alpha = 0.05$）

第七章 | 正交试验设计与分析

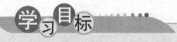

1. 理解正交试验设计的基本思想和原理。

2. 了解正交表的特性和应用，并能正确进行表头设计；考虑交互作用的正交试验设计。

3. 掌握直观分析法对正交设计试验结果进行正交分析。

在医药科学研究中，我们经常进行各种试验，以考察多因素多水平对试验结果的影响。

案例 7 – 1 某药厂为提高潘生丁环收率，对潘生丁环的反应工艺进行改革。根据经验选择了 3 个相关因素：反应温度 (A)、反应时间 (B) 和投料比 (C)，每个因素取 3 个水平，分别用 A_1、A_2、A_3，B_1、B_2、B_3，C_1、C_2、C_3 表示，列表如下：

水平 \ 因素	反应温度（℃） A	反应时间（h） B	投料比（mol/mol） C
1	100	6	1:1.2
2	110	8	1:1.6
3	120	10	1:2.0

问题：（1）如何科学合理安排试验，使得只需进行较少次数的试验来求出潘生丁环收率的最优试验条件；

（2）确定各因素对潘生丁环收率影响的主次。

对于上述问题，如果利用前面第六章介绍的方差分析法进行多因素方差分析，不仅公式更加复杂，还需要对这多个因素的不同水平搭配的每个组合都作一次试验，这种全面试验的试验次数往往很多，实施起来困难较大。例如对案例 7 – 1 这种 3 个因素，每个因素有 3 个水平的问题，全面试验就要进行 27(3^3) 次试验。如果对于 5 个因素，每个因素有 4 个水平的问题，全面试验就要进行 1024(4^5) 次试验！

试验设计（experimental design），又称实验设计，是应用统计方法对试验因素作科学合理的安排，从而达到最好的试验效果。一个科学而完善的试验设计，能够合理安排各种试验因素，严格控制试验误差，并能有效地分析试验数据。**正交试验设计**（orthogonal experimental design），简称**正交设计**，是一种多因素的优化试验设计法，它通过利用现成的正交表来选出代表性较强的少数试验条件，并合理安排试验，进而推断出最优试验条件或生产工艺。

正交设计的特点是设计简明，计算方便，并可大幅度减少试验次数。例如，对有 5 个因素，每个因素有 4 个水平的问题，选用相应正交表进行正交试验设计，如果不考虑因素间的交互作用，只需作 16 次试验。显然，正交设计法能够显著提高对试验结果的分析和计算效率，故在医药等科学研究领域应用十分广泛。

第一节　正交表与正交设计

一、正交表与正交设计

正交表（orthogonal table）是一种现成的规格化的表（如表 7 - 1），它能够使每次试验的因素及水平得到合理的安排，是正交试验设计的基本工具。

表 7 - 1　正交表 $L_9(3^4)$

试验号	列　号			
	1	2	3	4
1	1	1	1	1
2	1	2	2	2
3	1	3	3	3
4	2	1	2	3
5	2	2	3	1
6	2	3	1	2
7	3	1	3	2
8	3	2	1	3
9	3	3	2	1

正交表一般记作 $L_n(p^r)$，如上列正交表记为 $L_9(3^4)$，其符号 $L_9(3^4)$ 的含义如下：

表中数码个数（因素的水平数）———┐　┌———表的列数（最多可安排的因素个数）

$$L_9(3^4)$$

正交表符———┘　└———表的行数（试验次数）

用正交表进行正交试验设计，每列可安排一个因素，列中不同数码代表因素的不同水平，以确定所需安排相应次数试验的条件。例如对 $L_9(3^4)$ 表，最多可以安排 4 个 3 水平的因素，需作 9 次试验。而对 $L_8(2^7)$ 表（见附表 11），最多可以安排 7 个 2 水平的因素，需作 8 次试验。从正交表中可以看出正交表的两个特性：

（1）表中每一列包含的不同数码的个数相同。如在 $L_9(3^4)$ 表中的每一列中数码 1、2、3 都出现 3 次，这表明正交表具有均衡分散性；

（2）表中任意两列横向各种数码搭配出现的次数都相同。如在 $L_9(3^4)$ 表的任意两列中，横向各可能数对

$$(1,1),(1,2),(1,3),(2,1),(2,2),(2,3),(3,1),(3,2),(3,3)$$

都出现一次。这表明正交表具有整齐可比性，也称为正交性。

正交表的上述特性，使得用正交表安排试验时，每个因素不同水平的试验次数相

同，任两因素不同水平的搭配次数相同，具有"次数整齐可比、搭配均衡分布"的优点，从而能选出代表性强的少数次试验，大幅减少试验次数，并能很好地代表全面试验的效果来求得最优试验条件，并可作进一步的有关因素的分析。如考虑 4 因素 3 水平问题，全面试验需进行 $3^4 = 81$ 次试验；如果不考虑因素间的交互作用，就可选用上述 $L_9(3^4)$ 正交表进行正交试验设计，只要作 9 次试验就可以。

二、正交设计的基本步骤

利用正交表进行正交设计的基本步骤为：

（1）根据试验目的和要求，确定试验指标，试验指标最好是定量指标。然后，凭借专业知识和实践经验，选择对指标可能有一定影响的因素及各因素比较合理的水平。

（2）根据已确定的因素数和水平数，选用适当正交表，进行正交表的表头设计。首先根据水平的个数选择适当的正交表。例如选定的因素全是三水平，可以选择 $L_9(3^4)$、$L_{18}(3^7)$、$L_{27}(3^{13})$、$L_{36}(3^{13})$ 等表（正交表见附表 11）。再根据试验要求决定试验次数，要求精度高时，可选试验次数多的正交表；所选的表的列数要略多于因素个数。对选好的正交表把各个因素分别加在正交表表头的适当列上，这个过程称为表头设计。如果不考虑交互作用，可分别把各因素安排在表头的相应列上，其下面的数码对应的就是该列因素所取的试验水平。正交表中不安排因素的列称为空白列，如果用方差分析方法作结果分析，至少要有一列空白列以估计误差，所以在表头设计时，一般至少都要留一列作为空白列。

（3）按正交表的安排方案进行试验，并记录试验结果。正交表中的数码为因素所取水平，由此分别进行表中各号试验，并记录下每号试验的结果。需要注意的是试验次序应该随机选择而不必按试验号顺序进行。

（4）试验结果分析。对试验数据资料进行科学地分析，得出合理的结论。对正交试验结果进行统计分析，常用的分析方法为直观分析法和方差分析法，这里我们只介绍直观分析法，有关正交设计的方差分析法内容可参阅参考文献［3］、［4］、［6］等。

第二节　正交试验的直观分析

下面我们通过对案例 7-1 的分析解决来介绍如何用**直观分析法**（又称**极差分析法**）进行正交试验设计和分析。

一、表头设计

由于案例 7-1 考察 3 个因素，每个因素都是 3 个水平，故在 $m=3$（水平）的 $L_9(3^4)$、$L_{18}(3^7)$、$L_{27}(3^{13})$ 等正交表（见附表 11）中，选用能够安排 3 个因素且试验次数较少的正交表 $L_9(3^4)$。在 $L_9(3^4)$ 正交表中，3 个因素可安排在该表 4 列中的任意 3 列上，现分别将因素 A、B、C 安排在第 1、2、3 列上，得表 7-2。

表 7 - 2　用 $L_9(3^4)$ 正交表安排试验

列号		1	2	3	4
因素		A（温度）	B（时间）	C（投料比）	
试验号	1	1（100℃）	1（6h）	1（1:1.2）	1
	2	1	2（8h）	2（1:1.6）	2
	3	1	3（10h）	3（1:2.0）	3
	4	2（110℃）	1	2	3
	5	2	2	3	1
	6	2	3	1	2
	7	3（120℃）	1	3	2
	8	3	2	1	3
	9	3	3	2	1

现在就可根据表 7 - 2 给定的方案来安排试验。表中每列中的数字就代表对应因素的水平，每一行就是一次试验的试验条件。例如第二行就是第二号试验，各因素的水平分别为 1、2、2，表示试验在 A_1（反应温度 100℃），B_2（反应时间 8 小时），C_2（投料比 1:1.6）的条件下进行等等，如此进行 9 次试验。为防止系统误差，应随机排序来完成这些试验，并将试验结果的数据记录在表的最后一列，如表 7 - 3 所示。

由表 7 - 3 中试验结果数据可看出，第 5 号试验的收率最高，但其试验条件（$A_2 B_2 C_3$）未必是各因素水平的最优组合。为求最优试验条件，必须对试验结果进行统计分析。

二、直观分析法的步骤

下面我们给出用直观分析法对数据进行分析的具体步骤：

表 7 - 3　直观分析法计算表

列号		1	2	3	4	试验结果
因素		A	B	C		收率 y_i
试验号	1	1	1	1	1	40.9
	2	1	2	2	2	58.2
	3	1	3	3	3	71.6
	4	2	1	2	3	40.0
	5	2	2	3	1	73.7
	6	2	3	1	2	39.0
	7	3	1	3	2	62.1
	8	3	2	1	3	43.2
	9	3	3	2	1	57.0
$\bar{K}_1$		56.9	47.7	41.0		
$\bar{K}_2$		50.9	58.4	51.7		
$\bar{K}_3$		54.1	55.9	69.1		
R		6.0	10.7	28.1		
最优条件		A_1	B_2	C_3		

（一）计算每个因素各水平的试验结果平均值

由表 7 - 3 知，各因素同一水平下各做了 3 次试验，我们对表中的每个因素列中同一水平所对应的试验结果（收率 y_i）分别求其平均值 $\bar{K}_i$；

如对因素 A 的 3 个水平 A_1，A_2，A_3，求其平均收率

A_1 的平均收率 $\bar{K}_1 = (y_1 + y_2 + y_3)/3 = (40.9 + 58.2 + 71.6)/3 = 56.9$

A_2 的平均收率 $\bar{K}_2 = (y_4 + y_5 + y_6)/3 = (40.0 + 73.7 + 39.0)/3 = 50.9$

A_3 的平均收率 $\bar{K}_3 = (y_7 + y_8 + y_9)/3 = (62.1 + 43.2 + 57.0)/3 = 54.1$

注意到 A 因素取同一水平时的 3 次试验中，因素 B、C 均取遍三个水平，而且三个水平各出现 1 次，表明对因素 A 的每个水平而言，B、C 因素的变动是平等的，故上述计算的平均收率 $\bar{K}_i(i=1, 2, 3)$ 分别反映了因素 A 的三个不同水平对试验指标影响的大小，其中因素 A 取第一水平 A_1 时最好，平均收率最高，达 56.9%。同样可计算出因素 B、C 的各水平的平均收率，结果见表 7 - 3。

（二）求出极差，确定因素的主次

因素列中各水平的试验结果平均值 $\bar{K}_i$ 的最大值与最小值之差称为该因素的极差，用 R 表示。则因素 A、B、C 的极差分别是

$R_1 = 56.9 - 50.9 = 6.0$；　　$R_2 = 58.4 - 47.7 = 10.7$；　　$R_3 = 69.1 - 41.0 = 28.1$

由于正交表的均衡搭配特性，各个因素列的平均收率的差异可认为是由该因素列的不同水平所引起，而该列极差的大小，就表明该因素对试验结果影响的大小，故各因素极差的大小也就决定了试验中各因素的主次。

在本例中，由表 7 - 3 的极差 R 值知，C 因素（$R = 28.1$）为主要因素，B 因素（$R = 10.7$）次之，A 因素（$R = 6.0$）是次要因素，即各因素的主次顺序为

$$C \rightarrow B \rightarrow A \quad （主 \rightarrow 次）$$

（三）选取最优组合，得到最优试验条件

每个因素都取其试验平均值的最好水平，简单组合起来就得到最优试验条件。本例即为使平均收率达到最大的水平组合，即 $A_1 B_2 C_3$ 是所求的最优试验条件。即最优试验条件为反应温度 100℃、反应时间 8 小时、投料比为 1∶2。

（四）各因素水平变化时试验指标的变化规律

为了更好地考察各因素与试验指标间的关系，我们可以将因素作为横坐标，试验指标作为纵坐标，绘制反映各因素与试验指标间关系的折线图，如图 7 - 1 所示，由此

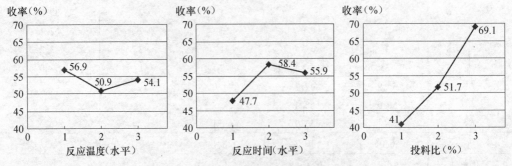

图 7 - 1　各因素与试验指标间的变化规律图

就可直观分析各因素对试验指标影响的次序和各个因素的最优水平，并为我们制定进一步试验的方案指明了方向。

第三节 考虑交互作用的正交试验设计

在多因素的试验中，除了各个因素对指标的单独影响，即各因素的主效应外，还存在着因素间的联合作用，这种两个或多个因素之间的相互促进或相互制约的联合作用称为因素间的**交互作用**（interaction）。两个因素间的交互作用称为一级交互作用，如因素 A 和因素 B 间的交互作用记为 $A \times B$；两个以上因素间的交互作用称为高级交互作用。经验表明后者大都可忽略，故一般不予考虑。

在多因素试验中如果不能确定因素间是否存在交互作用，通常就要考察因素间交互作用对试验结果影响大小。在正交试验设计中，如果要考虑因素间的交互作用，需要把交互作用作为独立的因素来对待。在作表头设计时，首先把因素安排在适当的列上，然后借助于与正交表匹配的两列间交互作用表，确定因素间的交互作用所在列。下面表 7-4 是与正交表 $L_8(2^7)$ 匹配的两列间交互作用表，附表 11 还给出了其他的交互作用表供查阅。

表 7-4 $L_8(2^7)$ 两列间交互作用表

列　号	列　号						
	1	2	3	4	5	6	7
	(1)	3	2	5	4	7	6
		(2)	1	6	7	4	5
			(3)	7	6	5	4
				(4)	1	2	3
					(5)	3	2
						(6)	1
							(7)

例如要安排一个 4 因素 2 水平的试验，可选用正交表 $L_8(2^7)$。首先将 A，B 两个因素分别置于正交表的第 1，2 列上，再根据 $L_8(2^7)$ 两列间交互作用表 10-5，将 1 列与 2 列因素间的交互作用 $A \times B$ 应安排在第 3 列上，则因素 C 应安排在第 4 列上；对交互作用 $A \times C$，$B \times C$，由交互作用表 10-5 可知，$A \times C$ 应安排在第 5 列上，$B \times C$ 应将安排在第 6 列上，然后再将因素 D 安排在第 7 列上，由此所得的表头设计如表 7-5 所示。

表 7-5 用 $L_8(2^7)$ 考虑交互作用的表头设计

列号	1	2	3	4	5	6	7
因素	A	B	$A \times B$	C	$A \times C$	$B \times C$	D

若要考虑更多的交互作用，如 $A \times D$，$B \times D$，$C \times D$，则该表就容纳不下了，这时需选用更大的正交表如 $L_{12}(2^{11})$、$L_{16}(2^{15})$（见附表 11）来安排试验。

在作表头设计时需注意，只要正交表够大，主效应因素尽量不放在交互作用列上。如上面问题中即使不考虑交互作用也应该将因素 A，B，C，D 安排在 1，2，4，7 列上。

例 7-1 茵陈蒿汤由茵陈蒿、栀子和大黄三味中药组成，具有利胆作用。为研究这三味中药的最佳配方，取成年大白鼠进行胆汁引流实验，以每 10 分钟的胆汁充盈长度（cm）为指标，给药后观察半小时的该指标均值减去给药前 20 分钟的均值作为统计分析用的试验结果值。选取因素及水平见表 7-6。

表 7-6 例 7-1 茵陈蒿汤研究的因素和水平

水 平	因 素		
	A（大黄/g）	B（栀子/g）	C（茵陈/g）
1	生 1.8	3	12
2	酒燉 1.8	0	0

需要考虑因素间的交互作用 $A \times B$，$A \times C$，$B \times C$。试用正交试验的直观分析法对试验结果进行分析，求出其最优配方。

解： 本例为 3 因素 2 水平的试验，并要考虑任两个因素的交互作用。故选择 $L_8(2^7)$ 表，并查交互作用表，将 A，B，C 及其交互作用 $A \times B$，$A \times C$，$B \times C$ 分别置于表的 1，2，4，3，5，6 列中，表头设计见表 7-7。

表 7-7 例 7-1 的试验安排及数据计算表

试验号	1	2	3	4	5	6	7	试验结果
	A	B	$A \times B$	C	$A \times C$	$B \times C$		y_i
1	1	1	1	1	1	1	1	3.67
2	1	1	1	2	2	2	2	-3.00
3	1	2	2	1	1	2	2	9.15
4	1	2	2	2	2	1	1	3.62
5	2	1	2	1	2	1	2	0.35
6	2	1	2	2	1	2	1	1.87
7	2	2	1	1	2	1	2	4.00
8	2	2	1	2	1	1	2	2.33
K_1	13.44	2.89	7.00	17.17	17.02	9.97		
K_2	8.55	19.10	14.99	4.82	4.97	12.02		
$\bar{K}_1$	3.36	0.72	1.75	4.29	4.26	2.49		
$\bar{K}_2$	2.14	4.78	3.75	1.21	1.24	3.00		
R	1.22	4.06	2.00	3.08	3.02	0.51		

由表 7-7 中各因素的极差 R 可知，各因素及其交互作用对试验结果影响大小的排序为：

$$B \rightarrow C \rightarrow A \times C \rightarrow A \times B \rightarrow A \rightarrow B \times C$$

B、C 为主要因素，分别取 B_2、C_1，而交互作用 $A \times C$ 对试验结果的影响比因素 A 的还大，故因素 A 的水平选取应根据 A 与 C 哪对水平搭配较好来决定。为此，将 A 和

C 二元组合下所有结果的的均值列在表 7 – 8 中:

表 7 – 8 例 7 – 1 中因素 A 和 B 的二元组合均值表

	C_1	C_2
A_1	$\frac{1}{2}$ （3.67 + 9.15） = 6.41	$\frac{1}{2}$ （ – 3.00 + 3.62） = 0.31
A_2	$\frac{1}{2}$ （0.35 + 4.00） = 2.18	$\frac{1}{2}$ （1.87 + 2.33） = 2.10

由表 7 – 8,可得 A_1C_1 组合下结果最优,而且 C 因素取第一水平与前面无矛盾,故最优方案为 $A_1B_2C_1$。若交互作用水平的选取与因素水平的选取有矛盾,一般应根据因素和交互作用的主次顺序来选取水平。

在考察有交互作用的试验设计问题时,一定要注意表头设计,两列因素间的交互作用要由交互作用表来决定,不要把因素和交互作用放在同一列上,否则会出现“混杂现象”,无法区分是因素还是交互作用的影响,如果考察的交互作用多,需要选择更大的正交表来安排试验。

知识链接

费希尔与试验设计

试验设计自 20 世纪 20 年代问世至今,其发展大致经历了三个阶段:即早期的单因素和多因素方差分析,传统的正交试验法等和近代的最优设计法等。

英国著名统计学家、数学家 *R. A.* 费希尔（*R. A. Fisher*）开创了试验设计法。他于 1923 年与 *W. A.* 麦肯齐合作发表了第一个实验设计的实例,1935 年出版了他的名著《实验设计法》,提出了试验设计三原则:随机化、局部控制和重复。

正交试验设计是建立在方差分析模型的基础上试验设计法,当因素的水平不多,试验范围不大时非常有效。60 年代,日本统计学家田口玄一等首创了正交表,将正交试验设计和数据分析表格化,使正交设计更加便于理解和使用。我国方开泰教授于 1972 年提出了“直观分析法”,将方差分析的思想体现于点图和极差计算之中,使正交设计的统计分析大为简化。

本 章 小 结

（一）正交试验设计

名 目	内 容
安排试验的表	正交表
正交试验设计 基本步骤	1. 确定试验指标,并拟定影响试验指标的因素数和水平数; 2. 选用适当正交表,进行正交表的表头设计; 3. 根据正交表确定各次试验的试验条件,进行试验得到试验结果数据; 4. 利用直观分析法或方差分析法等进行正交分析 5. 得到最优试验条件或进一步试验方案。

（二）正交试验数据的直观分析法

方法	步骤
直观分析法	1. 计算每个因素各水平的综合平均值 $\bar{K}_i$； 2. 利用直观分析法计算表，求出每个因素的极差 R； 3. 根据极差 R 从大到小，确定因素的主次； 4. 选取最优的水平组合，得到最优试验条件。

直观分析法计算表

列号 因素	1 2 … A B …	试验结果
试 验 号	正 交 表	结果 数据
$\bar{K}_1$ $\bar{K}_2$ $\vdots$ $\bar{K}_s$	同一水平所对应的试验结果的平均值	
极差 R_j	$R = \max\limits_{1 \le i \le s}\{\bar{K}_i\} - \min\limits_{1 \le i \le s}\{\bar{K}_i\}$	

目标检测

【自测思考题】

1. 正交表具有_____和_____的特性。

2. 在正交试验中，若选用正交表 $L_{32}(4^9)$，则共需进行_____次试验，最多可以安排_____个_____水平的因素。

3. 用 $L_9(3^4)$ 正交表安排试验，如果 A 因素对应各水平的 $\bar{K}_1 = 22$，$\bar{K}_2 = 11$，$\bar{K}_3 = 18$，则 A 因素的极差 $R_A = $_____。

4. 对因素 A、B、C、D 用 $L_9(3^4)$ 正交表安排试验，用直观分析法对试验结果进行正交分析和计算，所得因素 A、B、C、D 的极差分别为：

$$R_A = 57, \quad R_B = 12, \quad R_C = 76, \quad R_D = 7$$

则各因素对试验结果的影响从大到小的次序为：

A. A、B、C、D　　　　B. B、D、A、C

C. C、A、B、D　　　　D. D、B、A、C

【习题】

1. 设有 A，B，C，D 四个因素，每个因素取 3 个水平，另有 E 为 2 水平的因素，试问选用哪个正交表合适？

2. 设有 A，B，C，D，E 五个因素，每个因素取两个水平，还需考虑 A，B，C，D 之间的两两交互作用，试选用适当的正交表并作表头设计。

3. 某制药厂在试制某种新药的过程中，为提高收率考虑 A，B，C，D 四个因素．每个因素各取三个水平，选用正交表 $L_9(3^4)$，试验方案及结果见下表。（其中收率越高越好）

列号		1	2	3	4	试验结果
因素		A	B	C	D	收率（%）
试验号	1	1	1	1	1	51
	2	1	2	2	2	71
	3	1	3	3	3	58
	4	2	1	2	3	58
	4	2	1	2	3	82
	5	2	2	3	1	69
	6	2	3	1	2	59
	7	3	1	3	2	77
	8	3	2	1	3	85
	9	3	3	2	1	84

试用直观分析法判别因素的主次顺序，并求出最优方案。

4. 找微型胶囊得率最高的工艺条件，决定考察下列因素和水平：

水平	因素	胶浓度 A（%）	包料与被包物之比 B	加胶方式 C
1		5.5	4∶1	二次加胶
2		3.0	2∶1	一次加胶

选用 $L_8(2^7)$ 正交表，将因素 A、B 和 C 安置在第 1，2，4 列上，此外还要考虑交互作用 $A×B$，$B×C$，$A×C$。8 次试验得率（%）为

　　　　73.3　75.3　80.5　79.4　67.4　70.0　79.4　77.7

试用直观分析法找出因素的主次顺序和最优试验方案。

常用统计表

附表 1　二项分布表

$$P\{X \geq k\} = \sum_{i=k}^{n} C_n^i p^i (1-p)^{n-i}$$

n	k	0.01	0.02	0.04	0.06	0.08	0.1	0.2	0.3	0.4	0.5
5	5			0.00000	0.00000	0.00000	0.00001	0.00032	0.00243	0.01024	0.03125
	4	0.00000	0.00000	0.00001	0.00006	0.00019	0.00046	0.00672	0.03078	0.08704	0.18750
	3	0.00001	0.00008	0.00060	0.00197	0.00453	0.00856	0.05792	0.16308	0.31744	0.50000
	2	0.00098	0.00384	0.01476	0.03187	0.05436	0.08146	0.26272	0.47178	0.66304	0.81250
	1	0.04901	0.09608	0.18463	0.26610	0.34092	0.40951	0.67232	0.83193	0.92224	0.96875
10	10								0.00001	0.00010	0.00098
	9							0.00000	0.00014	0.00168	0.01074
	8							0.00008	0.00159	0.01229	0.05469
	7						0.00001	0.00086	0.01059	0.05476	0.17188
	6			0.00000	0.00001	0.00004	0.00015	0.00637	0.04735	0.16624	0.37695
	5		0.00000	0.00002	0.00015	0.00059	0.00163	0.03279	0.15027	0.36690	0.62305
	4	0.00000	0.00003	0.00044	0.00203	0.00580	0.01280	0.12087	0.35039	0.61772	0.82813
	3	0.00011	0.00086	0.00621	0.01884	0.04008	0.07019	0.32220	0.61722	0.83271	0.94531
	2	0.00427	0.01618	0.05815	0.11759	0.18788	0.26390	0.62419	0.85069	0.95364	0.98926
	1	0.09562	0.18293	0.33517	0.46138	0.56561	0.65132	0.89263	0.97175	0.99395	0.99902
15	15									0.00000	0.00003
	14									0.00003	0.00049
	13								0.00001	0.00028	0.00369
	12							0.00000	0.00009	0.00193	0.01758
	11							0.00001	0.00067	0.00935	0.05923
	10							0.00011	0.00365	0.03383	0.15088
	9						0.00000	0.00079	0.01524	0.09505	0.30362
	8				0.00000	0.00001	0.00003	0.00424	0.05001	0.21310	0.50000
	7			0.00000	0.00015	000008	0.00031	0.01806	0.13114	0.39019	0.69638
	6		0.00000	0.00001	0.00015	0.00070	0.00225	0.06105	0.27838	0.59678	0.84912
	5	0.00000	0.00001	0.00022	0.00140	0.00497	0.01272	0.16423	0.48451	0.78272	0.94077
	4	0.00001	0.00018	0.00245	0.01036	0.02731	0.05556	0.35184	0.70713	0.90950	0.98242
	3	0.00042	0.00304	0.02029	0.05713	0.11297	0.18406	0.60198	0.87317	0.97289	0.99631
	2	0.00963	0.03534	0.11911	0.22624	0.34027	0.45096	0.83287	0.96473	0.99483	0.99951
	1	0.13994	0.26143	0.45791	0.60471	0.71370	0.79411	0.96482	0.99525	0.99953	0.99997
20	20										0.00000
	19									0.00000	0.00002
	18									0.00001	0.00020
	17								0.00000	0.00005	0.00129
	16								0.00001	0.00032	0.00591
	15								0.00004	0.00161	0.02069
	14							0.00000	0.00026	0.00647	0.05766
	13							0.00002	0.00128	0.02103	0.13159
	12							0.00010	0.00514	0.05653	0.25172
	11						0.00000	0.00056	0.01714	0.12752	0.41190
	10					0.00000	0.00001	0.00259	0.04796	0.24466	0.58810
	9				0.00000	0.00001	0.00006	0.00998	0.11333	0.40440	0.74828
	8			0.00000	0.00001	0.00009	0.00042	0.03214	0.22773	0.58411	0.86841
	7			0.00001	0.00011	0.00064	0.00239	0.08669	0.39199	0.74999	0.94234
	6		0.00000	0.00010	0.00087	0.00380	0.01125	0.19579	0.58363	0.87440	0.97931
	5	0.00000	0.00004	0.00096	0.00563	0.01834	0.04317	0.37305	0.76249	0.94905	0.99409
	4	0.00004	0.00060	0.00741	0.02897	0.07062	0.13295	0.58855	0.89291	0.98404	0.99871
	3	0.00100	0.00707	0.04386	0.11497	0.21205	0.32307	0.79392	0.96452	0.99639	0.99980
	2	0.01686	0.05990	0.18966	0.33955	0.48314	0.60825	0.93082	0.99236	0.99948	0.99998
	1	0.18209	0.33239	0.55800	0.70989	0.81131	0.87842	0.98847	0.99920	0.99996	1.00000

续表

n	k	p									
		0.01	0.02	0.04	0.06	0.08	0.1	0.2	0.3	0.4	0.5
25	25										
	24										0.00000
	23										0.00001
	22									0.00000	0.00008
	21									0.00001	0.00046
	20									0.00005	0.00204
	19								0.00000	0.00028	0.00732
	18								0.00002	0.00121	0.02164
	17								0.00010	0.00433	0.05388
	16							0.00000	0.00045	0.01317	0.11476
	15							0.00001	0.00178	0.03439	0.21218
	14							0.00008	0.00599	0.07780	0.34502
	13							0.00037	0.01747	0.15377	0.50000
	12						0.00000	0.00154	0.04425	0.26772	0.65498
	11					0.00000	0.00001	0.00556	0.09780	0.41423	0.78782
	10				0.00000	0.00001	0.00008	0.01733	0.18944	0.57538	0.88524
	9				0.00001	0.00008	0.00046	0.04677	0.32307	0.72647	0.94612
	8			0.00000	0.00007	0.00052	0.00226	0.10912	0.48815	0.84645	0.97836
	7		0.00000	0.00004	0.00051	0.00277	0.00948	0.21996	0.65935	0.92643	0.99268
	6		0.00001	0.00038	0.00306	0.01229	0.03340	0.38331	0.80651	0.97064	0.99796
	5	0.00000	0.00012	0.00278	0.01505	0.04514	0.09799	0.57933	0.90953	0.99053	0.99954
	4	0.00011	0.00145	0.01652	0.05976	0.13509	0.23641	0.76601	0.96676	0.99763	0.99992
	3	0.00195	0.01324	0.07648	0.18711	0.32317	0.46291	0.90177	0.99104	0.99957	0.99999
	2	0.02576	0.08865	0.26419	0.44734	0.60528	0.72879	0.97261	0.99843	0.99995	1.00000
	1	0.22218	0.39654	0.63960	0.78709	0.87564	0.92821	0.99622	0.99987	1.00000	1.00000
30	30										
	29										
	28										
	27										0.00000
	26										0.00003
	25									0.00000	0.00016
	24									0.00001	0.00072
	23									0.00005	0.00261
	22								0.00000	0.00022	0.00806
	21								0.00001	0.00086	0.02139
	20								0.00004	0.00285	0.04937
	19								0.00016	0.00830	0.10024
	18							0.00000	0.00063	0.02124	0.18080
	17							0.00001	0.00212	0.04811	0.29233
	16							0.00005	0.00617	0.09706	0.42777
	15							0.00023	0.01694	0.17577	0.57223
	14							0.00090	0.04005	0.28550	0.70767
	13						0.00000	0.00311	0.08447	0.42153	0.81920
	12					0.00000	0.00002	0.00949	0.15932	0.56891	0.89976
	11				0.00000	0.00001	0.00009	0.02562	0.26963	0.70853	0.95063
	10				0.00001	0.00007	0.00045	0.06109	0.41119	0.82371	0.97861
	9			0.00000	0.00005	0.00041	0.00202	0.12865	0.56848	0.90599	0.99194
	8			0.00002	0.00030	0.00197	0.00778	0.23921	0.71862	0.95648	0.99739
	7		0.00000	0.00015	0.00167	0.00825	0.02583	0.39303	0.84048	0.98282	0.99928
	6	0.00000	0.00003	0.00106	0.00795	0.02929	0.07319	0.57249	0.92341	0.99434	0.99984
	5	0.00001	0.00030	0.00632	0.03154	0.08736	0.17549	0.74477	0.96985	0.99849	0.99997
	4	0.00022	0.00289	0.03059	0.10262	0.21579	0.35256	0.87729	0.99068	0.99969	1.00000
	3	0.00332	0.02172	0.11690	0.26766	0.43760	0.58865	0.95582	0.99789	0.99995	1.00000
	2	0.03615	0.12055	0.33882	0.54453	0.70421	0.81630	0.98948	0.99969	1.00000	1.00000
	1	0.26030	0.45452	0.70614	0.84374	0.91803	0.95761	0.99876	1.00000	1.00000	1.00000

附表2 泊松分布表

$$P\{X \geqslant c\} = \sum_{k=c}^{+\infty} \frac{\lambda^k}{k!} e^{-\lambda}$$

c	λ							
	0.01	0.05	0.10	0.15	0.2	0.3	0.4	0.5
0	1.0000000	1.0000000	1.0000000	1.0000000	1.0000000	1.0000000	1.0000000	1.000000
1	0.0099502	0.0487706	0.0951626	0.1392920	0.1812692	0.2591818	0.3296800	0.393469
2	.0000497	.0012091	.0046788	.0101858	.0175231	.0369363	.0615519	.090204
3	.0000002	.0000201	.0001547	.0005029	.0011485	.0035995	.0079263	.014388
4		.0000003	.0000038	.0000187	.0000568	.0002658	.0007763	.001752
5				.0000006	.0000023	.0000158	.0000612	.000172
6					.0000001	0000008	.0000040	.000014
7							.0000002	.000001

c	λ							
	0.6	0.7	0.8	0.9	1.0	1.1	1.2	1.3	1.4
0	1.000000	1.000000	1.000000	1.000000	1.000000	1.000000	1.000000	1.000000	1.000000
1	0.451188	0.503415	0.550671	0.593430	0.632121	0.667129	0.698860	0.727468	0.753403
2	.121901	.155085	.191208	.227518	.264241	.300971	.337373	.373177	.408167
3	.023115	.034142	.047423	.062857	.080301	.099584	.120513	.142888	.166502
4	.003358	.005753	.009080	.010459	.018988	.025742	.033769	.043095	.053725
5	.000394	.000786	.001411	.002344	.003660	.005435	.007746	.010663	.014253
6	.000039	.000090	.000184	.000343	.000594	.000963	.001500	.002231	.003201
7	.000003	.000009	.000021	.000043	.000083	.000140	.000251	.000404	.000622
8		.000001	.000002	.000005	.000010	.000020	.000037	.000064	.000107
9					.000001	.000002	.000005	.000009	.000016
10							.000001	.000001	.000002

c	λ							
	1.5	1.6	1.7	1.8	1.9	2.0	2.5	3.0	3.5
0	1.000000	1.000000	1.000000	1.000000	1.000000	1.000000	1.000000	1.000000	1.000000
1	0.776870	0.798103	0.817316	0.834701	0.850431	0.864665	0.917915	0.950213	0.969803
2	.442175	.475069	.506754	.537163	.566251	.593994	.712703	.800852	.864112
3	.191153	.216642	.242777	.269379	.296280	.323324	.456187	.576810	.679153
4	.065642	.078813	.093189	.108708	.125298	.142877	.242424	.352768	.463367
5	.018576	.023682	.029615	.036407	.044081	.052653	.108822	.184737	.274555
6	.004456	.006040	.007999	.010378	.013219	.016564	.042021	.083918	.142386
7	.000926	.001336	.001875	.002569	.003446	.004534	.014187	.033509	.065288
8	.000170	.000260	.000388	.000562	.000793	.001097	.004247	.011905	.026739
9	.000028	.000045	.000072	.000110	.000163	.000237	.001140	.003803	.009874
10	.000004	.000007	.000012	.000019	.000030	.000046	.000277	.001102	.003315
11	.000001	.000001	.000002	.000003	.000005	.000008	.000062	.000292	.001019
12				.000001	.000001	.000013	.000071	.000289
13							.000002	.000016	.000076
14								.000003	.000019
15								.000001	.000004
16									.000001

续表

c	λ								
	4.0	4.5	5.0	5.5	6.0	6.5	7.0	7.5	8.0
0	1.000000	1.000000	1.000000	1.000000	1.000000	1.000000	1.000000	1.000000	1.000000
1	0.981684	0.988891	0.993262	0.995913	0.997521	0.998497	0.999088	0.999447	0.999665
2	.908422	.938901	.959572	.973436	.982649	.988724	.992705	.995299	.996981
3	.761897	.826422	.875348	.911624	.938031	.956964	.970364	.979743	.986246
4	.566530	.657704	.734974	.798301	.848796	.888150	.918235	.940855	.957620
5	.371163	.467896	.559507	.642482	.714943	.776328	.827008	.867938	.900368
6	.214870	.297070	.384039	.471081	.554320	.630959	.699292	.758564	.808764
7	.110674	.168949	.237817	.313964	.393697	.473476	.550289	.621845	.686626
8	.051134	.089586	.133372	.190515	.256020	.327242	.401286	.475361	.547039
9	.021363	.040257	.068094	.105643	.152763	.208427	.270909	.338033	.407453
10	.008132	.017093	.031828	.053777	.083924	.122616	.169504	.223592	.283376
11	.002840	.006669	.013695	.025251	.042621	.066839	.098521	.137762	.184114
12	.000915	.002404	.005453	.010988	.020092	.033880	.053350	.079241	.111924
13	.000274	.000805	.002019	.004451	.008827	.016027	.027000	.042666	.063797
14	.000076	.000252	.000689	.001685	.003628	.007100	.012811	.021565	.034181
15	.000020	.000074	.000226	.000599	.001400	.002956	.005717	.010260	.017257
16	.000005	.000020	.000069	.000200	.000509	.001160	.002407	.004608	.008231
17	.000001	.000085	.000020	.000063	.000175	.000430	.000958	.001959	.003718
18		.000001	.000005	.000019	.000057	.000151	.000362	.000790	.001594
19			.000001	.000005	.000018	.000051	.000130	.000303	.000650
20				.000001	.000005	.000016	.000044	.000111	.000253
21					.000001	.000005	.000014	.000039	.000094
22						.000001	.000005	.000013	.000033
23							.000001	.000004	.000011
24								.000001	.000004
25									.000001

附表3 标准正态分布表

$$\Phi(x) = \int_{-\infty}^{x} \frac{1}{\sqrt{2\pi}} e^{-\frac{x^2}{2}} dx$$

x	0.00	0.01	0.02	0.03	0.04	0.05	0.06	0.07	0.08	0.09
0.0	0.500000	0.503989	0.507978	0.511966	0.515953	0.519939	0.523922	0.527903	0.531881	0.535856
0.1	.539 828	.543 795	.547 758	.551 717	.555 670	.559 618	.563 559	.567 495	.571 424	.575 345
0.2	.579 260	.583 166	.587 064	.590 954	.594 835	.598 706	.602 568	.606 420	.610 261	.614 092
0.3	.617 911	.621 720	.625 516	.629 300	.633 072	.636 831	.640 576	.644 309	.648 027	.651 732
0.4	.655 422	.659 097	.662 757	.666 402	.670 031	.673 645	.677 242	.680 822	.684 386	.687 933
0.5	.691 462	.694 974	.698 468	.701 944	.705 401	.708 840	.712 260	.715 661	.719 043	.722 405
0.6	.725 747	.729 069	.732 371	.735 653	.738 914	.742 154	.745 373	.748 571	.751 748	.754 903
0.7	.758 036	.761 148	.764 238	.767 305	.770 350	.773 373	.776 373	.779 350	.782 305	.785 236
0.8	.788 145	.791 030	.793 892	.796 731	.799 546	.802 337	.805 105	.807 850	.810 570	.813 267
0.9	.815 940	.818 589	.821 214	.823 814	.826 391	.828 944	.831 472	.833 977	.836 457	.838 913
1.0	.841 345	.843 752	.846 136	.848 495	.850 830	.853 141	.855 428	.857 690	.859 929	.862 143
1.1	.864 334	.866 500	.868 643	.870 762	.872 857	.874 928	.876 976	.879 000	.881 000	.882 977
1.2	.884 930	.886 861	.888 768	.890 651	.892 512	.894 350	.896 165	.897 958	.899 727	.901 475
1.3	.903 200	.904 902	.906 582	.908 241	.909 877	.911 492	.913 085	.914 657	.916 207	.917 736
1.4	.919 243	.920 730	.922 196	.923 641	.925 066	.929 471	.927 855	.929 219	.930 563	.931 888
1.5	.933 193	.934 478	.935 745	.936 992	.938 220	.939 429	.940 620	.941 792	.942 947	.944 083
1.6	.945 201	.946 301	.947 384	.948 449	.949 497	.950 529	.951 543	.952 540	.953 521	.954 486
1.7	.955 435	.956 367	.957 284	.958 185	.959 070	.959 941	.960 796	.961 636	.962 462	.963 273
1.8	.964 070	.964 852	.965 620	.966 375	.967 116	.967 843	.968 557	.969 258	.969 946	.970 621
1.9	.971 283	.971 933	.972 571	.973 197	.973 810	.974 412	.975 002	.975 581	.976 148	.976 705
2.0	.977 250	.977 784	.978 308	.978 822	.979 325	.979 818	.980 301	.980 774	.981 237	.981 691
2.1	.982 136	.982 571	.982 997	.983 414	.983 823	.984 222	.984 614	.984 997	.985 371	.985 738
2.2	.986 097	.986 447	.986 791	.987 126	.987 455	.987 776	.988 089	.988 396	.988 696	.988 989
2.3	.989 276	.989 556	.989 830	.990 097	.990 358	.990 613	.990 863	.991 106	.991 344	.991 576
2.4	.991 802	.992 024	.992 240	.992 451	.992 656	.992 857	.993 053	.993 244	.993 431	.993 613
2.5	.993 790	.993 963	.994 132	.994 297	.994 457	.994 614	.994 766	.994 915	.995 060	.995 201
2.6	.995 339	.995 473	.995 604	.995 731	.995 855	.995 975	.996 093	.996 207	.996 319	.996 427
2.7	.996 533	.996 636	.996 736	.996 833	.996 928	.997 020	.997 110	.997 197	.997 282	.997 365
2.8	.997 445	.997 523	.997 599	.997 673	.997 744	.997 814	.997 882	.997 948	.998 012	.998 074
2.9	.998 134	.998 193	.998 250	.998 305	.998 359	.998 411	.998 462	.998 511	.998 559	.998 605
3.0	.998 650	.998 694	.998 736	.998 777	.998 817	.998 856	.998 893	.998 930	.998 965	.998 999
3.1	.999 032	.999 065	.999 096	.999 126	.999 155	.999 184	.999 211	.999 238	.999 264	.999 289
3.2	.999 313	.999 336	.999 359	.999 381	.999 402	.999 423	.999 443	.999 462	.999 481	.999 499
3.3	.999 517	.999 534	.999 550	.999 566	.999 581	.999 596	.999 610	.999 624	.999 638	.999 651
3.4	.999 663	.999 675	.999 687	.999 698	.999 709	.999 720	.999 730	.999 740	.999 749	.999 758
3.5	.999 767	.999 776	.999 784	.999 792	.999 800	.999 807	.999 815	.999 822	.999 828	.999 835
3.6	.999 841	.999 847	.999 853	.999 858	.999 864	.999 869	.999 874	.999 879	.999 883	.999 888
3.7	.999 892	.999 896	.999 900	.999 904	.999 908	.999 912	.999 915	.999 918	.999 922	.999 925
3.8	.999 928	.999 931	.999 933	.999 936	.999 938	.999 941	.999 943	.999 946	.999 948	.999 950
3.9	.999 952	.999 954	.999 956	.999 958	.999 959	.999 961	.999 963	.999 964	.999 966	.999 967
4.0	.999 968	.999 970	.999 971	.999 972	.999 973	.999 974	.999 975	.999 976	.999 977	.999 978
4.1	.999 979	.999 980	.999 981	.999 982	.999 983	.999 983	.999 984	.999 985	.999 985	.999 986
4.2	.999 987	.999 987	.999 988	.999 988	.999 989	.999 989	.999 990	.999 990	.999 991	.999 991
4.3	.999 991	.999 992	.999 992	.999 993	.999 993	.999 993	.999 993	.999 994	.999 994	.999 994
4.4	.999 995	.999 995	.999 995	.999 995	.999 996	.999 996	.999 996	.999 996	.999 996	.999 996
4.5	.999 997	.999 997	.999 997	.999 997	.999 997	.999 997	.999 997	.999 998	.999 998	.999 998
4.6	.999 998	.999 998	.999 998	.999 998	.999 998	.999 998	.999 998	.999 998	.999 999	.999 999
4.7	.999 999	.999 999	.999 999	.999 999	.999 999	.999 999	.999 999	.999 999	.999 999	.999 999
4.8	.999 999	.999 999	.999 999	.999 999	.999 999	.999 999	.999 999	.999 999	.999 999	.999 999
4.9	1.000000	1.000000	1.000000	1.000000	1.000000	1.000000	1.000000	1.000000	1.000000	1.000000

注：本表对于 x 给出正态分布函数 $\Phi(x)$ 的数值。例：对于 $x = 2.35$，$\Phi(x) = 0.990613$。

附表4 标准正态分布的双侧临界值表

$$P\{\,|\,u\,|\,>u_{\frac{\alpha}{2}}\} = \alpha$$

α	0.00	0.01	0.02	0.03	0.04	0.05	0.06	0.07	0.08	0.09
0.0	∞	2.575829	2.326348	2.170090	2.053749	1.959964	1.880794	1.811911	1.750686	1.695398
0.1	1.644854	1.598193	1.554774	1.514102	1.475791	1.439531	1.405072	1.371204	1.340755	1.310579
0.2	1.281552	1.253565	1.226528	1.200359	1.174987	1.150349	1.126391	1.103063	1.080319	1.058122
0.3	1.036433	1.015222	0.994458	0.974114	0.954165	0.934589	0.915365	0.896473	0.877896	0.859617
0.4	0.841621	0.823894	0.806421	0.789192	0.772193	0.755415	0.738847	0.722479	0.706303	0.690309
0.5	0.674490	0.658838	0.643345	0.628006	0.612813	0.597760	0.582841	0.568051	0.553385	0.538836
0.6	0.524401	0.510073	0.495850	0.481727	0.467699	0.453762	0.439913	0.426148	0.412463	0.398855
0.7	0.385320	0.371856	0.358459	0.345125	0.331853	0.318639	0.305481	0.292375	0.279319	0.266311
0.8	0.253347	0.240426	0.127545	0.214702	0.201893	0.189118	0.176374	0.163658	0.150969	0.138304
0.9	0.125661	0.113039	0.100434	0.087845	0.075270	0.062707	0.050154	0.037608	0.025069	0.012533

α	0.001	0.0001	0.00001	0.000001	0.0000001	0.00000001
$u_{\frac{\alpha}{2}}$	3.29053	3.89059	4.41717	4.89164	5.32672	5.73073

附表5 χ^2 分布表

$$P\{\chi^2 > (\chi_\alpha^2(n)\} = \alpha$$

n	α											
	0.995	0.99	0.975	0.95	0.90	0.75	0.25	0.10	0.05	0.025	0.01	0.005
1	—	—	0.001	0.004	0.016	0.102	1.323	2.706	3.841	5.024	6.635	7.879
2	0.010	0.020	0.051	0.103	0.211	0.575	2.773	4.605	5.991	7.378	9.210	10.597
3	0.072	0.115	0.216	0.352	0.584	1.213	4.108	6.251	7.815	9.348	11.345	12.838
4	0.207	0.297	0.484	0.711	1.064	1.923	5.385	7.779	9.448	11.143	13.277	14.806
5	0.412	0.554	0.831	1.145	1.610	2.675	6.626	9.236	11.072	12.833	15.086	16.750
6	0.676	0.872	1.237	1.635	2.204	3.455	7.841	10.645	12.592	14.449	16.812	18.548
7	0.989	1.239	1.690	2.167	2.833	4.255	9.037	12.017	14.067	16.013	18.475	20.278
8	1.344	1.646	2.180	2.733	3.490	5.071	10.219	13.362	15.507	17.535	20.090	21.955
9	1.735	2.088	2.700	3.325	4.168	5.899	11.389	14.684	16.919	19.023	21.666	23.589
10	2.156	2.558	3.247	3.940	4.865	6.737	12.549	15.987	18.307	20.483	23.209	25.188
11	2.603	3.053	3.816	4.575	5.578	7.584	13.701	17.275	19.675	21.920	24.725	26.757
12	3.047	3.571	4.404	5.226	6.304	8.438	14.845	18.549	21.026	23.337	26.217	28.299
13	3.565	4.107	5.009	5.892	7.042	9.299	15.984	19.812	22.362	24.736	27.688	29.819
14	4.075	4.660	5.629	6.571	7.790	10.165	17.117	21.064	23.685	26.119	29.141	31.319
15	4.601	5.229	6.262	7.261	8.547	11.037	18.245	22.307	24.996	27.488	30.578	32.801
16	5.142	5.812	6.908	7.962	9.312	11.912	19.369	23.542	26.296	28.845	32.000	34.267
17	5.697	6.408	7.564	8.672	10.085	12.792	20.489	24.769	27.587	30.191	33.409	35.718
18	6.265	7.015	8.231	9.390	10.865	13.675	21.605	25.989	28.869	31.526	34.805	37.156
19	6.844	7.633	8.907	10.117	11.651	14.562	22.718	27.204	30.144	32.852	36.191	38.582
20	7.434	8.260	9.591	10.851	12.443	15.452	23.828	28.412	31.410	34.170	37.566	39.997
21	8.034	8.897	10.283	11.591	13.240	16.344	24.935	29.615	32.671	35.479	38.932	41.401
22	8.643	9.542	10.982	12.338	14.042	17.240	26.039	30.813	33.924	36.781	40.289	42.796
23	9.260	10.196	11.689	13.091	14.848	18.137	27.141	32.007	35.172	38.076	41.638	44.181
24	9.886	10.856	12.401	13.848	15.659	19.037	28.241	33.196	36.415	39.364	42.980	45.559
25	10.520	11.524	13.120	14.611	16.473	19.939	29.339	34.382	37.652	40.646	44.314	46.928
26	11.160	12.198	13.844	15.379	17.292	20.843	30.435	35.563	38.885	41.923	45.642	48.290
27	11.808	12.879	14.573	16.151	18.114	21.749	31.528	36.741	40.113	43.194	46.963	49.645
28	12.461	13.565	15.308	16.928	18.939	22.657	32.620	37.916	41.337	44.461	48.278	50.993
29	13.121	14.257	16.047	17.708	19.768	23.567	33.711	39.087	42.557	45.722	49.588	52.336
30	13.787	14.954	16.791	18.493	20.599	24.478	34.800	40.256	43.773	46.949	50.892	53.672
31	14.458	15.655	17.539	19.281	21.434	25.390	35.887	41.422	44.985	48.232	52.191	55.003
32	15.134	16.362	18.291	20.072	22.271	26.304	36.973	42.585	46.194	48.480	53.486	56.328
33	15.815	17.074	19.047	20.867	23.110	27.219	38.058	43.745	47.400	50.725	54.776	57.648
34	16.501	17.789	19.806	21.664	23.952	28.136	39.141	44.903	48.602	51.966	56.061	58.964
35	17.192	18.509	20.569	22.465	24.797	29.054	40.223	46.059	49.802	53.203	57.342	60.275
36	17.887	19.233	21.336	23.269	25.643	29.973	41.304	47.212	50.998	54.437	58.619	61.581
37	18.586	19.960	22.106	24.075	26.492	30.893	42.383	48.363	52.192	55.668	59.892	62.883
38	19.289	20.691	22.878	24.884	27.343	31.815	43.462	49.513	53.384	56.896	61.162	64.181
39	19.996	21.426	23.654	25.695	28.196	32.737	44.539	50.660	54.572	58.120	62.428	65.476
40	20.707	22.164	24.433	26.509	29.051	33.660	45.616	51.805	55.758	59.342	63.691	66.766
41	21.421	22.906	25.215	27.326	29.907	34.585	46.692	52.949	56.942	60.561	64.950	68.053
42	22.138	23.650	25.999	28.144	30.765	35.510	47.766	54.909	58.124	61.777	66.206	69.336
43	22.859	24.398	26.785	28.965	31.625	36.436	48.840	55.230	59.354	62.990	67.459	70.616
44	23.584	25.148	27.575	29.787	32.487	37.363	49.913	56.369	60.481	64.201	68.710	71.893
45	24.311	25.901	28.366	30.621	33.350	38.291	50.985	57.505	61.656	65.410	69.957	73.166

附表6 t分布表

$$P\{t > t_\alpha(n)\} = \alpha$$

n	α					
	0.25	0.10	0.05	0.025	0.01	0.005
1	1.000 0	3.077 7	6.313 8	12.706 2	31.820 7	63.657 4
2	0.816 5	1.885 6	2.920 0	4.302 7	6.964 6	9.924 8
3	0.764 9	1.637 7	2.353 4	3.182 4	4.540 7	5.840 9
4	0.740 7	1.533 2	2.131 8	2.776 4	3.746 9	4.604 1
5	0.726 7	1.475 9	2.015 0	2.570 6	3.364 9	4.032 2
6	0.717 6	1.439 8	1.943 2	2.446 9	3.142 7	3.707 4
7	0.711 1	1.414 9	1.894 6	2.364 6	2.998 0	3.499 5
8	0.706 4	1.396 8	1.859 5	2.306 0	2.896 5	3.355 4
9	0.702 7	1.383 0	1.833 1	2.262 2	2.821 4	3.249 8
10	0.699 8	1.372 2	1.812 5	2.228 1	2.763 8	3.169 3
11	0.697 4	1.363 4	1.795 9	2.201 0	2.718 1	3.105 8
12	0.695 5	1.356 2	1.782 3	2.178 8	2.681 0	3.054 5
13	0.693 8	1.350 2	1.770 9	2.160 4	2.650 3	3.012 3
14	0.692 4	1.345 0	1.761 3	2.144 8	2.624 5	2.976 8
15	0.691 2	1.340 6	1.753 1	2.131 5	2.602 5	2.946 7
16	0.690 1	1.368 8	1.745 9	2.119 9	2.583 5	2.920 8
17	0.689 2	1.333 4	1.739 6	2.109 8	2.566 9	2.898 2
18	0.688 4	1.330 4	1.734 1	2.100 9	2.552 4	2.878 4
19	0.687 6	1.327 7	1.729 1	2.093 0	2.539 5	2.860 9
20	0.687 0	1.325 3	1.724 7	2.086 0	2.528 0	2.845 3
21	0.686 4	1.323 2	1.720 7	2.079 6	2.517 7	2.831 4
22	0.685 8	1.321 2	1.717 1	2.073 9	2.508 3	2.818 8
23	0.685 3	1.319 5	1.713 9	2.068 7	2.499 9	2.807 3
24	0.684 8	1.317 8	1.710 9	2.063 9	2.492 2	2.796 9
25	0.684 4	1.316 3	1.708 1	2.059 5	2.485 1	2.787 4
26	0.684 0	1.315 0	1.705 6	2.055 5	2.478 6	2.778 7
27	0.683 7	1.313 7	1.703 3	2.051 8	2.472 7	2.770 7
28	0.683 4	1.312 5	1.701 1	2.048 4	2.467 1	2.763 3
29	0.683 0	1.311 4	1.699 1	2.045 2	2.462 0	2.756 4
30	0.682 8	1.310 4	1.697 3	2.042 3	2.457 3	2.750 0
31	0.682 5	1.309 5	1.695 5	2.039 5	2.452 8	2.744 0
32	0.682 2	1.308 6	1.693 9	2.036 9	2.448 7	2.738 5
33	0.682 0	1.307 7	1.692 4	2.034 5	2.444 8	2.733 3
34	0.681 8	1.307 0	1.690 9	2.032 2	2.441 1	2.728 4
35	0.681 6	1.306 2	1.689 6	2.030 1	2.437 7	2.723 8
36	0.681 4	1.305 5	1.688 3	2.028 1	2.434 5	2.719 5
37	0.681 2	1.304 9	1.687 1	2.026 2	2.431 4	2.715 4
38	0.681 0	1.304 2	1.686 0	2.024 4	2.428 6	2.711 6
39	0.680 8	1.303 6	1.684 9	2.022 7	2.425 8	2.707 9
40	0.680 7	1.303 0	1.683 9	2.021 1	2.423 3	2.704 5
41	0.680 5	1.302 5	1.682 9	2.019 5	2.420 8	2.701 2
42	0.680 4	1.302 0	1.682 0	2.018 1	2.418 5	2.698 1
43	0.680 2	1.301 6	1.681 1	2.016 7	2.416 3	2.695 1
44	0.680 1	1.301 1	1.680 2	2.015 4	2.414 1	2.692 3
45	0.680 0	1.300 6	1.679 4	2.014 1	2.412 1	2.689 6

附表7　F 分布表

$$P\{F > F_\alpha(n_1, n_2)\} = \alpha$$

$$\alpha = 0.10$$

n_2 \ n_1	1	2	3	4	5	6	7	8	9	10	12	15	20	24	30	40	60	120	∞
1	39.86	49.50	53.59	55.83	57.24	58.20	58.91	59.44	59.86	60.19	60.71	61.22	61.74	62.00	62.26	62.53	62.79	63.06	63.33
2	8.53	9.00	9.16	9.24	9.29	9.33	9.35	9.37	9.38	9.39	9.41	9.42	9.44	9.45	9.46	9.47	9.47	9.48	9.49
3	5.54	5.46	5.39	5.34	5.31	5.28	5.27	5.25	5.24	5.23	5.22	5.20	5.18	5.18	5.17	5.16	5.15	5.14	5.13
4	4.54	4.32	4.19	4.11	4.05	4.01	3.98	3.95	3.94	3.92	3.90	3.87	3.84	3.83	3.82	3.80	3.79	3.78	3.72
5	4.06	3.78	3.62	3.52	3.45	3.40	3.37	3.34	3.32	3.30	3.27	3.24	3.21	3.19	3.17	3.16	3.14	3.12	3.10
6	3.78	3.46	3.29	3.18	3.11	3.05	3.01	2.98	2.96	2.94	2.90	2.87	2.84	2.82	2.80	2.78	2.76	2.74	2.72
7	3.59	3.26	3.07	2.96	2.88	2.83	2.78	2.75	2.72	2.70	2.67	2.63	2.59	2.58	2.56	2.54	2.51	2.49	2.47
8	3.46	3.11	2.92	2.81	2.73	2.67	2.62	2.59	2.56	2.54	2.50	2.46	2.42	2.40	2.38	2.36	2.34	2.32	2.29
9	3.36	3.01	2.81	2.69	2.61	2.55	2.51	2.47	2.44	2.42	2.38	2.34	2.30	2.28	2.25	2.23	2.21	2.18	2.16
10	3.29	2.92	2.73	2.61	2.52	2.46	2.41	2.38	2.35	2.32	2.28	2.24	2.20	2.18	2.16	2.13	2.11	2.08	2.06
11	3.23	2.86	2.66	2.54	2.45	2.39	2.34	2.30	2.27	2.25	2.21	2.17	2.12	2.10	2.08	2.05	2.03	2.00	1.97
12	3.18	2.81	2.61	2.48	2.39	2.33	2.28	2.24	2.21	2.19	2.15	2.10	2.06	2.04	2.01	1.99	1.96	1.93	1.90
13	3.14	2.76	2.56	2.43	2.35	2.28	2.23	2.20	2.16	2.14	2.10	2.05	2.01	1.98	1.96	1.93	1.90	1.88	1.85
14	3.10	2.73	2.52	2.39	2.31	2.24	2.19	2.15	2.12	2.10	2.05	2.01	1.96	1.94	1.91	1.89	1.86	1.83	1.80
15	3.07	2.70	2.49	2.36	2.27	2.21	2.16	2.12	2.09	2.06	2.02	1.97	1.92	1.90	1.87	1.85	1.82	1.79	1.76
16	3.05	2.67	2.46	2.33	2.24	2.18	2.13	2.09	2.06	2.03	1.99	1.94	1.89	1.87	1.84	1.81	1.78	1.75	1.72
17	3.03	2.64	2.44	2.31	2.22	2.15	2.10	2.06	2.03	2.00	1.96	1.91	1.86	1.84	1.81	1.78	1.75	1.72	1.69
18	3.01	2.62	2.42	2.29	2.20	2.13	2.08	2.04	2.00	1.98	1.93	1.89	1.84	1.81	1.78	1.75	1.72	1.69	1.66
19	2.99	2.61	2.40	2.27	2.18	2.11	2.06	2.02	1.98	1.96	1.91	1.86	1.81	1.79	1.76	1.73	1.70	1.67	1.63
20	2.97	2.59	2.38	2.25	2.16	2.09	2.04	2.00	1.96	1.94	1.89	1.84	1.79	1.77	1.74	1.71	1.68	1.64	1.61
21	2.96	2.57	2.36	2.23	2.14	2.08	2.02	1.98	1.95	1.92	1.87	1.83	1.78	1.75	1.72	1.69	1.66	1.62	1.59
22	2.95	2.56	2.35	2.22	2.13	2.06	2.01	1.97	1.93	1.90	1.86	1.81	1.76	1.73	1.70	1.67	1.64	1.60	1.57
23	2.94	2.55	2.34	2.21	2.11	2.05	1.99	1.95	1.92	1.89	1.84	1.80	1.74	1.72	1.69	1.66	1.62	1.59	1.55
24	2.93	2.54	2.33	2.19	2.10	2.04	1.98	1.94	1.91	1.88	1.83	1.78	1.73	1.70	1.67	1.64	1.61	1.57	1.53
25	2.92	2.53	2.32	2.18	2.09	2.02	1.97	1.93	1.89	1.87	1.82	1.77	1.72	1.69	1.66	1.63	1.59	1.56	1.52
26	2.91	2.52	2.31	2.17	2.08	2.01	1.96	1.92	1.88	1.86	1.81	1.76	1.71	1.68	1.65	1.61	1.58	1.54	1.50
27	2.90	2.51	2.30	2.17	2.07	2.00	1.95	1.91	1.87	1.85	1.80	1.75	1.70	1.67	1.64	1.60	1.57	1.53	1.49
28	2.89	2.50	2.29	2.16	2.06	2.00	1.94	1.90	1.87	1.84	1.79	1.74	1.69	1.66	1.63	1.59	1.56	1.52	1.48
29	2.89	2.50	2.28	2.15	2.06	1.99	1.93	1.89	1.86	1.83	1.78	1.73	1.68	1.65	1.62	1.58	1.55	1.51	1.47
30	2.88	2.49	2.28	2.14	2.05	1.98	1.93	1.88	1.85	1.82	1.77	1.72	1.67	1.64	1.61	1.57	1.54	1.50	1.46
40	2.84	2.44	2.23	2.09	2.00	1.93	1.87	1.83	1.79	1.76	1.71	1.66	1.61	1.57	1.54	1.51	1.47	1.42	1.38
60	2.79	2.39	2.18	2.04	1.95	1.87	1.82	1.77	1.74	1.71	1.66	1.60	1.54	1.51	1.48	1.44	1.40	1.35	1.29
120	2.75	2.35	2.13	1.99	1.90	1.82	1.77	1.72	1.68	1.65	1.60	1.55	1.48	1.45	1.41	1.37	1.32	1.26	1.19
∞	2.71	2.30	2.08	1.94	1.85	1.77	1.72	1.67	1.63	1.60	1.55	1.49	1.42	1.38	1.34	1.30	1.24	1.17	1.00

续表

$\alpha = 0.05$

| | | | | | | | | | n_1 | | | | | | | | | | |
n_2	1	2	3	4	5	6	7	8	9	10	12	15	20	24	30	40	60	120	∞
1	161.40	199.50	215.70	224.60	230.20	234.00	236.80	238.90	240.50	241.90	243.9	245.9	248.0	249.1	250.1	251.1	252.3	253.3	254.3
2	18.51	19.00	19.16	19.25	19.30	19.33	19.35	19.37	19.38	19.40	19.41	19.43	19.45	19.45	19.46	19.47	19.48	19.49	19.50
3	10.13	9.55	9.28	9.12	9.01	8.94	8.89	8.85	8.81	8.79	8.74	8.70	8.66	8.64	8.62	8.59	8.57	8.55	8.53
4	7.71	6.94	6.59	6.39	6.26	6.16	6.09	6.04	6.00	5.96	5.91	5.86	5.80	5.77	5.75	5.72	5.69	5.66	5.63
5	6.61	5.79	5.41	5.19	5.05	4.95	4.88	4.82	4.77	4.74	4.68	4.62	4.56	4.53	4.50	4.46	4.43	4.40	4.36
6	5.99	5.14	4.76	4.53	4.39	4.28	4.21	4.15	4.10	4.06	4.00	3.94	3.87	3.84	3.81	3.77	3.74	3.70	3.67
7	5.59	4.74	4.35	4.12	3.97	3.87	3.79	3.73	3.68	3.64	3.57	3.51	3.44	3.41	3.38	3.34	3.30	3.27	3.23
8	5.32	4.46	4.07	3.84	3.69	3.58	3.50	3.44	3.39	3.35	3.28	3.22	3.15	3.12	3.08	3.04	3.01	2.97	2.93
9	5.12	4.26	3.86	3.63	3.48	3.37	3.29	3.23	3.18	3.14	3.07	3.01	2.94	2.90	2.86	2.83	2.79	2.75	2.71
10	4.96	4.10	3.71	3.48	3.33	3.22	3.14	3.07	3.02	2.98	2.91	2.85	2.77	2.74	2.70	2.66	2.62	2.58	2.54
11	4.84	3.98	3.59	3.36	3.20	3.09	3.01	2.95	2.90	2.85	2.79	2.72	2.65	2.61	2.57	2.53	2.49	2.45	2.40
12	4.75	3.89	3.49	3.26	3.11	3.00	2.91	2.85	2.80	2.75	2.69	2.62	2.54	2.51	2.47	2.43	2.38	2.34	2.30
13	4.67	3.81	3.41	3.18	3.03	2.92	2.83	2.77	2.71	2.67	2.60	2.53	2.46	2.42	2.38	2.34	2.30	2.25	2.21
14	4.60	3.74	3.34	3.11	2.96	2.85	2.76	2.70	2.65	2.60	2.53	2.46	2.39	2.35	2.31	2.27	2.22	2.18	2.13
15	4.54	3.68	3.29	3.06	2.90	2.79	2.71	2.64	2.59	2.54	2.48	2.40	2.33	2.29	2.25	2.20	2.16	2.11	2.07
16	4.49	3.63	3.24	3.01	2.85	2.74	2.66	2.59	2.54	2.49	2.42	2.35	2.28	2.24	2.19	2.15	2.11	2.06	2.01
17	4.45	3.59	3.20	2.96	2.81	2.70	2.61	2.55	2.49	2.45	2.38	2.31	2.23	2.19	2.15	2.10	2.06	2.01	1.96
18	4.41	3.55	3.16	2.93	2.77	2.66	2.58	2.51	2.46	2.41	2.34	2.27	2.19	2.15	2.11	2.06	2.02	1.97	1.92
19	4.38	3.52	3.13	2.90	2.74	2.63	2.54	2.48	2.42	2.38	2.31	2.23	2.16	2.11	2.07	2.03	1.98	1.93	1.88
20	4.35	3.49	3.10	2.87	2.71	2.60	2.51	2.45	2.39	2.35	2.28	2.20	2.12	2.08	2.04	1.99	1.95	1.90	1.84
21	4.32	3.47	3.07	2.84	2.68	2.57	2.49	2.42	2.37	2.32	2.25	2.18	2.10	2.05	2.01	1.96	1.92	1.87	1.81
22	4.30	3.44	3.05	2.82	2.66	2.55	2.46	2.40	2.34	2.30	2.23	2.15	2.07	2.03	1.98	1.94	1.89	1.84	1.78
23	4.28	3.42	3.03	2.80	2.64	2.53	2.44	2.37	2.32	2.27	2.20	2.13	2.05	2.01	1.96	1.91	1.86	1.81	1.76
24	4.26	3.40	3.01	2.78	2.62	2.51	2.42	2.36	2.30	2.25	2.18	2.11	2.03	1.98	1.94	1.89	1.84	1.79	1.73
25	4.24	3.39	2.99	2.76	2.60	2.49	2.40	2.34	2.28	2.24	2.16	2.09	2.01	1.96	1.92	1.87	1.82	1.77	1.71
26	4.23	3.37	2.98	2.74	2.59	2.47	2.39	2.32	2.27	2.22	2.15	2.07	1.99	1.95	1.90	1.85	1.80	1.75	1.69
27	4.21	3.35	2.96	2.73	2.57	2.46	2.37	2.31	2.25	2.20	2.13	2.06	1.97	1.93	1.88	1.84	1.79	1.73	1.67
28	4.20	3.34	2.95	2.71	2.56	2.45	2.36	2.29	2.24	2.19	2.12	2.04	1.96	1.91	1.87	1.82	1.77	1.71	1.65
29	4.18	3.33	2.93	2.70	2.55	2.43	2.35	2.28	2.22	2.18	2.10	2.03	1.94	1.90	1.85	1.81	1.75	1.70	1.64
30	4.17	3.32	2.92	2.69	2.53	2.42	2.33	2.27	2.21	2.16	2.09	2.01	1.93	1.89	1.84	1.79	1.74	1.68	1.62
40	4.08	3.23	2.84	2.61	2.45	2.34	2.25	2.18	2.12	2.08	2.00	1.92	1.84	1.79	1.74	1.69	1.64	1.58	1.51
60	4.00	3.15	2.76	2.53	2.37	2.25	2.17	2.10	2.04	1.99	1.92	1.84	1.75	1.70	1.65	1.59	1.53	1.47	1.39
120	3.92	3.07	2.68	2.45	2.29	2.17	2.09	2.02	1.96	1.91	1.83	1.75	1.66	1.61	1.55	1.50	1.43	1.35	1.25
∞	3.84	3.00	2.60	2.37	2.21	2.10	2.01	1.94	1.88	1.83	1.75	1.67	1.57	1.52	1.46	1.39	1.32	1.22	1.00

续表

$\alpha = 0.025$

n_2	\multicolumn{19}{c}{n_1}
	1	2	3	4	5	6	7	8	9	10	12	15	20	24	30	40	60	120	∞
1	647.8	799.5	864.2	899.6	921.8	937.1	948.2	956.7	963.3	968.6	976.7	984.9	993.1	997.2	1001	1006	1010	1014	1018
2	38.51	39.00	39.17	39.25	39.30	39.33	39.36	39.37	39.39	39.40	39.41	39.43	39.45	39.46	39.46	39.47	39.48	39.49	39.50
3	17.44	16.04	15.44	15.10	14.88	14.73	14.62	14.54	14.47	14.42	14.34	14.25	14.17	14.12	14.08	14.04	13.99	13.95	13.90
4	12.22	10.65	9.98	9.60	9.36	9.20	9.07	8.98	8.90	8.84	8.75	8.66	8.56	8.51	8.46	8.41	8.36	8.31	8.26
5	10.01	8.43	7.76	7.39	7.15	6.98	6.85	6.76	6.68	6.62	6.52	6.43	6.33	6.28	6.23	6.18	6.12	6.07	6.02
6	8.81	7.26	6.60	6.23	5.99	5.82	5.70	5.60	5.52	5.46	5.37	5.27	5.17	5.12	5.07	5.01	4.96	4.90	4.85
7	8.07	6.54	5.89	5.52	5.29	5.12	4.99	4.90	4.82	4.76	4.67	4.57	4.47	4.42	4.36	4.31	4.25	4.20	4.14
8	7.57	6.06	5.42	5.05	4.82	4.65	4.53	4.43	4.36	4.30	4.20	4.10	4.00	3.95	3.89	3.84	3.78	3.73	3.67
9	7.21	5.71	5.08	4.72	4.48	4.32	4.20	4.10	4.03	3.96	3.87	3.77	3.67	3.61	3.56	3.51	3.45	3.39	3.33
10	6.94	5.46	4.83	4.47	4.24	4.07	3.95	3.85	3.78	3.72	3.62	3.52	3.42	3.37	3.31	3.26	3.20	3.14	3.08
11	6.72	5.26	4.63	4.28	4.04	3.88	3.76	3.66	3.59	3.53	3.43	3.33	3.23	3.17	3.12	3.06	3.00	2.94	2.88
12	6.55	5.10	4.47	4.12	3.89	3.73	3.61	3.51	3.44	3.37	3.28	3.18	3.07	3.02	2.96	2.91	2.85	2.79	2.72
13	6.41	4.97	4.35	4.00	3.77	3.60	3.48	3.39	3.31	3.25	3.15	3.05	2.95	2.89	2.84	2.78	2.72	2.66	2.60
14	6.30	4.86	4.24	3.89	3.66	3.50	3.38	3.29	3.21	3.15	3.05	2.95	2.84	2.79	2.73	2.67	2.61	2.55	2.49
15	6.20	4.77	4.15	3.80	3.58	3.41	3.29	3.20	3.12	3.06	2.96	2.86	2.76	2.70	2.64	2.59	2.52	2.46	2.40
16	6.12	4.69	4.08	3.73	3.50	3.34	3.22	3.12	3.05	2.99	2.89	2.79	2.68	2.63	2.57	2.51	2.45	2.38	2.32
17	6.04	4.62	4.01	3.66	3.44	3.28	3.16	3.06	2.98	2.92	2.82	2.72	2.62	2.56	2.50	2.44	2.38	2.32	2.25
18	5.98	4.56	3.95	3.61	3.38	3.22	3.10	3.01	2.93	2.87	2.77	2.67	2.56	2.50	2.44	2.38	2.32	2.26	2.19
19	5.92	4.51	3.90	3.56	3.33	3.17	3.05	2.96	2.88	2.82	2.72	2.62	2.51	2.45	2.39	2.33	2.27	2.20	2.13
20	5.87	4.46	3.86	3.51	3.29	3.13	3.01	2.91	2.84	2.77	2.68	2.57	2.46	2.41	2.35	2.29	2.22	2.16	2.09
21	5.83	4.42	3.82	3.48	3.25	3.09	2.97	2.87	2.80	2.73	2.64	2.53	2.42	2.37	2.31	2.25	2.18	2.11	2.04
22	5.79	4.38	3.78	3.44	3.22	3.05	2.93	2.84	2.76	2.70	2.60	2.50	2.39	2.33	2.27	2.21	2.14	2.08	2.00
23	5.75	4.35	3.75	3.41	3.18	3.02	2.90	2.81	2.73	2.67	2.57	2.47	2.36	2.30	2.24	2.18	2.11	2.04	1.97
24	5.72	4.32	3.72	3.38	3.15	2.99	2.87	2.78	2.70	2.64	2.54	2.44	2.33	2.27	2.21	2.15	2.08	2.01	1.94
25	5.69	4.29	3.69	3.35	3.13	2.97	2.85	2.75	2.68	2.61	2.51	2.41	2.30	2.24	2.18	2.12	2.05	1.98	1.91
26	5.66	4.27	3.67	3.33	3.10	2.94	2.82	2.73	2.65	2.59	2.49	2.39	2.28	2.22	2.16	2.09	2.03	1.95	1.88
27	5.63	4.24	3.65	3.31	3.08	2.92	2.80	2.71	2.63	2.57	2.47	2.36	2.25	2.19	2.13	2.07	2.00	1.93	1.85
28	5.61	4.22	3.63	3.29	3.06	2.90	2.78	2.69	2.61	2.55	2.45	2.34	2.23	2.17	2.11	2.05	1.98	1.91	1.83
29	5.59	4.20	3.61	3.27	3.04	2.88	2.76	2.67	2.59	2.53	2.43	2.32	2.21	2.15	2.09	2.03	1.96	1.89	1.81
30	5.57	4.18	3.59	3.25	3.03	2.87	2.75	2.65	2.57	2.51	2.41	2.31	2.20	2.14	2.07	2.01	1.94	1.87	1.79
40	5.42	4.05	3.46	3.13	2.90	2.74	2.62	2.53	2.45	2.39	2.29	2.18	2.07	2.01	1.94	1.88	1.80	1.72	1.64
60	5.29	3.93	3.34	3.01	2.79	2.63	2.51	2.41	2.33	2.27	2.17	2.06	1.94	1.88	1.82	1.74	1.67	1.58	1.48
120	5.15	3.80	3.23	2.89	2.67	2.52	2.39	2.30	2.22	2.16	2.05	1.94	1.82	1.76	1.69	1.61	1.53	1.43	1.31
∞	5.02	3.69	3.12	2.79	2.57	2.41	2.29	2.19	2.11	2.05	1.94	1.83	1.71	1.64	1.57	1.48	1.39	1.27	1.00

续表

$\alpha = 0.01$

n_2	\multicolumn{19}{c}{n_1}																		
	1	2	3	4	5	6	7	8	9	10	12	15	20	24	30	40	60	120	∞
1	4052	4995	5403	5625	5764	5859	5928	5982	6022	6056	6106	6157	6209	6235	6261	6287	6313	6339	6366
2	98.50	99.00	99.17	99.25	99.30	99.33	99.36	99.37	99.39	99.40	99.42	99.43	99.45	99.46	99.47	99.47	99.48	99.49	99.50
3	34.12	30.82	29.46	28.71	28.24	27.91	27.67	27.49	27.35	27.23	27.05	26.87	26.69	26.60	26.50	26.41	26.32	26.22	26.13
4	21.20	18.00	16.69	15.98	15.52	15.21	14.98	14.80	14.66	14.55	14.37	14.20	14.02	13.93	13.84	13.75	13.65	13.56	13.46
5	16.26	13.27	12.06	11.39	10.97	10.67	10.46	10.29	10.16	10.05	9.89	9.72	9.55	9.47	9.38	9.29	9.20	9.11	9.02
6	13.75	10.92	9.78	9.15	8.75	8.47	8.26	8.10	7.98	7.87	7.72	7.56	7.40	7.31	7.23	7.14	7.06	6.97	6.88
7	12.25	9.55	8.45	7.85	7.46	7.19	6.99	6.84	6.72	6.62	6.47	6.31	6.16	6.07	5.99	5.91	5.82	5.74	5.65
8	11.26	8.65	7.59	7.01	6.63	6.37	6.18	6.03	5.91	5.81	5.67	5.52	5.36	5.28	5.20	5.12	5.03	4.95	4.86
9	10.56	8.02	6.99	6.42	6.06	5.80	5.61	5.47	5.35	5.26	5.11	4.96	4.81	4.73	4.65	4.57	4.48	4.40	4.31
10	10.04	7.56	6.55	5.99	5.64	5.39	5.20	5.06	4.94	4.85	4.71	4.56	4.41	4.33	4.25	4.17	4.08	4.00	3.91
11	9.65	7.21	6.22	5.67	5.32	5.07	4.89	4.74	4.63	4.54	4.40	4.25	4.10	4.02	3.94	3.86	3.78	3.69	3.60
12	9.33	6.93	5.95	5.41	5.06	4.82	4.64	4.50	4.39	4.30	4.16	4.01	3.86	3.78	3.70	3.62	3.54	3.45	3.36
13	9.07	6.70	5.74	5.21	4.86	4.62	4.44	4.30	4.19	4.10	3.96	3.82	3.66	3.59	3.51	3.43	3.34	3.25	3.17
14	8.86	6.51	5.56	5.04	4.69	4.46	4.28	4.14	4.03	3.94	3.80	3.66	3.51	3.43	3.35	3.27	3.18	3.09	3.00
15	8.68	6.36	5.42	4.89	4.56	4.32	4.14	4.00	3.89	3.80	3.67	3.52	3.37	3.29	3.21	3.13	3.05	2.96	2.87
16	8.53	6.23	5.29	4.77	4.44	4.20	4.03	3.89	3.78	3.69	3.55	3.41	3.26	3.18	3.10	3.02	2.93	2.84	2.75
17	8.40	6.11	5.18	4.67	4.34	4.10	3.93	3.79	3.68	3.59	3.46	3.31	3.16	3.08	3.00	2.92	2.83	2.75	2.65
18	8.29	6.01	5.09	4.58	4.25	4.01	3.84	3.71	3.60	3.51	3.37	3.23	3.08	3.00	2.92	2.84	2.75	2.66	2.57
19	8.18	5.93	5.01	4.50	4.17	3.94	3.77	3.63	3.52	3.43	3.30	3.15	3.00	2.92	2.84	2.76	2.67	2.58	2.49
20	8.10	5.85	4.94	4.43	4.10	3.87	3.70	3.56	3.46	3.37	3.23	3.09	2.94	2.86	2.78	2.69	2.61	2.52	2.42
21	8.02	5.78	4.87	4.37	4.04	3.81	3.64	3.51	3.40	3.31	3.17	3.03	2.88	2.80	2.72	2.64	2.55	2.46	2.36
22	7.95	5.72	4.82	4.31	3.99	3.76	3.59	3.45	3.35	3.26	3.12	2.98	2.83	2.75	2.67	2.58	2.50	2.40	2.31
23	7.88	5.66	4.76	4.26	3.94	3.71	3.54	3.41	3.30	3.21	3.07	2.93	2.78	2.70	2.62	2.54	2.45	2.35	2.26
24	7.82	5.61	4.72	4.22	3.90	3.67	3.50	3.36	3.26	3.17	3.03	2.89	2.74	2.66	2.58	2.49	2.40	2.31	2.21
25	7.77	5.57	4.68	4.18	3.85	3.63	3.46	3.32	3.22	3.13	2.99	2.85	2.70	2.62	2.54	2.45	2.36	2.27	2.17
26	7.72	5.53	4.64	4.14	3.82	3.59	3.42	3.29	3.18	3.09	2.96	2.81	2.66	2.58	2.50	2.42	2.33	2.23	2.13
27	7.68	5.49	4.60	4.11	3.78	3.56	3.39	3.26	3.15	3.06	2.93	2.78	2.63	2.55	2.47	2.38	2.29	2.20	2.10
28	7.64	5.45	4.57	4.07	3.75	3.53	3.36	3.23	3.12	3.03	2.90	2.75	2.60	2.52	2.44	2.35	2.26	2.17	2.06
29	7.60	5.42	4.54	4.04	3.73	3.50	3.33	3.20	3.09	3.00	2.87	2.73	2.57	2.49	2.41	2.33	2.23	2.14	2.03
30	7.56	5.39	4.51	4.02	3.70	3.47	3.30	3.17	3.07	2.98	2.84	2.70	2.55	2.47	2.39	2.30	2.21	2.11	2.01
40	7.31	5.18	4.31	3.83	3.51	3.29	3.12	2.99	2.89	2.80	2.66	2.52	2.37	2.29	2.20	2.11	2.02	1.92	1.80
60	7.08	4.98	4.13	3.65	3.34	3.12	2.95	2.82	2.72	2.63	2.50	2.35	2.20	2.12	2.03	1.94	1.84	1.73	1.60
120	6.85	4.79	3.95	3.48	3.17	2.96	2.79	2.66	2.56	2.47	2.34	2.19	2.03	1.95	1.86	1.76	1.66	1.53	1.38
∞	6.63	4.61	3.78	3.32	3.02	2.80	2.64	2.51	2.41	2.32	2.18	2.04	1.88	1.79	1.70	1.59	1.47	1.32	1.00

附表8　二项分布参数 p 的置信区间表

$$1 - \alpha = 0.95$$

m	$n-m$												
	1	2	3	4	5	6	7	8	9	10	12	14	16
0	0.975	0.842	0.708	0.602	0.522	0.459	0.410	0.369	0.336	0.308	0.265	0.232	0.202
	0.000	0.000	0.000	0.000	0.000	0.000	0.000	0.000	0.000	0.000	0.000	0.000	0.000
1	.987	.906	.806	.716	.641	.579	.527	.483	.445	.413	.360	.319	.287
	.013	.008	.006	.005	.004	.004	.003	.003	.003	.002	.002	.002	.001
2	.992	.932	.853	.777	.710	.651	.600	.556	.518	.484	.428	.383	.347
	.094	.088	.053	.043	.037	.032	.028	.025	.023	.021	.018	.016	.014
3	.994	.947	.882	.816	.756	.701	.652	.610	.572	.538	.481	.434	.396
	.194	.147	.118	.099	.085	.075	.067	.060	.055	.050	.043	.038	.034
4	.995	.957	.901	.843	.788	.738	.692	.651	.614	.581	.524	.476	.437
	.284	.233	.184	.157	.137	.122	.109	.099	.091	.084	.073	.064	.057
5	.996	.963	.915	.863	.813	.766	.723	.684	.649	.616	.560	.512	.417
	.359	.290	.245	.212	.187	.167	.151	.139	.128	.118	.103	.091	.082
6	.996	.968	.925	.878	.833	.789	.749	.711	.677	.646	.590	.543	.502
	.421	.349	.299	.262	.234	.211	.192	.177	.163	.152	.133	.119	.107
7	.997	.972	.933	.891	.849	.808	.770	.734	.701	.671	.616	.570	.529
	.473	.400	.348	.308	.277	.251	.230	.213	.198	.184	.163	.146	.132
8	.997	.975	.840	.901	.861	.832	.787	.753	.722	.692	.639	.593	.553
	.517	.444	.380	.349	.316	.289	.266	.247	.230	.215	.191	.172	.156
9	.997	.977	.945	.909	.872	.837	.802	.770	.740	.711	.660	.615	.575
	.555	.482	.428	.386	.351	.323	.299	.278	.260	.244	.218	.197	.180
10	.998	.979	.950	.916	.882	.848	.816	.785	.756	.728	.678	.634	.595
	.587	.516	.462	.419	.384	.354	.329	.308	.289	.272	.224	.221	.292
12	.998	.982	.957	.927	.897	.867	.837	.809	.782	.756	.709	.666	.628
	.640	.572	.519	.476	.440	.410	.384	.361	.304	.322	.291	.266	.245
14	.998	.984	.962	.936	.909	.881	.854	.828	.803	.779	.734	.694	.657
	.681	.617	.566	.524	.488	.457	.430	.407	.385	.336	.334	.396	.283
16	.999	.986	.966	.943	.918	.893	.868	.844	.820	.798	.755	.717	.681
	.713	.653	.604	.563	.529	.498	.471	.447	.425	.405	.372	.343	.319
18	.999	.988	.970	.948	.925	.902	.879	.857	.835	.814	.773	.736	.702
	.740	.683	.637	.597	.564	.533	.506	.482	.460	.440	.406	.376	.351
20	.999	.989	.972	.953	.932	.910	.889	.868	.847	.827	.789	.753	.720
	.762	.708	.664	.626	.593	.564	.537	.513	.492	.472	.437	.407	.381
22	.999	.990	.975	.956	.937	.917	.897	.877	.858	.839	.803	.768	.737
	.781	.730	.688	.651	.619	.590	.565	.541	.519	.500	.465	.434	.408
24	.999	.991	.976	.960	.942	.923	.904	.885	.867	.849	.814	.782	.751
	.797	.749	.708	.673	.642	.614	.589	.566	.545	.525	.490	.460	.433
26	.999	.991	.978	.962	.945	.928	.910	.893	.875	.658	.825	.794	.764
	.810	.765	.726	.693	.663	.636	.611	.588	.567	.548	.513	.483	.456
28	.999	.992	.980	.965	.949	.932	.916	.899	.882	.866	.834	.804	.776
	.822	.779	.743	.710	.681	.655	.631	.609	.588	.569	.535	.504	.478
30	.999	.992	.981	.967	.952	.936	.920	.904	.889	.873	.843	.814	.786
	.833	.792	.757	.725	.697	.672	.649	.627	.607	.588	.554	.524	.498
40	.999	.994	.985	.975	.963	.951	.938	.925	.912	.900	.875	.850	.827
	.871	.838	.809	.783	.759	.737	.717	.689	.679	.662	.631	.602	.578
60	1.000	.996	.990	.983	.975	.966	.957	.948	.939	.929	.911	.893	.874
	.912	.888	.867	.848	.830	.813	.797	.782	.767	.752	.727	.703	.681
100	1.000	.998	.994	.989	.984	.979	.973	.967	.962	.955	.943	.931	.919
	.946	.931	.917	.904	.892	.881	.870	.859	.849	.838	.820	.802	.786
200	1.000	.999	.997	.995	.992	.989	.986	.983	.980	.977	.970	.964	.957
	.973	.965	.957	.951	.944	.938	.932	.926	.920	.914	.903	.893	.883
500	1.000	1.000	.999	.998	.997	.996	.995	.993	.992	.991	.988	.985	.982
	.989	.986	.983	.980	.977	.974	.972	.969	.967	.964	.960	.955	.950

续表

$$1-\alpha=0.95$$

m	18	20	22	24	26	28	30	40	60	100	200	500
						$n-m$						
0	0.185	0.168	0.154	0.142	0.132	0.123	0.116	0.088	0.060	0.036	0.018	0.007
	0.000	0.000	0.000	0.000	0.000	0.000	0.000	0.000	0.000	0.000	0.000	0.000
1	.260	.238	.219	.203	.190	.178	.167	.129	.088	.054	.027	.011
	.001	.001	.001	.001	.001	.001	.001	.001	.000	.000	.000	.000
2	.317	.292	.270	.251	.235	.221	.208	.162	.112	.069	.035	.014
	.012	.011	.010	.009	.009	.008	.008	.006	.004	.002	.001	.000
3	.363	.336	.312	.292	.274	.257	.243	.191	.133	.083	.043	.017
	.030	.028	.025	.024	.022	.020	.019	.015	.010	.006	.003	.001
4	.403	.374	.349	.327	.307	.290	.275	.217	.152	.096	.049	.020
	.052	.047	.044	.040	.038	.035	.033	.025	.017	.001	.005	.002
5	.436	.407	.381	.358	.337	.319	.303	.241	.170	.108	.056	.023
	.075	.068	.063	.058	.055	.051	.048	.037	.025	.016	.008	.003
6	.467	.436	.410	.386	.364	.345	.328	.263	.187	.119	.062	.026
	.098	.090	.083	.077	.072	.068	.064	.049	.034	.021	.011	.004
7	.494	.463	.435	.411	.389	.369	.351	.283	.203	.130	.068	.028
	.121	.111	.103	.096	.090	.084	.080	.062	.043	.027	.014	.005
8	.518	.487	.459	.434	.412	.391	.373	.302	.218	.141	.074	.031
	.143	.132	.123	.115	.107	.101	.096	.075	.052	.033	.017	.007
9	.540	.508	.481	.455	.433	.412	.393	.321	.233	.151	.080	.033
	.165	.153	.142	.133	.125	.118	.111	.088	.061	.038	.020	.008
10	.560	.528	.500	.475	.452	.431	.412	.338	248	.162	.086	.036
	.186	.173	.161	.151	.142	.134	.127	.100	.071	.045	.023	.009
12	.594	.563	.535	.510	.487	.465	.446	.369	.273	.180	.097	.040
	.227	.211	.197	.186	.175	.166	.157	.125	.089	.057	.030	.012
14	.624	.593	.566	.540	.517	.496	.476	.398	.297	.198	.107	.045
	.264	.247	.232	.218	.206	.196	.186	.150	.107	.069	.036	.015
16	.649	.619	.592	.567	.544	.522	.502	.422	.319	.214	.117	.050
	.298	.280	.263	.249	.236	.224	.214	.173	.126	.081	.043	.018
18	.671	.642	.615	.590	.568	.547	.527	.445	.340	.230	.127	.054
	.329	.310	.293	.277	.264	.251	.240	.196	.143	.093	.050	.021
20	.690	.662	.636	.612	.589	.568	.548	.467	.359	.245	.137	.059
	.358	.338	.320	.304	.289	.276	.264	.217	.160	.105	.057	.024
22	.707	.680	.654	.631	.608	.588	.568	.487	.378	.260	.146	.062
	.385	.364	.346	.329	.314	.300	.287	.237	.177	.117	.063	.027
24	.723	.696	.671	.648	.626	.605	.586	.505	.395	.274	.155	.067
	.410	.388	.369	.352	.337	.322	.309	.257	.193	.128	.070	.030
26	.736	.711	.686	.663	.642	.622	.603	.522	.411	.287	.164	.072
	.432	.411	.392	.374	.358	.343	.330	.276	.208	.140	.077	.033
28	.749	.724	.700	.678	.657	.637	.618	.538	.426	.300	.172	.076
	.453	.432	.412	.395	.378	.363	.349	.294	.223	.153	.083	.036
30	.760	.736	.713	.691	.670	.651	.632	.552	.441	.313	.181	.080
	437	.452	.432	.414	.397	.382	.368	.311	.237	.162	.090	.039
40	.804	.783	.763	.743	.724	.706	.689	.614	.503	.368	.220	.099
	.555	.533	.513	.495	.478	.462	.448	.386	.303	.231	.122	.053
60	.857	.840	.823	.807	.792	.777	.763	.697	.593	.455	.287	.136
	.660	.641	.622	.605	.589	.574	.559	.787	.407	.300	.181	.083
100	.907	.895	.883	.872	.860	.847	.838	.632	.700	.571	.395	.199
	.770	.755	.740	.726	.713	.700	.687	.878	.545	.429	.280	.138
200	.950	.943	.937	.930	.923	.917	.910	.780	.819	.720	.550	.319
	.873	.863	.854	.845	.836	.828	.819	.780	.713	.605	.450	.253
500	.979	.976	.973	.970	.967	.964	.961	.947	.917	.862	.747	.531
	.946	.941	.937	.933	.928	.924	.920	.901	.864	.801	.681	.469

续表

$$1 - \alpha = 0.99$$

m	\multicolumn{13}{c}{$n-m$}
	1	2	3	4	5	6	7	8	9	10	12	14	16
0	.995	.929	.829	.734	.653	.586	.531	.484	.445	.411	.357	.315	.282
	0.00	0.00	0.00	0.00	0.00	0.00	0.00	0.00	0.00	0.00	0.00	0.00	0.00
1	.997	.959	.889	.815	.746	.685	.632	.585	.544	.509	.449	.402	.363
	.003	.002	.001	.001	.001	.001	.001	.001	.001	.000	.000	.000	.000
2	.998	.971	.917	.856	.797	.742	.693	.648	.608	.573	.512	.463	.422
	.041	.029	.023	.019	.016	.014	.012	.011	.010	.009	.008	.007	.006
3	.999	.977	.934	.882	.830	.781	.735	.693	.655	.621	.561	.510	.468
	.111	.083	.066	.055	.047	.042	.037	.033	.030	.028	.024	.021	.019
4	.999	.981	.945	.900	.854	.809	.767	.728	.691	.658	.599	.549	.507
	.185	.144	.118	.100	.087	.077	.069	.062	.057	.053	.045	.040	.036
5	.999	.984	.953	.913	.872	.831	.791	.755	.720	.688	.631	.582	.539
	.254	.203	.170	.146	.128	.114	.103	.094	.087	.080	.070	.062	.055
6	.999	.986	.958	.923	.886	.848	.811	.777	.744	.714	.658	.610	.567
	.315	.258	.219	.191	.169	.152	.138	.127	.117	.109	.095	.085	.076
7	.999	.988	.963	.931	.897	.962	.928	.795	.764	.735	.681	.634	.592
	.368	.307	.265	.233	.209	.189	.172	.159	.147	.137	.121	.108	.097
8	.999	.989	.967	.938	.906	.873	.841	.811	.781	.753	.701	.655	.614
	.415	.352	.307	.272	.245	.223	.205	.189	.176	.165	.146	.131	.119
9	.999	.990	.970	.943	.913	.883	.853	.824	.795	.768	.718	.674	.634
	.456	.392	.345	.309	.280	.256	.236	.219	.205	.192	.171	.154	.140
10	1.00	.991	.972	.947	.920	.891	.863	.835	.808	.782	.734	.690	.651
	.491	.427	.379	.342	.312	.286	.265	.247	.232	.218	.195	.176	.161
12	1.00	.992	.976	.955	.930	.905	.879	.854	.829	.805	.760	.719	.682
	.551	.488	.439	.401	.369	.342	.319	.299	.282	.266	.240	.218	.200
14	1.00	.993	.979	.960	.938	.915	.892	.869	.846	.824	.782	.743	.707
	.598	.537	.490	.451	.418	.390	.366	.345	.326	.310	.281	.257	.237
16	1.00	.994	.981	.964	.945	.924	.903	.881	.860	.839	.800	.763	.728
	.637	.578	.532	.493	.461	.433	.408	.386	.366	.349	.318	.293	.272
18	1.00	.995	.983	.968	.950	.931	.911	.891	.872	.852	.815	.780	.747
	.669	.613	.568	.530	.498	.469	.445	.422	.402	.384	.353	.326	.304
20	1.00	.995	.985	.971	.954	.936	.918	.900	.881	.863	.828	.794	.763
	.669	.642	.599	.562	.530	.502	.478	.455	.435	.417	.384	.357	.334
22	1.00	.996	.986	.973	.958	.941	.924	.907	.890	.873	.839	.807	.777
	.696	.668	.626	.530	.559	.531	.507	.484	.464	.445	.413	.385	.361
24	1.00	.996	.987	.975	.961	.946	.930	.913	.897	.881	.849	.819	.789
	.738	.690	.649	.615	.584	.557	.533	.511	.490	.471	.439	.410	.368
26	1.00	.996	.988	.977	.963	.949	.934	.919	.903	.888	.858	.829	.800
	.755	.709	.670	.637	.607	.580	.557	.535	.515	.496	.463	.434	.410
28	1.00	.996	.989	.978	.966	.952	.938	.924	.909	.494	.866	.838	.811
	.770	.726	.689	.656	.627	.602	.578	.559	.537	.518	.485	.457	.432
30	1.00	.997	.989	.980	.968	.955	.942	.928	.914	.900	.873	.846	.820
	.784	.741	.705	.674	.646	.621	.598	.577	.557	.539	.506	.478	.452
40	1.00	.998	.992	.984	.975	.965	.955	.944	.933	.921	.899	.876	.854
	.832	.797	.767	.740	.716	.694	.673	.654	.636	.619	.588	.560	.536
60	1.00	.998	.995	.989	.983	.976	.969	.961	.953	.945	.928	.912	.895
	.884	.859	.836	.816	.797	.780	.763	.748	.733	.719	.693	.668	.646
100	1.00	.999	.997	.993	.990	.985	.981	.976	.971	.965	.955	.943	.932
	.929	.912	.897	.884	.871	.858	.847	.836	.825	.815	.795	.777	.761
200	1.00	.999	.998	.997	.995	.992	.990	.988	.985	.982	.976	.970	.964
	.964	.955	.947	.939	.932	.925	.919	.913	.807	.901	.890	.878	.868
500	1.00	1.00	.999	.999	.998	.997	.996	.995	.994	.993	.990	.988	.985
	.985	.982	.978	.975	.972	.969	.967	.964	.961	.959	.953	.949	.944

续表

$$1 - \alpha = 0.99$$

m	$n-m$											
	18	20	22	24	26	28	30	40	60	100	200	500
0	0.255	0.233	0.214	0.198	0.184	0.173	0.162	0.124	0.085	0.052	0.026	0.011
	0.000	0.000	0.000	0.000	0.000	0.000	0.000	0.000	0.000	0.000	0.000	0.000
1	.331	.304	.281	.262	.245	.230	.216	.168	.116	.071	.036	.015
	.000	.000	.000	.000	.000	.000	.000	.000	.000	.000	.000	.000
2	.387	.358	.332	.310	.291	.274	.259	.203	.141	.088	.045	.018
	.005	.005	.004	.004	.004	.004	.003	.002	.002	.001	.001	.000
3	.432	.401	.374	.351	.330	.311	.295	.233	.164	.103	.053	.022
	.017	.015	.014	.013	.012	.011	.011	.008	.005	.003	.002	.001
4	.470	.438	.410	.385	.363	.344	.326	.260	.184	.116	.061	.025
	.032	.029	.027	.025	.023	.022	.020	.016	.011	.007	.003	.001
5	.502	.470	.441	.416	.393	.373	.354	.284	.203	.129	.068	.028
	.050	.046	.042	.039	.037	.034	.032	.025	.017	.010	.005	.002
6	.531	.498	.469	.443	.420	.398	.379	.306	.220	.142	.075	.031
	.069	.064	.059	.054	.051	.048	.045	.035	.024	.015	.008	.003
7	.555	.522	.493	.467	.443	.422	.402	.327	.237	.153	.081	.033
	.089	.082	.076	.070	.066	.062	058	.045	.031	.019	.010	.004
8	.578	.545	.516	.489	.465	.443	.423	.346	.252	.164	.087	.036
	.109	.100	.093	.087	.081	.076	.072	056	.039	.024	.012	.005
9	.598	.565	.536	.510	.485	.463	.443	.364	.267	.175	.093	.039
	.128	.119	.110	.103	.097	.091	.086	.067	.047	.029	.015	.006
10	.616	.583	.555	.529	.504	.482	.461	.331	.281	.185	.099	.041
	.148	.137	.127	.119	.112	.106	.100	.079	.055	.035	.018	.007
12	.647	.616	.587	.561	.537	.515	.494	.412	.307	.205	.110	.047
	.185	.172	.161	.151	.142	.134	.127	.101	.072	.045	.024	.010
14	.674	.643	.615	.590	.566	.543	.522	.440	.332	.223	.122	.051
	.220	.206	.193	.181	.171	.162	.154	.124	.088	.057	.030	.012
16	.696	.666	.639	.614	.590	.568	.548	.464	.354	.239	.132	.056
	.253	.237	.223	.211	.200	.189	.180	.146	.105	.068	.036	.015
18	.716	.687	.661	.636	.612	.591	.570	.486	.374	.255	.142	.061
	.284	.267	.252	.238	.226	.215	.205	167	.122	.079	042	.018
20	.733	.705	.679	.655	632	.611	.591	.507	.394	.271	.152	.066
	.313	.295	.279	.264	.251	.239	.229	.187	.137	.090	.048	.020
22	.748	.721	.696	.673	,650	.629	.609	.526	.411	.286	.162	.070
	.339	.321	.304	.289	.274	.263	.251	.207	.153	.101	.054	.023
24	.762	.736	.711	.688	.666	.646	.626	.543	.428	.300	.171	.075
	.364	.345	.327	.312	.298	.285	.273	.126	.168	.112	.061	.026
26	.774	.749	.726	.702	.681	.661	.642	.560	.444	313	.180	.079
	.388	.368	.350	.334	.319	.306	.293	.244	.183	.122	.067	.029
28	.785	.761	.737	.715	.694	.675	.656	.575	.459	.326	.186	.083
	.409	.389	.371	.354	.339	.325	.312	.262	.198	.133	.073	.031
30	795	.771	.749	.727	.707	.688	.669	.589	.473	.339	.197	.088
	.430	.409	.391	.374	.358	.344	.331	.278	.212	.143	.079	.034
40	.833	.813	.793	.774	.756	.738	.722	.646	.534	.394	.237	.108
	.514	.493	.474	457	.440	.425	.411	.354	.276	.193	.110	.048
60	.878	.863	.847	.832	.817	.802	.788	.724	.620	.479	.305	.145
	.625	.606	.589	.572	.556	541	.527	.466	.380	.278	.167	.076
100	.921	.910	.899	.888	.876	.867	.857	.807	.722	.593	.407	.209
	.745	.729	.714	.700	.687	.674	661	.606	.521	.407	.265	.129
200	.958	.952	.946	.939	.933	.927	.921	.890	.833	.735	.565	.332
	.858	.848	.838	.829	.820	.811	.803	.763	.695	.593	.475	.243
500	.982	.980	.977	.974	.971	.969	.966	.952	.924	.871	.757	.541
	.939	.934	.930	.925	.921	.917	.912	.892	.855	.791	.668	.459

附表9 多重比较中的 q 表

$\alpha = 0.05$

df	k=2	3	4	5	6	7	8	9	10	11	12	13	14	15	16	17	18	19	20
1	18.0	27.0	32.8	37.1	40.4	43.1	45.4	47.4	49.1	50.6	52.0	53.2	54.3	55.4	56.3	57.2	58.0	58.8	59.6
2	6.09	8.3	9.8	10.9	11.7	12.4	13.0	13.5	14.0	14.4	14.7	15.1	15.4	15.7	15.9	16.1	16.4	16.6	16.8
3	4.50	5.91	6.82	7.50	8.04	8.48	8.85	9.18	9.46	9.72	9.95	10.15	10.35	10.52	10.69	10.84	10.98	11.11	11.24
4	3.93	5.04	5.76	6.29	6.71	7.05	7.35	7.60	7.83	8.03	8.21	8.37	8.52	8.66	8.79	8.91	9.03	9.13	9.23
5	3.64	4.60	5.22	5.67	6.03	6.33	6.58	6.80	6.99	7.17	7.32	7.47	7.60	7.72	7.83	7.93	8.03	8.12	8.21
6	3.46	4.34	4.90	5.31	5.63	5.89	6.12	6.32	6.49	6.65	6.79	6.92	7.03	7.14	7.24	7.34	7.43	7.51	7.59
7	3.34	4.16	4.68	5.06	5.36	5.61	5.82	6.00	6.16	6.30	6.43	6.55	6.66	6.76	6.85	6.94	7.02	7.09	7.17
8	3.26	4.04	4.53	4.89	5.17	5.40	5.60	5.77	5.92	6.05	6.18	6.29	6.39	6.48	6.57	6.65	6.73	6.80	6.87
9	3.20	3.95	4.42	4.76	5.02	5.24	5.43	5.60	5.74	5.87	5.98	6.09	6.19	6.28	6.36	6.44	6.51	6.58	6.64
10	3.15	3.88	4.33	4.65	4.91	5.12	5.30	5.46	5.60	5.72	5.83	5.93	6.03	6.11	6.20	6.27	6.34	6.40	6.47
11	3.11	3.82	4.26	4.57	4.82	5.03	5.20	5.35	5.49	5.61	5.71	5.81	5.90	5.99	6.06	6.14	6.20	6.26	6.33
12	3.08	3.77	4.20	4.51	4.75	4.95	5.12	5.27	5.40	5.51	5.62	5.71	5.80	5.88	5.95	6.03	6.09	6.15	6.21
13	3.06	3.73	4.15	4.45	4.69	4.88	5.05	5.19	5.32	5.43	5.53	5.63	5.71	5.79	5.86	5.93	6.00	6.05	6.11
14	3.03	3.70	4.11	4.41	4.64	4.83	4.99	5.13	5.25	5.36	5.46	5.55	5.64	5.72	5.79	5.85	5.92	5.97	6.03
15	3.01	3.67	4.08	4.37	4.60	4.78	4.94	5.08	5.20	5.31	5.40	5.49	5.58	5.65	5.72	5.79	5.85	5.90	5.96
16	3.00	3.65	4.05	4.33	4.56	4.74	4.90	5.03	5.15	5.26	5.35	5.44	5.52	5.59	5.66	5.72	5.79	5.84	5.90
17	2.98	3.63	4.02	4.30	4.52	4.71	4.86	4.99	5.11	5.21	5.31	5.39	5.47	5.55	5.61	5.68	5.74	5.79	5.84
18	2.97	3.61	4.00	4.28	4.49	4.67	4.82	4.96	5.07	5.17	5.27	5.35	5.43	5.50	5.57	5.63	5.69	5.74	5.79
19	2.96	3.59	3.98	4.25	4.47	4.65	4.79	4.92	5.04	5.14	5.23	5.32	5.39	5.46	5.53	5.59	5.65	5.70	5.75
20	2.95	3.58	3.96	4.23	4.45	4.62	4.77	4.90	5.01	5.11	5.20	5.28	5.36	5.43	5.49	5.55	5.61	5.66	5.71
24	2.92	3.53	3.90	4.17	4.37	4.54	4.68	4.81	4.92	5.01	5.10	5.18	5.25	5.32	5.38	5.44	5.50	5.54	5.59
30	2.89	3.49	3.84	4.10	4.30	4.46	4.60	4.72	4.83	4.92	5.00	5.08	5.15	5.21	5.27	5.33	5.38	5.43	5.48
40	2.86	3.44	3.79	4.04	4.23	4.39	4.52	4.63	4.74	4.82	4.91	4.98	5.05	5.11	5.16	5.22	5.27	5.31	5.36
60	2.83	3.40	3.74	3.98	4.16	4.31	4.44	4.55	4.65	4.73	4.81	4.88	4.94	5.00	5.06	5.11	5.16	5.20	5.24
120	2.80	3.36	3.69	3.92	4.10	4.24	4.36	4.48	4.56	4.64	4.72	4.78	4.84	4.90	4.95	5.00	5.05	5.09	5.13
∞	2.77	3.31	3.63	3.86	4.03	4.17	4.29	4.39	4.47	4.55	4.62	4.68	4.74	4.80	4.85	4.89	4.93	4.97	5.01

续表

$\alpha = 0.01$

df	k																		
	2	3	4	5	6	7	8	9	10	11	12	13	14	15	16	17	18	19	20
1	90.0	135	164	186	202	216	227	237	246	253	260	266	272	277	282	286	290	294	298
2	14.0	19.0	22.3	24.7	26.6	28.2	29.5	30.7	31.7	32.6	33.4	34.1	34.8	35.4	36.0	36.5	37.0	37.5	37.9
3	8.26	10.6	12.2	13.3	14.2	15.0	15.6	16.2	16.7	17.1	17.5	17.9	18.2	18.5	18.8	19.1	19.3	19.5	19.8
4	6.51	8.12	9.17	9.96	10.6	11.1	11.5	11.9	12.3	12.6	12.8	13.1	13.3	13.5	13.7	13.9	14.1	14.2	14.4
5	5.70	6.97	7.80	8.42	8.91	9.32	9.67	9.97	10.24	10.48	10.70	10.89	11.08	11.24	11.40	11.55	11.68	11.91	11.93
6	5.24	6.33	7.03	7.56	7.97	8.32	8.61	8.87	9.10	9.30	9.49	9.65	9.81	9.95	10.08	10.21	10.32	10.43	10.54
7	4.95	5.92	6.54	7.01	7.37	7.68	7.94	8.17	8.37	8.55	8.71	8.86	9.00	9.12	9.24	9.35	9.46	9.55	9.65
8	4.74	5.63	6.20	6.63	6.96	7.24	7.47	7.68	7.87	8.03	8.18	8.31	8.44	8.55	8.66	8.76	8.85	8.94	9.03
9	4.60	5.43	5.96	6.35	6.66	6.91	7.13	7.32	7.49	7.65	7.78	7.91	8.03	8.13	8.23	8.32	8.41	8.49	8.57
10	4.48	5.27	5.77	6.14	6.43	6.67	6.87	7.05	7.21	7.36	7.48	7.60	7.71	7.81	7.91	7.99	8.07	8.15	8.22
11	4.39	5.14	5.62	5.97	6.25	6.48	6.67	6.84	6.99	7.13	7.25	7.36	7.46	7.56	7.65	7.73	7.81	7.88	7.95
12	4.32	5.04	5.50	5.84	6.10	6.32	6.51	6.67	6.81	6.94	7.06	7.17	7.26	7.36	7.44	7.52	7.59	7.66	7.73
13	4.26	4.96	5.40	5.73	5.98	6.19	6.37	6.53	6.67	6.79	6.90	7.01	7.10	7.19	7.27	7.34	7.42	7.48	7.55
14	4.21	4.89	5.32	5.63	5.88	6.08	6.26	6.41	6.54	6.66	6.77	6.87	6.96	7.05	7.12	7.20	7.27	7.33	7.39
15	4.17	4.83	5.25	5.56	5.80	5.99	6.16	6.31	6.44	6.55	6.66	6.76	6.84	6.93	7.00	7.07	7.14	7.20	7.26
16	4.13	4.78	5.19	5.49	5.72	5.92	6.08	6.22	6.35	6.46	6.56	6.66	6.74	6.82	6.90	6.97	7.03	7.09	7.15
17	4.10	4.74	5.14	5.43	5.66	5.85	6.01	6.15	6.27	6.38	6.48	6.57	6.66	6.73	6.80	6.87	6.94	7.00	7.05
18	4.07	4.70	5.09	5.38	5.60	5.79	5.94	6.08	6.20	6.31	6.41	6.50	6.58	6.65	6.72	6.79	6.85	6.91	6.96
19	4.05	4.67	5.05	5.33	5.55	5.73	5.89	6.02	6.14	6.25	6.34	6.43	6.51	6.58	6.65	6.72	6.78	6.84	6.89
20	4.02	4.64	5.02	5.29	5.51	5.69	5.84	5.97	6.09	6.19	6.29	6.37	6.45	6.52	6.59	6.65	6.71	6.76	6.82
24	3.96	4.54	4.91	5.17	5.37	5.54	5.69	5.81	5.92	6.02	6.11	6.19	6.26	6.33	6.39	6.45	6.51	6.56	6.61
30	3.89	4.45	4.80	5.05	5.24	5.40	5.54	5.65	5.76	5.85	5.93	6.01	6.08	6.14	6.20	6.26	6.31	6.36	6.41
40	3.82	4.37	4.70	4.93	5.11	5.27	5.39	5.50	5.60	5.69	5.77	5.84	5.90	5.96	6.02	6.07	6.12	6.17	6.21
60	3.76	4.28	4.60	4.82	4.99	5.13	5.25	5.36	5.45	5.53	5.60	5.67	5.73	5.79	5.84	5.89	5.93	5.98	6.02
120	3.70	4.20	4.50	4.71	4.87	5.01	5.12	5.21	5.30	5.38	5.44	5.51	5.56	5.61	5.66	5.71	5.75	5.79	5.83
∞	3.64	4.12	4.40	4.60	4.76	4.88	4.99	5.08	5.16	5.23	5.29	5.35	5.40	5.45	5.49	5.54	5.57	5.61	5.65

附表10 检验相关显著性的临界值表

$$P\{|r| > r_{\alpha/2}\} = \alpha$$

df	α				
	0.10	0.05	0.02	0.01	0.001
1	0.98769	0.99692	0.999507	0.999877	0.9999988
2	.90000	.95000	.98000	.99000	.99900
3	.8054	.8783	.93433	.95873	.99116
4	.7293	.8114	.8822	.91720	.97406
5	.6694	.7545	.8329	.8745	.95074
6	.6215	.7067	.7887	.8343	.92493
7	.5822	.6664	.7498	.7977	.8982
8	.5404	.6319	.7155	.7646	.8721
9	.5214	.6021	.6851	.7348	.8471
10	.4973	.5760	.6581	.7079	.8233
11	.4762	.5529	.6339	.6835	.8010
12	.4575	.5324	.6120	.6614	.7800
13	.4409	.5139	.5923	.6411	.7603
14	.4259	.4973	.5742	.6226	.7420
15	.4124	.4821	.5577	.6055	.7246
16	.4000	.4683	.5425	.5897	.7084
17	.3887	.4555	.5285	.5751	.6932
18	.3783	.4438	.5155	.5614	.6787
19	.3687	.4329	.5004	.5487	.6652
20	.3598	.4227	.4921	.5368	.6524
25	.3233	.3809	.4451	.4869	.5974
30	.2960	.3494	.4093	.4487	.5541
35	.2746	.3246	.3810	.4182	.5189
40	.2573	.3044	.3578	.3932	.4898
45	.2428	.2975	.3384	.3721	.4648
50	.2306	.2732	.3218	.3541	.4433
60	.2108	.2500	.2948	.3248	.4078
70	.1954	.2319	.2737	.3017	.3799
80	.1829	.2172	.2565	.2830	.3568
90	.1726	.2050	.2422	.2673	.3375
100	.1638	.1946	.2301	.2540	.3211

$df = n - 2$

附表 11　正 交 表

（1）$m = 2$ 的情形

$$L_4(2^3)$$

试验号	列　号		
	1	2	3
1	1	1	1
2	1	2	2
3	2	1	2
4	2	2	1

$$L_8(2^7)$$

试验号	列　号						
	1	2	3	4	5	6	7
1	1	1	1	1	1	1	1
2	1	1	1	2	2	2	2
3	1	2	2	1	1	2	2
4	1	2	2	2	2	1	1
5	2	1	2	1	2	1	2
6	2	1	2	2	1	2	1
7	2	2	1	1	2	2	1
8	2	2	1	2	1	1	2

$$L_8(2^7)：二列间的交互作用表$$

列　号＼列　号	1	2	3	4	5	6	7
	(1)	3	2	5	4	7	6
		(2)	1	6	7	4	5
			(2)	7	6	5	4
				(4)	1	2	3
					(5)	3	2
						(6)	1

$$L_{12}(2^{11})$$

试验号	列　号										
	1	2	3	4	5	6	7	8	9	10	11
1	1	1	1	1	1	1	1	1	1	1	1
2	1	1	1	1	1	2	2	2	2	2	2
3	1	1	2	2	2	1	1	1	2	2	2
4	1	2	1	2	2	1	2	2	1	1	2
5	1	2	2	1	2	2	1	2	1	2	1
6	1	2	2	2	1	2	2	1	2	1	1
7	2	1	2	2	1	1	2	2	1	2	1
8	2	1	2	1	2	2	2	1	1	1	2
9	2	1	1	2	2	2	1	2	2	1	1
10	2	2	2	1	1	1	1	2	2	1	2
11	2	2	1	2	1	2	1	1	1	2	2
12	2	2	1	1	2	1	2	1	2	2	1

$$L_{16}(2^{15})$$

试验号	列　号														
	1	2	3	4	5	6	7	8	9	10	11	12	13	14	15
1	1	1	1	1	1	1	1	1	1	1	1	1	1	1	1
2	1	1	1	1	1	1	1	2	2	2	2	2	2	2	2
3	1	1	1	2	2	2	2	1	1	1	1	2	2	2	2
4	1	1	1	2	2	2	2	2	2	2	2	1	1	1	1
5	1	2	2	1	1	2	2	1	1	2	2	1	1	2	2
6	1	2	2	1	1	2	2	2	2	1	1	2	2	1	1
7	1	2	2	2	2	1	1	1	1	2	2	2	2	1	1
8	1	2	2	2	2	1	1	2	2	1	1	1	1	2	2
9	2	1	2	1	2	1	2	1	2	1	2	1	2	1	2
10	2	1	2	1	2	1	2	2	1	2	1	2	1	2	1
11	2	1	2	2	1	2	1	1	2	1	2	2	1	2	1
12	2	1	2	2	1	2	1	2	1	2	1	1	2	1	2
13	2	2	1	1	2	2	1	1	2	2	1	1	2	2	1
14	2	2	1	1	2	2	1	2	1	1	2	2	1	1	2
15	2	2	1	2	1	1	2	1	2	2	1	2	1	1	2
16	2	2	1	2	1	1	2	2	1	1	2	1	2	2	1

$$L_{16}(2^{15}): 二列间的交互作用表$$

列号＼列号	1	2	3	4	5	6	7	8	9	10	11	12	13	14	15
	(1)	3	2	5	4	7	6	9	8	11	10	13	12	15	14
		(2)	1	6	7	4	5	10	11	8	9	14	15	12	13
			(3)	7	6	5	4	11	10	9	8	15	14	13	12
				(4)	1	2	3	12	13	14	15	8	9	10	11
					(5)	3	2	13	12	15	14	9	8	11	10
						(6)	1	14	15	12	13	10	11	8	9
							(7)	15	14	13	12	11	10	9	8
								(8)	1	2	3	4	5	6	7
									(9)	3	2	5	4	7	6
										(10)	1	6	7	4	5
											(11)	7	6	5	4
												(12)	1	2	3
													(13)	3	2
														(14)	1

（2）$m=3$ 的情形

$$L_9(3^4)$$

试验号	列　号			
	1	2	3	4
1	1	1	1	1
2	1	2	2	2
3	1	3	3	3
4	2	1	2	3
5	2	2	3	1
6	2	3	1	2
7	3	1	3	2
8	3	2	1	3
9	3	3	2	1

$$L_{18}(3^7)$$

试验号	列　号						
	1	2	3	4	5	6	7
1	1	1	1	1	1	1	1
2	1	2	2	2	2	2	2
3	1	3	3	3	3	3	3
4	2	1	1	2	2	3	3
5	2	2	2	3	3	1	1
6	2	3	3	1	1	2	2
7	3	1	2	1	3	2	3
8	3	2	3	2	1	3	1
9	3	3	1	3	2	1	2
10	1	1	3	3	2	2	1
11	1	2	1	1	3	3	2
12	1	3	2	2	1	1	3
13	2	1	2	3	1	3	2
14	2	2	3	1	2	1	3
15	2	3	1	2	3	2	1
16	3	1	3	2	3	1	2
17	3	2	1	3	1	2	3
18	3	3	2	1	2	3	1

$$L_{27}(3^{13})$$

试验号	列 号												
	1	2	3	4	5	6	7	8	9	10	11	12	13
1	1	1	1	1	1	1	1	1	1	1	1	1	1
2	1	1	1	1	2	2	2	2	2	2	2	2	2
3	1	1	1	1	3	3	3	3	3	3	3	3	3
4	1	2	2	2	1	1	1	2	2	2	3	3	3
5	1	2	2	2	2	2	2	3	3	3	1	1	1
6	1	2	2	2	3	3	3	1	1	1	2	2	2
7	1	3	3	3	1	1	1	3	3	3	2	2	2
8	1	3	3	3	2	2	2	1	1	1	3	3	3
9	1	3	3	3	3	3	3	2	2	2	1	1	1
10	2	1	2	3	1	2	3	1	2	3	1	2	3
11	2	1	2	3	2	3	1	2	3	1	2	3	1
12	2	1	2	3	3	1	2	3	1	2	3	1	2
13	2	2	3	1	1	2	3	2	3	1	3	1	2
14	2	2	3	1	2	3	1	3	1	2	1	2	3
15	2	2	3	1	3	1	2	1	2	3	2	3	1
16	2	3	1	2	1	2	3	3	1	2	2	3	1
17	2	3	1	2	2	3	1	1	2	3	3	1	2
18	2	3	1	2	3	1	2	2	3	1	1	2	3
19	3	1	3	2	1	3	2	1	3	2	1	3	2
20	3	1	3	2	2	1	3	2	1	3	2	1	3
21	3	1	3	2	3	2	1	3	2	1	3	2	1
22	3	2	1	3	1	3	2	2	1	3	3	2	1
23	3	2	1	3	2	1	3	3	2	1	1	3	2
24	3	2	1	3	3	2	1	1	3	2	2	1	3
25	3	3	2	1	1	3	2	3	2	1	2	1	3
26	3	3	2	1	2	1	3	1	3	2	3	2	1
27	3	3	2	1	3	2	1	2	1	3	1	3	2

$$L_{27}(3^{13}):\text{二列间的交互作用表}$$

列号＼列号	1	2	3	4	5	6	7	8	9	10	11	12	13
		(1) $\begin{cases}3\\4\end{cases}$	$\begin{matrix}2\\4\end{matrix}$	$\begin{matrix}2\\3\end{matrix}$	$\begin{matrix}6\\7\end{matrix}$	$\begin{matrix}5\\7\end{matrix}$	$\begin{matrix}5\\6\end{matrix}$	$\begin{matrix}9\\10\end{matrix}$	$\begin{matrix}8\\10\end{matrix}$	$\begin{matrix}8\\9\end{matrix}$	$\begin{matrix}12\\13\end{matrix}$	$\begin{matrix}11\\13\end{matrix}$	$\begin{matrix}11\\12\end{matrix}$
			(2) $\begin{cases}1\\4\end{cases}$	$\begin{matrix}1\\3\end{matrix}$	$\begin{matrix}8\\11\end{matrix}$	$\begin{matrix}9\\12\end{matrix}$	$\begin{matrix}10\\13\end{matrix}$	$\begin{matrix}5\\11\end{matrix}$	$\begin{matrix}6\\12\end{matrix}$	$\begin{matrix}7\\13\end{matrix}$	$\begin{matrix}5\\8\end{matrix}$	$\begin{matrix}6\\9\end{matrix}$	$\begin{matrix}7\\10\end{matrix}$
				(3) $\begin{cases}1\\2\end{cases}$	$\begin{matrix}9\\13\end{matrix}$	$\begin{matrix}10\\11\end{matrix}$	$\begin{matrix}8\\12\end{matrix}$	$\begin{matrix}7\\12\end{matrix}$	$\begin{matrix}5\\13\end{matrix}$	$\begin{matrix}6\\11\end{matrix}$	$\begin{matrix}6\\10\end{matrix}$	$\begin{matrix}7\\8\end{matrix}$	$\begin{matrix}5\\9\end{matrix}$
					(4) $\begin{cases}10\\12\end{cases}$	$\begin{matrix}8\\13\end{matrix}$	$\begin{matrix}9\\11\end{matrix}$	$\begin{matrix}6\\13\end{matrix}$	$\begin{matrix}7\\11\end{matrix}$	$\begin{matrix}5\\12\end{matrix}$	$\begin{matrix}7\\9\end{matrix}$	$\begin{matrix}5\\10\end{matrix}$	$\begin{matrix}6\\8\end{matrix}$
						(5) $\begin{cases}1\\7\end{cases}$	$\begin{matrix}1\\6\end{matrix}$	$\begin{matrix}2\\11\end{matrix}$	$\begin{matrix}3\\13\end{matrix}$	$\begin{matrix}4\\12\end{matrix}$	$\begin{matrix}2\\8\end{matrix}$	$\begin{matrix}4\\10\end{matrix}$	$\begin{matrix}3\\9\end{matrix}$
							(6) $\begin{cases}1\\5\end{cases}$	$\begin{matrix}4\\13\end{matrix}$	$\begin{matrix}2\\12\end{matrix}$	$\begin{matrix}3\\11\end{matrix}$	$\begin{matrix}3\\10\end{matrix}$	$\begin{matrix}2\\9\end{matrix}$	$\begin{matrix}4\\8\end{matrix}$
								(7) $\begin{cases}3\\12\end{cases}$	$\begin{matrix}4\\11\end{matrix}$	$\begin{matrix}2\\13\end{matrix}$	$\begin{matrix}4\\9\end{matrix}$	$\begin{matrix}3\\8\end{matrix}$	$\begin{matrix}2\\10\end{matrix}$
									(8) $\begin{cases}1\\10\end{cases}$	$\begin{matrix}1\\9\end{matrix}$	$\begin{matrix}2\\5\end{matrix}$	$\begin{matrix}3\\7\end{matrix}$	$\begin{matrix}4\\6\end{matrix}$
										(9) $\begin{cases}1\\8\end{cases}$	$\begin{matrix}4\\7\end{matrix}$	$\begin{matrix}2\\6\end{matrix}$	$\begin{matrix}3\\5\end{matrix}$
											(10) $\begin{cases}3\\6\end{cases}$	$\begin{matrix}4\\5\end{matrix}$	$\begin{matrix}2\\7\end{matrix}$
												(11) $\begin{cases}1\\13\end{cases}$	$\begin{matrix}1\\12\end{matrix}$
													(12) $\begin{cases}1\\11\end{cases}$

（3） $m=4$ 的情形

$L_{18}(4^5)$

试验号	列 号				
	1	2	3	4	5
1	1	1	1	1	1
2	1	2	2	2	2
3	1	3	3	3	3
4	1	4	4	4	4
5	2	1	2	3	4
6	2	2	1	4	3
7	2	3	4	1	2
8	2	4	3	2	1
9	3	1	3	4	2
10	3	2	4	3	1
11	3	3	1	2	4
12	3	4	2	1	3
13	4	1	4	2	3
14	4	2	3	1	4
15	4	3	2	4	1
16	4	4	1	3	2

$L_{32}(4^9)$

试验号	列 号								
	1	2	3	4	5	6	7	8	9
1	1	1	1	1	1	1	1	1	1
2	1	2	2	2	2	2	2	2	2
3	1	3	3	3	3	3	3	3	3
4	1	4	4	4	4	4	4	4	4
5	2	1	1	2	2	3	3	4	4
6	2	2	2	1	1	4	4	3	3
7	2	3	3	4	4	1	1	2	2
8	2	4	4	3	3	2	2	1	1
9	3	1	2	3	4	1	2	3	4
10	3	2	1	4	3	2	1	4	3
11	3	3	4	1	2	3	4	1	2
12	3	4	3	2	1	4	3	2	1
13	4	1	2	4	3	3	4	2	1
14	4	2	1	3	4	4	3	1	2
15	4	3	4	2	1	1	2	4	3
16	4	4	3	1	2	2	1	3	4
17	1	1	4	1	4	2	3	2	3
18	1	2	3	2	3	1	4	1	4
19	1	3	2	3	2	4	1	4	1
20	1	4	1	4	1	3	2	3	2
21	2	1	4	2	3	4	1	3	2
22	2	2	3	1	4	3	2	4	1
23	2	3	2	4	1	2	3	1	4
24	2	4	1	3	2	1	4	2	3
25	3	1	3	3	1	2	4	4	2
26	3	2	4	4	2	1	3	3	1
27	3	3	1	1	3	4	2	2	4
28	3	4	2	2	4	3	1	1	3
29	4	1	3	4	2	4	2	1	3
30	4	2	4	3	1	3	1	2	4
31	4	3	1	2	4	2	4	3	1
32	4	4	2	1	3	1	3	4	2

（4）混合型情形

$L_6(4 \times 2^4)$

试验号	列 号				
	1	2	3	4	5
1	1	1	1	1	1
2	1	2	2	2	2
3	2	1	1	2	2
4	2	2	2	1	1
5	3	1	2	1	2
6	3	2	1	2	1
7	4	1	2	2	1
8	4	2	1	1	2

$L_{12}(3 \times 2^3)$

试验号	列 号			
	1	2	3	4
1	1	1	1	1
2	1	2	1	2
3	1	1	2	2
4	1	2	2	1
5	2	1	1	2
6	2	2	1	1
7	2	1	2	1
8	2	2	2	2
9	3	1	1	1
10	3	2	1	2
11	3	1	2	2
12	3	2	2	1

$L_{18}(2 \times 3^7)$

试验号	列 号							
	1	2	3	4	5	6	7	8
1	1	1	1	1	1	1	1	1
2	1	1	2	2	2	2	2	2
3	1	1	3	3	3	3	3	3
4	1	2	1	1	2	2	3	3
5	1	2	2	2	3	3	1	1
6	1	2	3	3	1	1	2	2
7	1	3	1	2	1	3	2	3
8	1	3	2	3	2	1	3	1
9	1	3	3	1	3	2	1	2
10	2	1	1	3	3	2	2	1
11	2	1	2	1	1	3	3	2
12	2	1	3	2	2	1	1	3
13	2	2	1	2	3	1	3	2
14	2	2	2	3	1	2	1	3
15	2	2	3	1	2	3	2	1
16	2	3	1	3	2	3	1	2
17	2	3	2	1	3	1	2	3
18	2	3	3	2	1	2	3	1

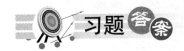

第一章

自测思考题

1. 1/3；2. 21；3. 0.2；4. 27；5. C；6. C；7. A；8. C；9. D；10. D；

习题

1. （1） $A\overline{B}\overline{C}$；

   （2） $A\overline{B}\overline{C} + \overline{A}B\overline{C} + \overline{A}\overline{B}C + AB\overline{C} + A\overline{B}C + \overline{A}BC + ABC = A + B + C$；

   （3） $A\overline{B}\overline{C} + \overline{A}B\overline{C} + \overline{A}\overline{B}C$；

   （4） $AB\overline{C} + A\overline{B}C + \overline{A}BC$；

   （5） $\overline{A}\overline{B}\overline{C} + A\overline{B}\overline{C} + \overline{A}B\overline{C} + \overline{A}\overline{B}C + AB\overline{C} + \overline{A}BC + A\overline{B}C = \overline{ABC}$

2. $\dfrac{2}{5!} = \dfrac{1}{60}$

3. $\dfrac{C_7^2 + C_7^1 C_3^1}{C_{10}^2} = \dfrac{14}{15}$

4. $P(A_1) = 0.65$， $P(A_2) = 0.35$， $P(B \mid A_1) = 0.90$， $P(B \mid A_2) = 0.80$，
   $P(A_1 B) = 0.585$

5. 0.6（提示：$P(A + B + C) = 1 - P(\overline{A}\overline{B}\overline{C}) = 1 - P(\overline{A})P(\overline{B})P(\overline{C})$

   $= 1 - \dfrac{4}{5} \times \dfrac{2}{3} \times \dfrac{3}{4} = 0.6$）

6. （1） 0.15；（2） $-17/20$

7. （1） $C = 2$；（2） 0.4；（3） 2/3；（4） 1/18

8. （1） $P\{X = k\} = C_{20}^k 0.05^k 0.95^{20-k}$，$k = 0, 1, \cdots, 20$；

   （2） 0.6415；（3） $E(X) = 1$

9. （1） 0.0928；（2） 0.9599；（3） 0.3174；（4） 6.25；（5） 36

10. （1） 0.567；（2） 0.0359；（3） 173 （cm）

第二章

自测思考题

1. 定类，定序，定量（数值），定类，定序

2. 条形图、圆形图；直方图、频数折线图、线图

3. 均值、众数、中位数，均值、极差、方差、标准差、变异系数，方差、标准差

4. B；5. D；6. A

习题

1. （1）频数分布表

转化率分组	频　数	频　率
90.5 ~	1	0.025
91.0 ~	0	0.00
91.5 ~	3	0.075
92.0 ~	11	0.275
92.5 ~	9	0.225
93.0 ~	7	0.175
93.5 ~	7	0.175
94.0 ~ 94.5	2	0.05
合计	40	1.000

（2）频数直方图：

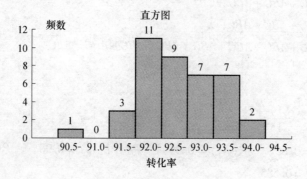

频率折线图：

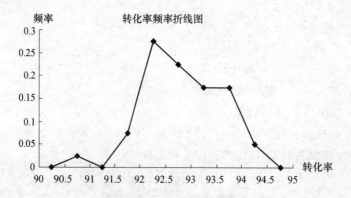

（3）92.825；　0.7642

2. （1）均值98.54、中位数96.8、方差132.267、标准差11.501、标准误3.637，变异系数11.67%。

3. （1）$\bar{x} = 687.3$（元），$S = 227.91$（元）（提示：1000以上组的组中值是1100）

（2）均为500 ~ 组

（3）条形图

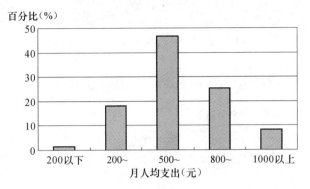

第三章

自测思考题

1. $N(\mu, \frac{\sigma^2}{n})$，$N(0, 1)$，$t(n-1)$，$\chi^2(n-1)$

2. 无偏性、有效性、一致性

3. $\bar{x}$，S^2（或样本均值、样本方差）

4. $N(10, 1/20)$，10，1/20

5. B；6. B；7. D

习题

1. 0.8293

2. （1）$\chi^2_{0.01}(10) = 23.209$，$\chi^2_{0.95}(16) = 7.962$；

（2）$t_{0.10}(4) = 1.5332$，$t_{0.99}(10) = -t_{0.01}(10) = -2.7638$，

$t_{0.975}(60) \approx u_{0.975} = -u_{0.025} = -1.96$；

（3）$F_{0.99}(10, 9) = \frac{1}{F_{0.01}(9, 10)} = \frac{1}{4.94} = 0.202$，

$F_{0.10}(28, 2) \approx 9.46$，$F_{0.05}(10, 8) = 3.35$。

3. $\hat{\mu} = \bar{x} = 1493$，$\hat{\sigma}^2 = S^2 = 14068.7$

4. （1）$\bar{x} \pm u_{\alpha/2} \frac{\sigma}{\sqrt{n}} = 10 \pm 1.176$ 为（8.824, 11.176）；

（2）$L = 2u_{\alpha/2} \frac{\sigma}{\sqrt{n}} \leq 1$，$n \geq 138.3$，$n$ 最小取 139。

5. $\bar{x} \pm t_{\alpha/2} \frac{S}{\sqrt{n}} = 18 \pm 5.25$ 为（12.75, 23.25）

6. $\bar{x} \pm u_{\alpha/2} \frac{S}{\sqrt{n}} = 73.2 \pm 1.45$ 为（71.75, 74.65）

7. $\bar{x} \pm t_{\alpha/2} \frac{S}{\sqrt{n}} = 0.5 \pm 0.027$ 为（0.473, 0.527）

8. $\bar{x} \pm u_{\alpha/2} \frac{S}{\sqrt{n}} = 1.5 \pm 0.04$ 为（1.46, 1.54）

9. $\left(\dfrac{(n-1)S^2}{\chi^2_{a/2}}, \dfrac{(n-1)S^2}{\chi^2_{1-a/2}} \right) = (0.51, 2.59)$

10. $\bar{x} \pm t_{a/2}\dfrac{S}{\sqrt{n}} = 0.452 \pm 0.02$ 为 $(0.432, 0.472)$

11. $p \pm u_{a/2}\sqrt{\dfrac{p(1-p)}{n}} = 0.393 \pm 0.058$ 为 $(0.335, 0.451)$

12. 查附表 8 得 $(0.043, 0.481)$。

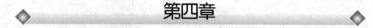

第四章

自测思考题

1. t; $t = \dfrac{\bar{x} - \mu}{S/\sqrt{n}}$; $t_{0.05}(n-1)$; $t \geq t_{0.05}(n-1)$。

2. 拒绝;

3. 样本容量 n。

4. B; 5. A; 6. A; 7. C;

习题

1. $|u| = 3.75 > 2.58$, 拒绝 H_0, 有极显著性差异。

2. $|u| = 1.696 < 1.96$, 接受 H_0, 认为还是 500 克。

3. (1) $|t| = 4.102 > 2.262$, 拒绝 H_0。

   (2) $3.325 < \chi^2 = 7.701 < 16.919$, 接受 H_0。

4. 单侧检验 $H_0 : \mu = 21.8$; $H_1 : \mu > 21.8$。$t = 2.412 > 1.9432$, 拒绝 H_0, 接受 H_1, 即认为有所提高。

5. 单侧检验 $H_0 : P = 0.2$; $H_1 : P > 0.2$。$u = 5.048 > 1.64$, 拒绝 H_0, 接受 H_1, 即认为老年患者较一般患者易出血。

6. 先检验方差齐性, $F = 1.1687 < 4.03$, 认为方差齐性成立; 再进行均值比较检验 $|t| = 2.014 < 2.1009$, 接受 H_0, 即认为有显著性差异。

7. $|t| = 4.1095 > 2.878$, 拒绝 H_0, 即认为有极显著性差异。

8. 配对设计问题, $|t| = 3.6513 > t_{a/2}(4) = 2.776$, 拒绝 H_0, 即可认为青兰有改变兔脑血流图的作用。

9. 配对设计问题, $|t| = 4.972 > t_{a/2}(9) = 2.262$, 拒绝 H_0, 两种方法测定的维生素 B_6 片的含量有显著性差异。

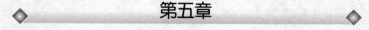

第五章

自测思考题

1. 完成下列单因素方差分析表

方差来源 Source	离差平方和 SS	自由度 df	均方 MS	F 值 F	临界值 F_a F crit
因素 A	27.58	3	9.19	<u>10.37</u>	$F_{0.05}(3, 8)$ =<u>4.07</u>
误差 E	<u>7.09</u>	8	0.886		
总变差	34.67	<u>11</u>		结论: 应 <u>拒绝</u> H_0。	

2. B；3A；4. C。

习题

1. $F = 12.49 > 3.49$，拒绝 H_0，即认为不同抗生素引起的抗生素与血浆蛋白结合的百分比有显著性差异。

2. $F = 12.842 > 5.29$，拒绝 H_0，认为 4 个工厂的平均释放度有极显著性差异

3. $F = 99.13 > 3.49$，拒绝 H_0，即认为这四种方法的测量结果有有显著性差异；
   $T = 0.197$，方法除 B 与 D 外，两两间多重比较皆差异显著

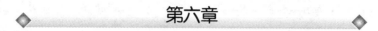

第六章

自测思考题

1. $|r| \leqslant 1$；

2. $a = -6$

3. $r = 6/7$；$\hat{y} = a + bx = -20 + 3x$

4. D；5. A；6. C；7. B；8. A。

习题

1. （1）相关系数 $r = 0.6756$

   （2）由于 $|r| = 0.6756 < 0.7067$，接受 H_0，即认为相关性不显著。

2. （1）相关系数 $r = 0.9809$

   （2）由于 $|r| = 0.9809 > 0.6319$，拒绝 H_0，即认为相关性显著。

3. （1）相关系数 $r = 0.9102$。

   （2）回归方程为 $\hat{y} = -1.07 + 2.74x$。

   （3）因 $F = 38.62 > F_a(1, 8) = 5.32$，故拒绝 H_0，认为回归方程显著。

4. （1）回归方程 $\hat{y} = 262.63 - 91.23x$

   （2）（相关系数法）$|r| = 0.9809 > 0.8114$，拒绝 H_0，即认为回归方程显著。

   （F 检验法）$F = 101.65 > 7.71$，故拒绝 H_0，认为回归方程是显著的。

   （3）Y 的预测值为 $\hat{y}_0 = 153.15$；预测区间为（130.37，175.93）。

5. $\hat{y} = 15 + 8x$

6. （1）回归方程为 $\hat{y} = 14.697 + 0.5606x$。

   （2）因 $F = 113.85 > F_a(1, 8) = 5.32$，故拒绝 H_0，认为回归方程显著

7. （1）$r = 0.9$。因 $r = \dfrac{l_{xy}}{\sqrt{l_{xx} l_{yy}}} = \dfrac{l_{xy}}{(n-1) S_x S_y}$，（提示：$l_{yy} = (n-1) S_y^2$、$l_{xx} = (n-1) S_x^2$）

   （2）$\hat{y} = a + bx = 4 + 1.35x \left(提示：b = \dfrac{l_{xy}}{l_{xx}} = \dfrac{l_{xy}}{(n-1) S_x^2}\right)$

   （3）因 $F = 42.63 > F_\alpha(1, 10) = 3.28$，故回归方程是显著

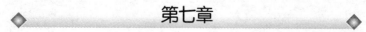

第七章

自测思考题

1. 均匀性，正交性

2. 32，9，4

3. 11

4. C

习题

1. 选用正交表 $L_{18}(2 \times 3^7)$ 表。

2. 选用正交表 $L_{16}(2^{15})$ 表。

3. 因素的主次顺序是 $A \rightarrow B \rightarrow D$，最优方案是 $A_3 B_2 C_2 D_2$。

4. 因素主次顺序为 $B \rightarrow A \rightarrow A \times B \rightarrow B \times C \rightarrow C \rightarrow A \times C$；最优条件为 $A_1 B_2 C_1$。

参 考 文 献

［1］高祖新. 医药数理统计. 北京：中国医药科技出版社，2008.

［2］高祖新，尹勤. 医药应用统计. 第 2 版. 北京：科学出版社，2009.

［3］高祖新. 医药数理统计方法. 第 5 版. 北京：人民卫生出版社，2011.

［4］高祖新. 医药数理统计方法. 第 4 版. 北京：人民卫生出版社，2007.

［5］高祖新. 医药数理统计方法学习指导与习题集. 北京：人民卫生出版社，2007.

［6］高祖新，韩可勤. 医药应用概率统计. 北京：科学出版社，2005.

［7］祝国强. 医药数理统计方法. 北京：高等教育出版社，2004.

［8］周永治，马志庆. 医药数理统计. 第 2 版. 北京：科学出版社，2004.

［9］薛洲恩. 医药数理统计. 北京：人民卫生出版社，2009.

［10］韩可勤，杨静化. 医药应用数理统计. 第 2 版. 南京：东南大学出版社，2009.

［11］徐勇勇. 医学统计学. 第 2 版. 北京：高等教育出版社，2004.

［12］高祖新，陈华钧. 概率论与数理统计. 南京：南京大学出版社，1995.

［13］林士美. 应用数理统计. 北京：中国医药科技出版社，1997.

［14］张德培，罗蕴玲. 应用概率统计. 北京：高等教育出版社，2000.

［15］刘光祖. 概率论与应用数理统计. 北京：高等教育出版社，2000.

［16］鲍兰平. 概率论与数理统计. 北京：清华大学出版社，2005.

［17］车永强. 概率论与数理统计. 上海：复旦大学出版社，2008.

［18］吴赣昌. 概率论与数理统计（医药类）. 北京：中国人民大学出版社，2009.

［19］叶慈南，刘锡平. 概率论与数理统计. 北京：科学出版社，2009.

［20］丽霞. 概率论与数理统计. 大连：大连理工大学出版社，2010.

［21］茆诗松，贺思辉. 概率论与统计学. 湖北：武汉大学出版社，2010.

［22］贾俊平. 统计学. 北京：清华大学出版社，2004.

［23］袁卫，庞皓. 统计学. 第 2 版. 北京：高等教育出版社，2005.

［24］李勇. 统计学导论. 北京：人民邮电出版社，2007.

［25］温勇，尹勤. 人口统计学. 南京：东南大学出版社，2006.

［26］方积乾. 卫生统计学. 第 6 版. 北京：人民卫生出版社，2008.

［27］马燕. 卫生统计学. 北京：人民卫生出版社，2000.

［28］陈希孺. 数理统计学简史. 长沙：湖南教育出版社，2005.

［29］龚鉴尧. 世界统计名人传记. 北京：中国统计出版社，2000.

［30］薛薇. 基于 Excel 的统计应用. 北京：中国人民大学出版社，2006.

［31］宇传华. Excel 统计分析与电脑实验. 北京：电子工业出版社，2009.

［32］刘钢. Excel 在统计分析中的应用. 北京：人民卫生出版社，2002.

［33］马军. Excel 统计分析典型实例. 北京：清华大学出版社，2009.

［34］吴辉. 英汉统计词汇. 北京：中国统计出版社，1987.

中英文索引